Signo editores

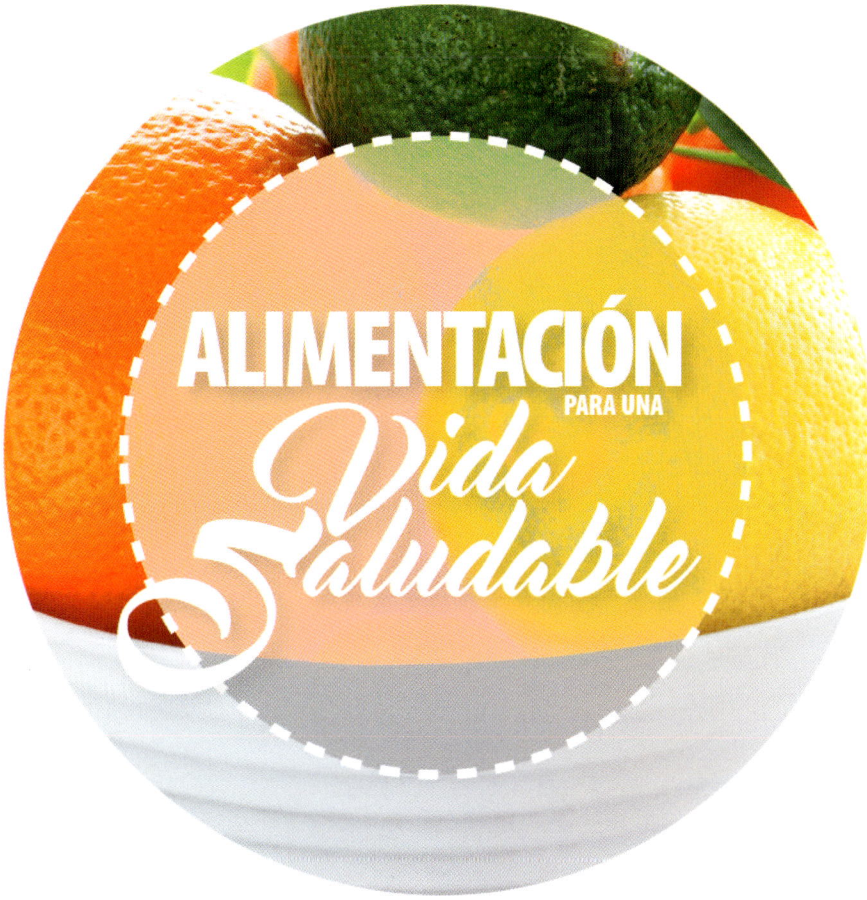
ALIMENTACIÓN
PARA UNA
Vida
Saludable

Edita
SIGNO EDITORES J.M. S.L.

Dirección general
Rubén Rueda López

Diseño y dirección artística
Tau Diseño

Colaboración
Thema, Equipo Editorial S.A.

Virgilio, 25 A - Edificio Ayessa II. Ciudad de la Imagen
28223 Pozuelo de Alarcón (Madrid)

ISBN de la obra: 978-84-8447-634-4

Depósito legal: M-7973-2016
Impresión y encuadernación en Gráficas Estella
Impreso en España / Printed in Spain

Sumario

d•alimentos y salud•alimentos y saluc

1. Alimentos y salud

alimentos y salud•alimentos y salud•a

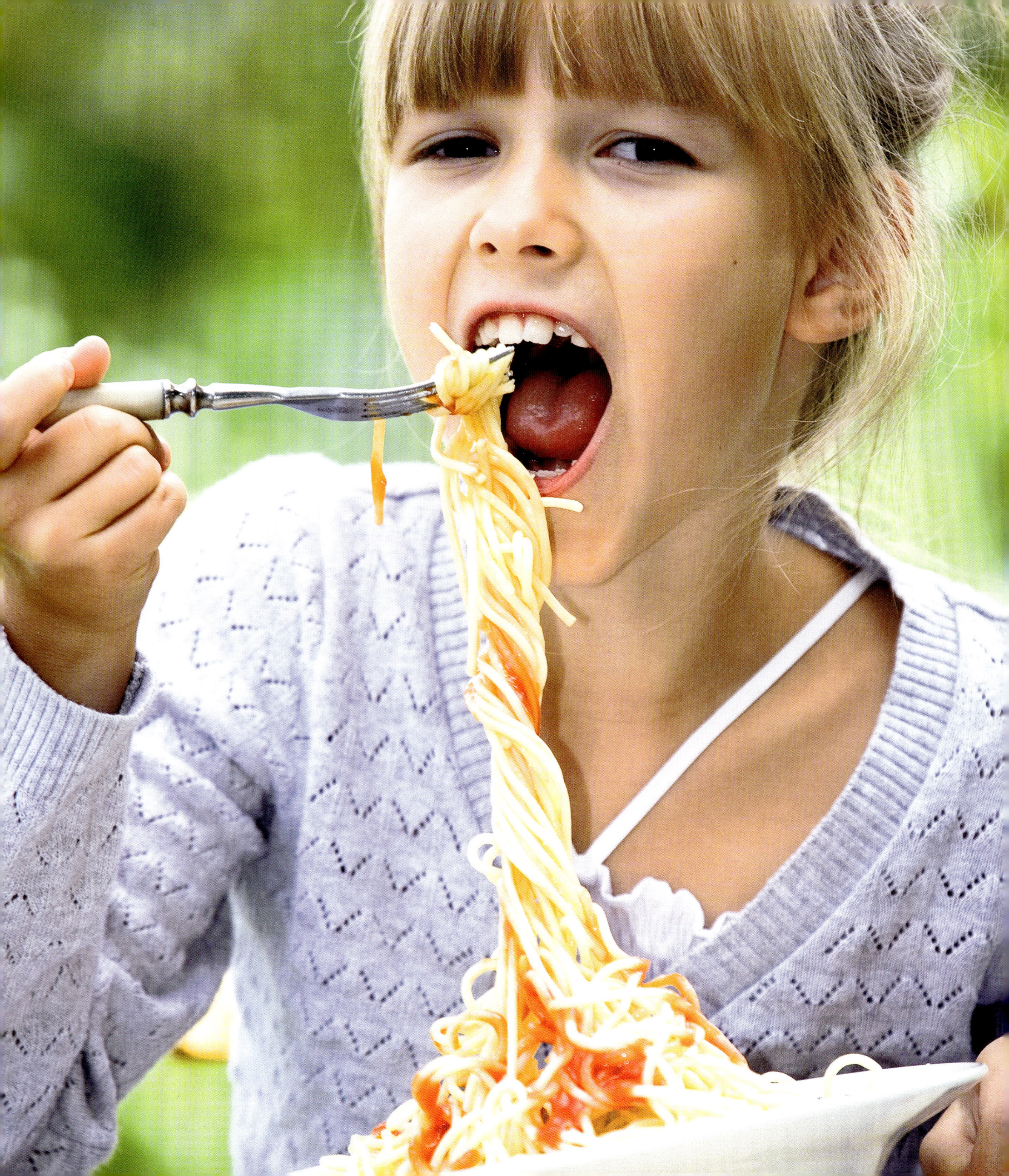

La alimentación
un placer vital

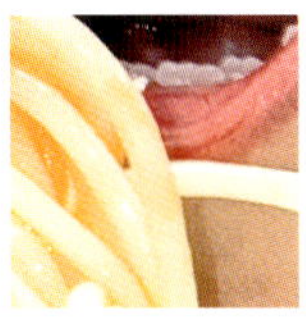

La alimentación es un acto fundamental e inseparable de todo ser vivo. A lo largo de su historia, la especie humana ha buscado y seleccionado en el entorno propio una serie de productos naturales o transformados, conocidos como alimentos, para obtener de ellos los nutrientes o sustancias que precisa para su subsistencia. Es decir, para conseguir el material energético y estructural que, como todo organismo vivo, necesita para desarrollar su programa genético.

Pero, junto a estos aspectos fundamentales de carácter bioquímico, hay un sinfín de factores conscientes o inconscientes, de tipo cultural, económico, social, político, religioso, simbólico y personal, que influyen en este proceso. Así, el desarrollo de las civilizaciones ha estado ligado a su forma de alimentarse, de modo que su particular evolución ha estado estrechamente relacionada con el modelo de alimentación practicada. Y se puede afirmar que el menú que una persona ingiere diariamente es una expresión cabal del grupo sociocultural al cual pertenece.

Por otra parte, la alimentación adquiere connotaciones placenteras desde el primer momento. El recién nacido, al mamar, obtiene del pecho de su madre, no sólo alimento, sino también tranquilidad, seguridad y afecto, que percibe mediante el calor y las caricias, en particular la del seno en su cara y en su boca. El placer que supone esta fase bucal primera, íntimamente ligada a su alimento, no le abandonará jamás. Es más, psicólogos y filósofos están de acuerdo en que la comida es el primer y el último placer del que disfruta el ser humano. Y la relación que se establece entre la alimentación y la cavidad bucal como fuente de placer define el desarrollo psicosexual de una persona.

En la página izquierda, una niña degustando uno de los alimentos más apreciados a esta edad, la pasta.

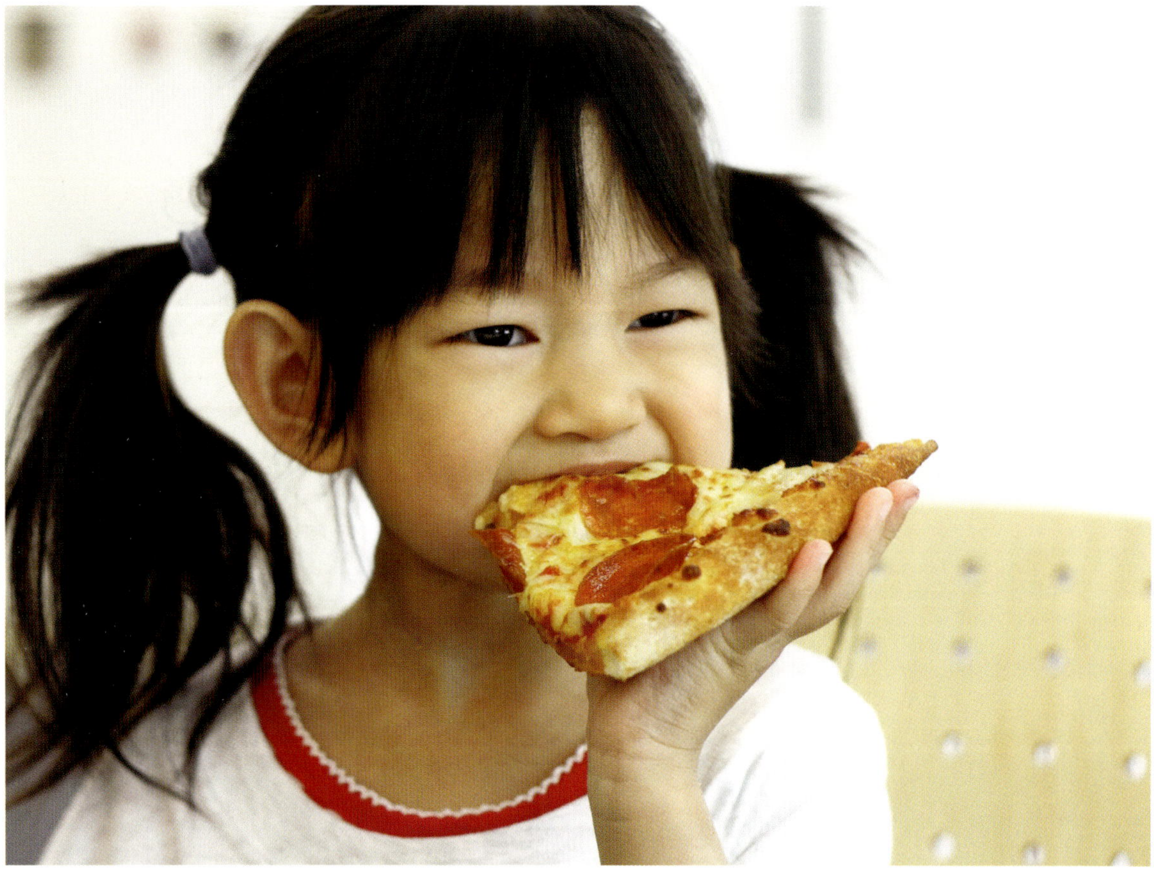

Acto indispensable para garantizar la supervivencia del ser humano, la alimentación varía mucho a lo largo del ciclo vital.

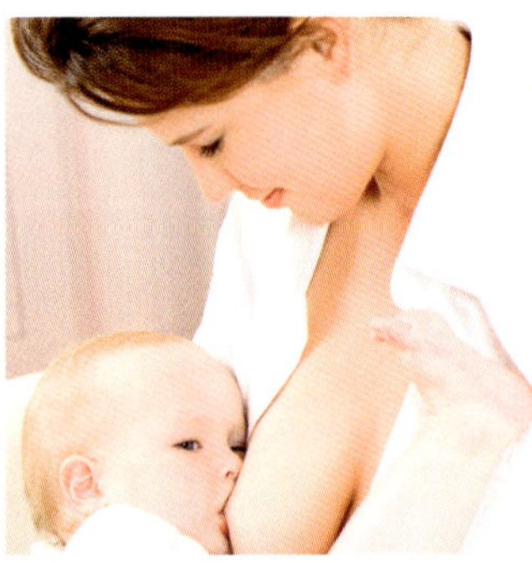

Sin embargo, la alimentación humana persigue diversos objetivos, entre ellos, lograr un mayor equilibrio personal, más salud, un desarrollo físico e intelectual mejores, en definitiva, vivir mejor. Y, puesto que la alimentación y la salud están estrechamente unidas, cualquier cambio o desviación en los hábitos alimentarios pueden ser motivo del desencadenamiento de algunas enfermedades o por el contrario parte fundamental de su tratamiento.

¿Qué es la alimentación?

En la actualidad se utiliza mucho el término de alimentación, pero es difícil definir las nociones relacionadas con esta palabra pues con frecuencia se barajan conceptos que se superponen. Así, por ejemplo, no debe confundirse con el de nutrición, a pesar de que ambos vocablos suelen utilizarse a menudo como sinónimos.

La alimentación es el proceso voluntario de selección de alimentos destinado a componer las raciones diarias que cada ser humano precisa para su supervivencia y el mantenimiento de la salud. Este proceso está condicionado por las disponibilidades existentes en el entorno, pero también por la cultura de cada persona, sus hábitos y sus circunstancias personales.

La nutrición, en cambio, es una acción involuntaria que comienza tras la ingesta de los alimentos. Comprende el conjunto de procesos gracias a los cuales el organismo de todos los seres vivos, y entre ellos el de la especie humana, transforma e incorpora a sus estructuras las sustancias que recibe a través de los alimentos. Una vez asimiladas por diversos y complejos mecanismos bioquímicos, dichas sustancias contribuyen a proporcionar la energía necesaria para el desarrollo y funcionamiento de los sistemas orgánicos. También suministran los materiales necesarios para construir las estructuras corporales, renovarlas, repararlas y regularlas, eliminando los productos de transformación de las mismas. En otras palabras, la nutrición consigue los objetivos señalados a través de la asimilación de los nutrientes que componen los alimentos, los cuales se desintegran en el aparato digestivo, se absorben en el intestino, pasan a la sangre y llegan por último a las células y tejidos.

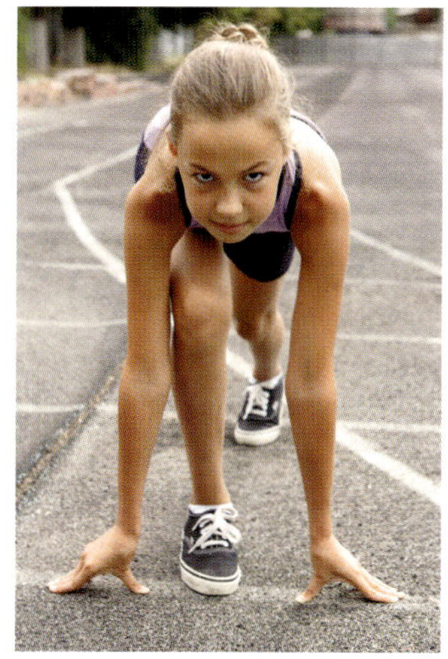

Cuando se practica algún deporte hay que ingerir alimentos energéticos para reponer el desgaste de las estructuras corporales.

Los elementos nutritivos o sustancias necesarias para la vida se encuentran en diferente proporción en cada alimento. Resulta pues indispensable conocer las necesidades nutritivas de una persona para determinar la alimentación óptima en cualquier período de su vida. Así, la alimentación, sobre la cual se sustenta la nutrición, debe modificarse a lo largo del ciclo vital y en función de los estados fisiológicos y, sobre todo, patológicos de una persona.

El organismo consume menos energía en reposo y, al igual que un motor mecánico, sólo funciona con los combustibles adecuados, los principales nutrientes, es decir, los azúcares o glúcidos, los lípidos o grasas y las proteínas. En resumen, la alimentación correcta y equilibrada es fundamental para el mantenimiento de la salud, el nivel de actividad corporal y la capacidad de esfuerzo que requiere todo organismo para vivir.

Una alimentación sana y equilibrada significa comer los alimentos más apropiados a las necesidades particulares de cada persona.

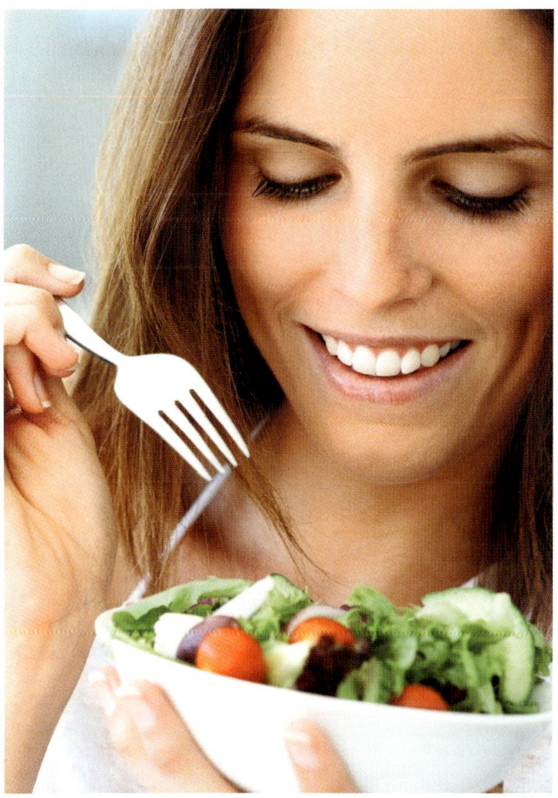

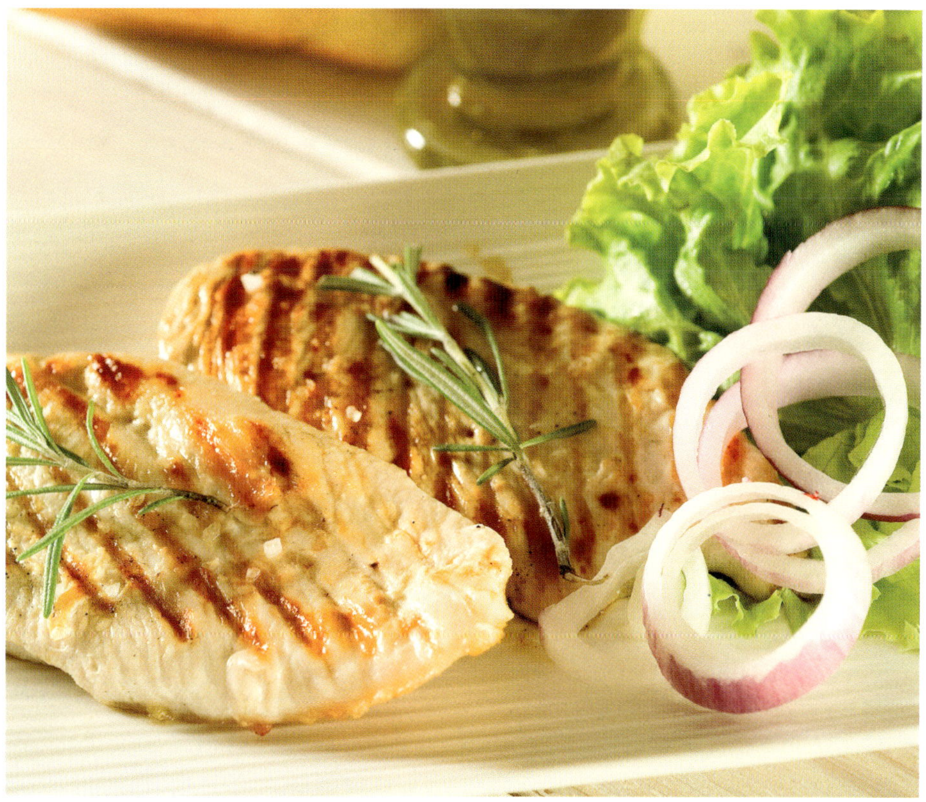

Gracias a una selección cuidadosa de los alimentos, pueden aportarse las cantidades adecuadas de nutrientes al organismo.

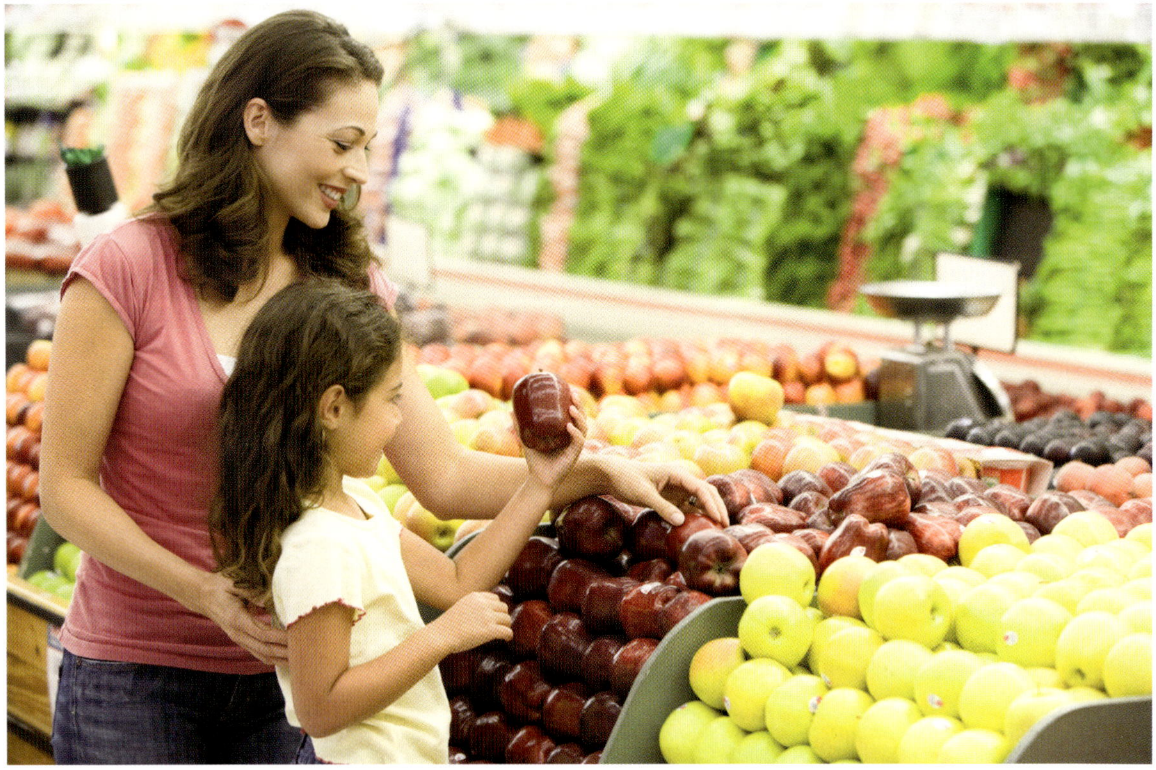

Calidad y cantidad de alimentos

En primer lugar cabe señalar que el ser humano tiene sólo un modo de nutrirse pero en cambio una infinita variedad de formas de alimentarse. Buscar el equilibrio entre la cantidad y la calidad de los alimentos a ingerir es el principal objetivo de la dietética, ciencia que se ocupa de establecer la dieta más adecuada a las necesidades de cada persona. Sin embargo, son muchos los que asocian la palabra dieta con un régimen alimenticio especial, cuando en realidad se refiere al conjunto de alimentos y principios nutritivos que se consumen individual y colectivamente.

La calidad de un alimento puede apreciarse y valorarse a través de su apariencia visual, táctil, olfativa y gustativa.

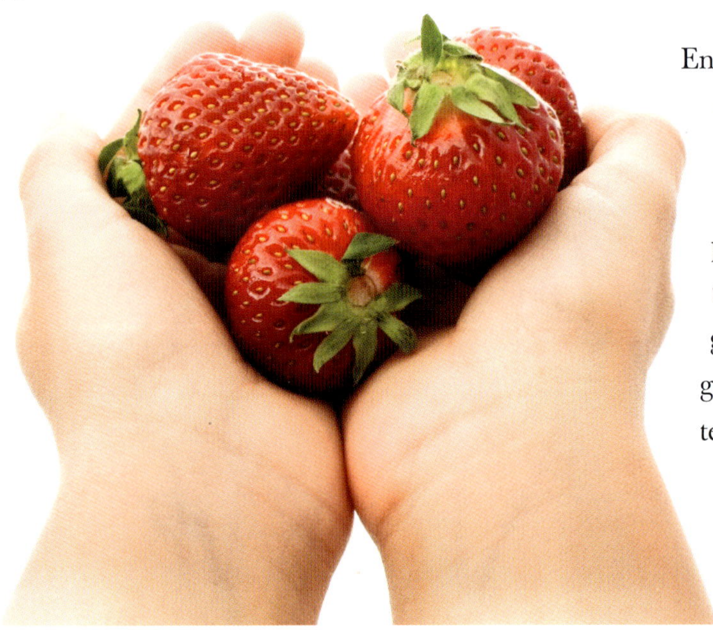

En realidad hay pocos criterios objetivos que permitan apreciar la calidad de un alimento, ya que se trata de un concepto muy relativo y subjetivo, sujeto a los gustos y preferencias de cada persona. Es más, a veces estas valoraciones difieren de las señaladas por los expertos en nutrición, productores, economistas y legisladores. No obstante, para considerarlas se atiende a sus cualidades sensoriales u organolépticas como, por ejemplo, las sensaciones visuales, olfativas, gustativas, táctiles e incluso auditivas. También intervienen sus características nutritivas (valor energético y contenido en nutrientes), higiénicas (ausencia de microorganismos patógenos, de sustancias tóxicas y aditivos no permitidos), económicas (coste del alimento), facilidad de manipulación, conservación, así como una gran variedad de factores que influyen en la apreciación de un alimento.

Por otra parte, los requerimientos nutricionales del ser humano han sido muy estudiados y determinados por los científicos. Se traducen en las necesidades alimenticias (los alimentos son los vehículos de los nutrientes), que se satisfacen siguiendo unos patrones y hábitos aprendidos. En general, estas necesidades están cubiertas en los países desarrollados, algo que, lamentablemente, no sucede en los países y zonas subdesarrolladas, donde las limitaciones económicas pueden afectar, a veces, a una gran parte de la población. En esos lugares, la alimentación es insuficiente y supone un desequilibrio nutritivo de primer orden.

Es obvio, y ya se ha señalado, que el organismo del ser humano necesita recibir de forma continuada unas sustancias, los nutrientes, a fin de que pueda generar energía y funcionar correctamente. Sin embargo, los nutrientes no se encuentran prácticamente nunca en estado puro en los alimentos, sino formando combinaciones más o menos complejas. La composición de nutrientes puede ser similar en alimentos de un mismo grupo (por ejemplo, las legumbres) o totalmente diferentes cuando se trata de grupos distintos (fruta y pescado). Aunque el número de nutrientes es limitado, las posibilidades de combinar los alimentos que los contienen son inmensas, por lo que la formulación de dietas equilibradas y saludables no requiere mayor esfuerzo que conocer la diversidad de sustancias y las necesidades que requiere cada persona o colectividad.

Equilibrio alimentario

Las dietas que proporcionan al organismo alimentos variados y en cantidades adecuadas, de acuerdo con la edad de la persona, el sexo, su actividad física e intelectual, etc., se considera que favorecen el equilibrio alimentario y la salud de quienes las consumen.

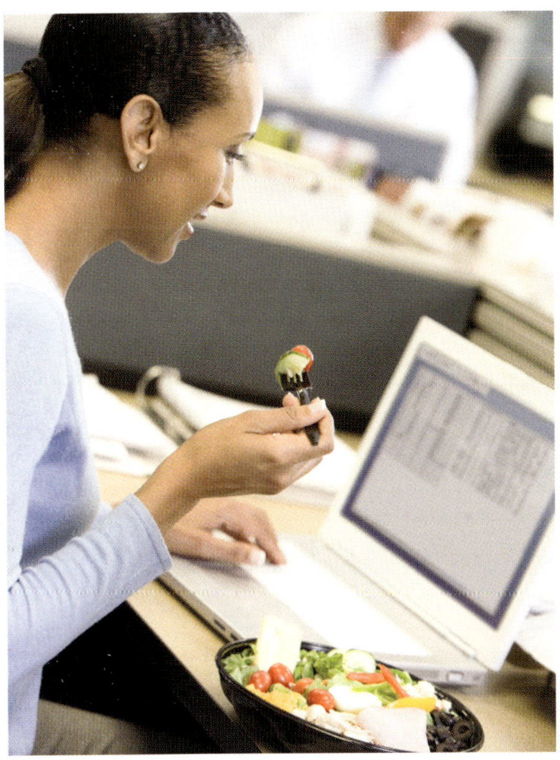

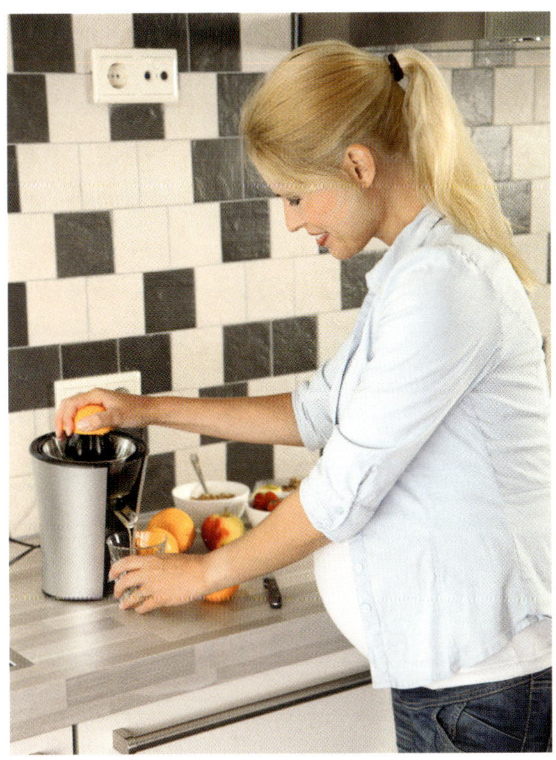

Las necesidades nutricionales varían ostensiblemente en función de la actividad laboral y el estado físico de cada persona.

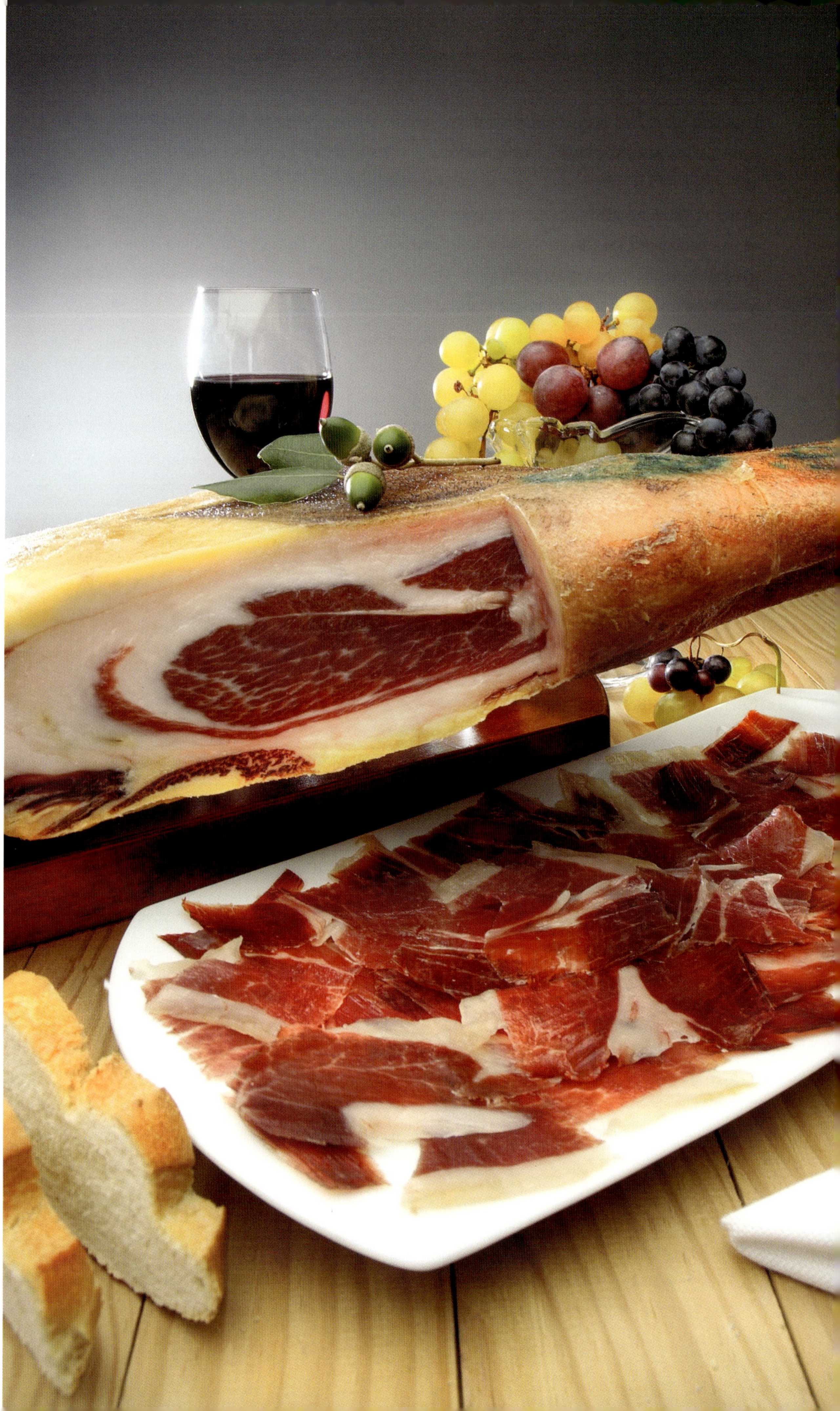

Muy denostadas en la actualidad, las grasas aportan también nutrientes fundamentales para el organismo.

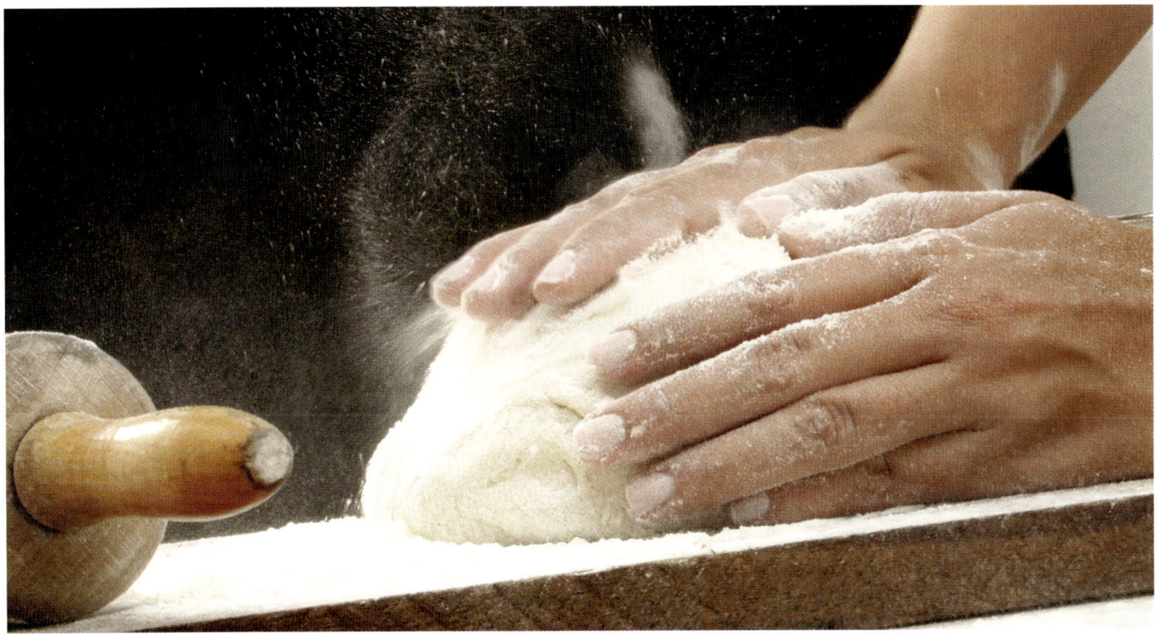

Conseguir que la alimentación incluya la proporción adecuada de azúcares, grasas y proteínas no está reñido con la buena cocina.

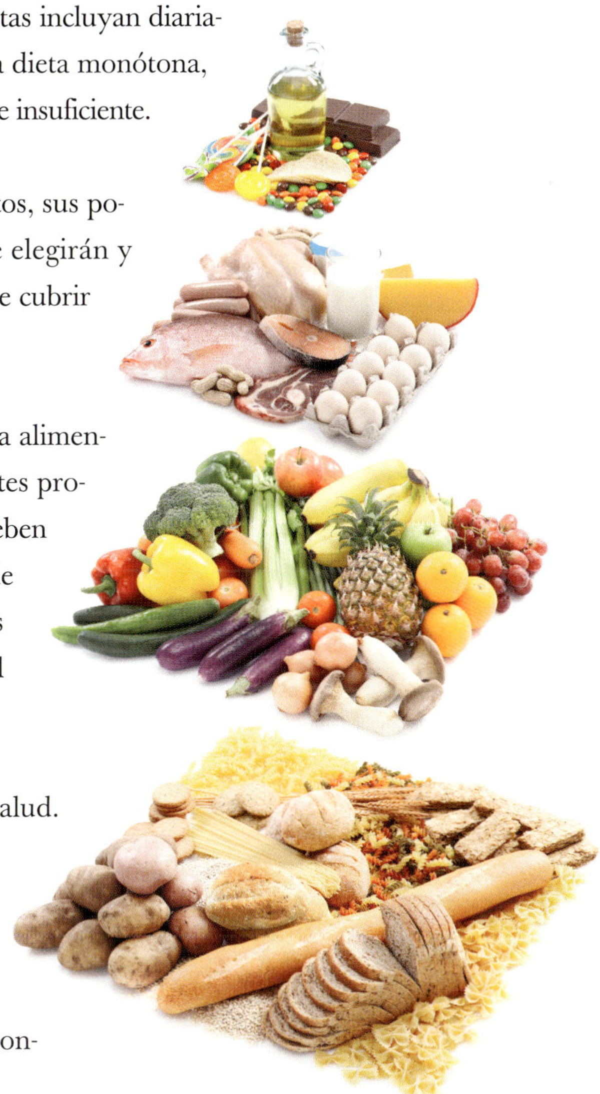

Una razón indispensable para que se cumplan estos requisitos es que estas dietas incluyan diariamente todos los nutrientes necesarios. Para ello deben ser variadas, pues una dieta monótona, compuesta por muy pocos alimentos, resulta con toda seguridad desequilibrada e insuficiente.

Es, pues, de suma importancia conocer todas las características de los alimentos, sus posibilidades nutritivas y beneficios. De este modo, los diversos alimentos se elegirán y consumirán no sólo por el placer de comerlos, sino también con el objetivo de cubrir las necesidades de nutrientes del organismo.

Gracias a las investigaciones de los expertos en dietética, hoy se sabe que una alimentación sana y equilibrada debe incluir los diferentes nutrientes en las siguientes proporciones: entre un 50 y un 60 % de las calorías que aportan los alimentos deben proceder de los azúcares; las grasas deben suministrar entre el 30 y el 35 % de las calorías, y las proteínas, alrededor del 15 %. Conseguir estas proporciones no está reñido con la práctica de una buena cocina, el arte gastronómico y el placer de comer. Sólo hay que intentarlo.

En cambio, variar las proporciones indicadas puede ser perjudicial para la salud. Por ejemplo, un exceso de proteínas obliga a trabajar más al riñón sin que mejore por ello nuestra salud ni favorezca el crecimiento. Si la ingesta de grasas es excesiva, en particular las de origen animal, puede producir obesidad e incluso enfermedades cardíacas. En cuanto al exceso de azúcares no sólo provoca también obesidad, sino que puede comportar además el riesgo de contraer diabetes y otras patologías vinculadas a esta enfermedad crónica.

Hábitos culturales

En general, el comportamiento de las personas depende de los hábitos que hayan adquirido a largo de su infancia. Y ello es extensible asimismo a los alimentos, sobre todo en cuanto a la preferencia por algunos y la aversión hacia otros. Por ejemplo, hay personas que se resisten firmemente a probar comidas o platos desconocidos, mientras que otras encuentran en ello un placer indescriptible. Hallar las razones de los hábitos alimentarios y de las preferencias gustativas de cada ser humano es una cuestión compleja, pero como se acaba de señalar, en gran medida subyace un trasfondo cultural.

Así, la alimentación forma parte intrínseca de la cultura y las tradiciones de un pueblo y está estrechamente vinculada a su evolución. El modo de cocinar o preparar los alimentos constituye una parte importante de la herencia histórica y tradicional, de manera que la práctica culinaria refuerza los vínculos que unen a una persona con su grupo cultural. Aunque dependen en primera instancia de los alimentos disponibles, las fórmulas que se ejercitan en los fogones constituyen un compendio de hallazgos empíricos que el tiempo consolida. Así, el uso y preferencia por ciertas especias o la forma de conservar los alimentos son algunos ejemplos de los factores que permiten establecer diferencias entre las diferentes culturas.

En la actualidad, la posibilidad de disponer de alimentos procedentes de zonas geográficas muy alejadas y la existencia de novedosas y rápidas técnicas para prepararlos han transformado las prácticas culinarias tradicionales. Se asiste a un cambio cultural cuya consolidación y generalización se concretará con el paso del tiempo. Por ejemplo, la dificultad que supone a menudo cambiar los hábitos de alimentación queda reflejada en los tres siglos que transcurrieron hasta que la patata se convirtió en un ingrediente propio y habitual de la alimentación europea.

Cada cultura tiene sus propias costumbres alimentarias, que los padres transmiten a sus hijos desde la más tierna infancia.

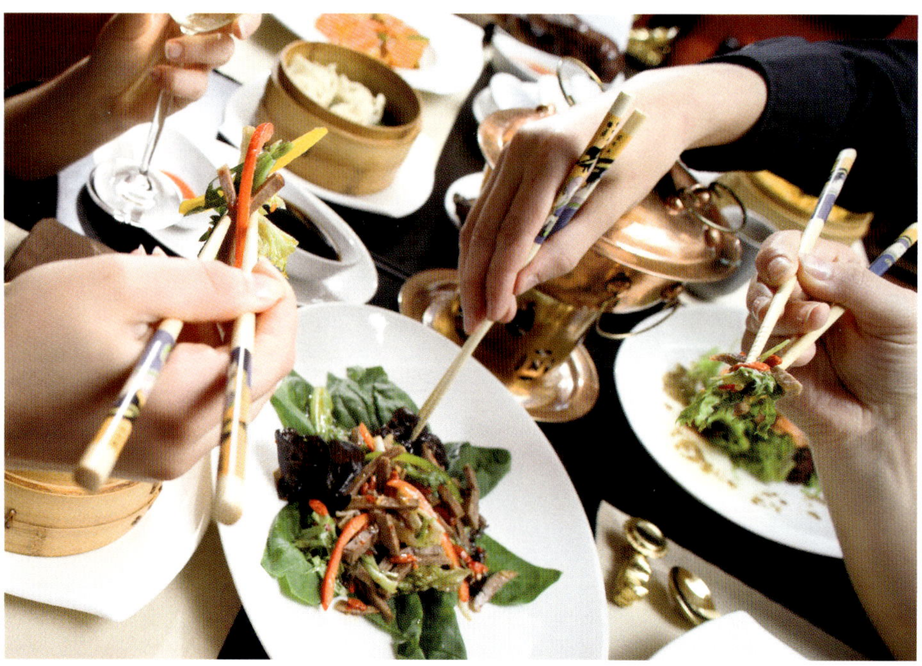

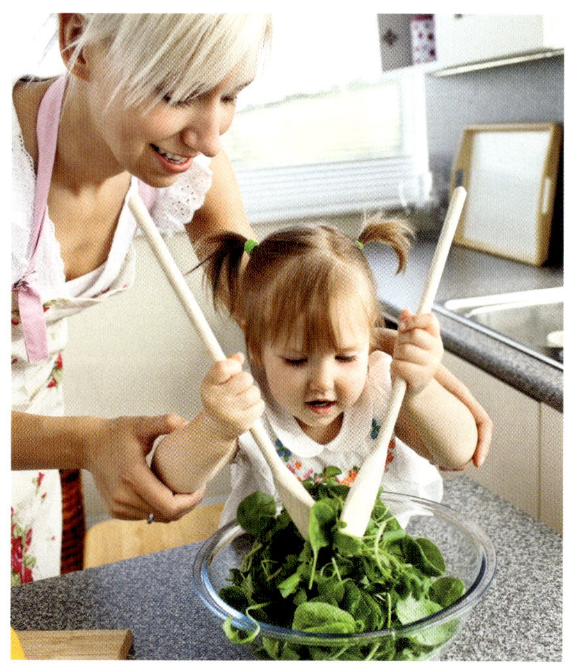

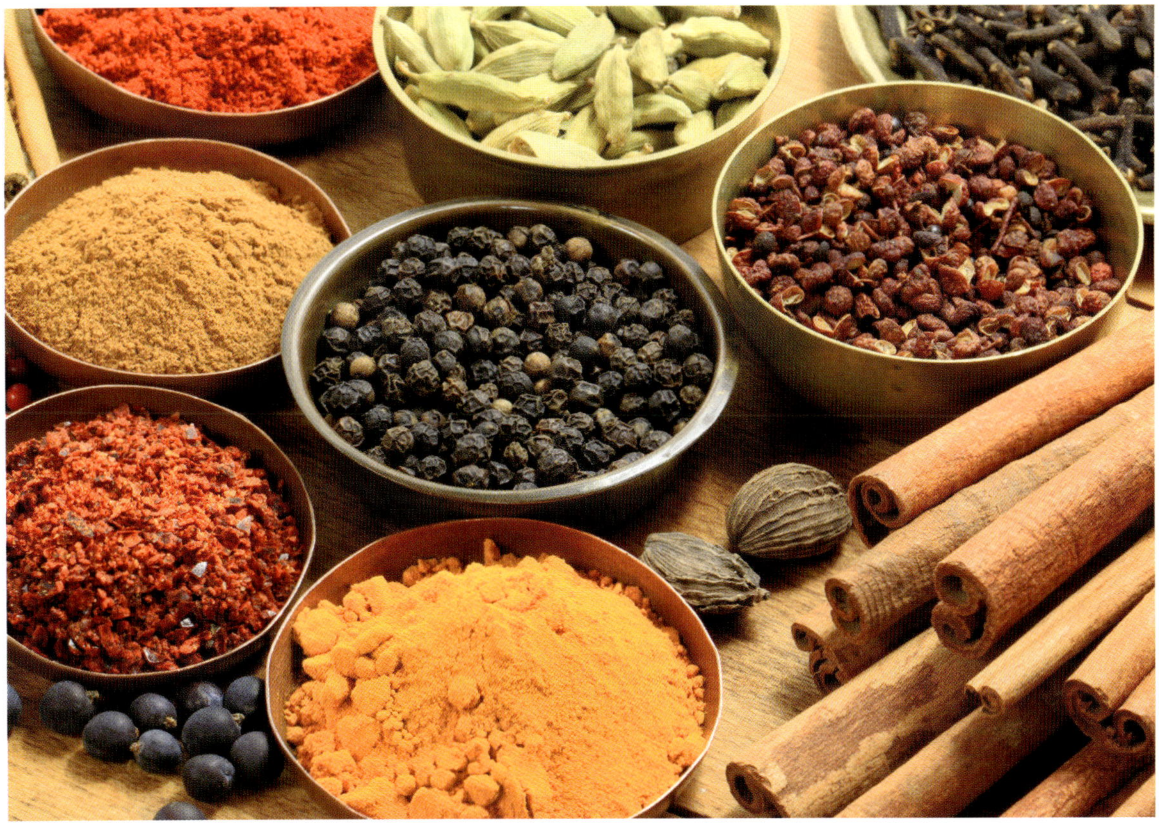

Algunas de las especias más conocidas y empleadas en el mundo, que confieren personalidad a las diferentes cocinas.

Por otra parte, hoy la cocina goza de enorme prestigio social y es de todos conocido el nombre de los cocineros más destacados e innovadores, cuya fama y elaboraciones gastronómicas han dado la vuelta al mundo. Tratando de emularlos en parte, algunas personas ensayan sus recetas, pues el hecho de saber cocinar o al menos tener conocimientos de gastronomía es actualmente una garantía de éxito social.

Las tres grandes religiones monoteístas tienen reglas alimentarias. La católica proclama la penitencia mediante el ayuno y la abstinencia de comer carne, en algunos períodos del calendario litúrgico, pero no establece limitaciones a ningún alimento en particular. La judía prohíbe consumir carne de cerdo, camello, liebre, conejo, animales de pezuña hendida o que se arrastran sin patas y acuáticos sin escamas o aletas. La religión islámica considera impura la carne de cerdo y la de todos los animales muertos por enfermedad, estrangulación, a golpes, ahogados o sacrificados sin invocar el nombre de Alá. También prohíbe el vino, y durante el Ramadán, impone el ayuno desde la salida hasta la puesta del sol.

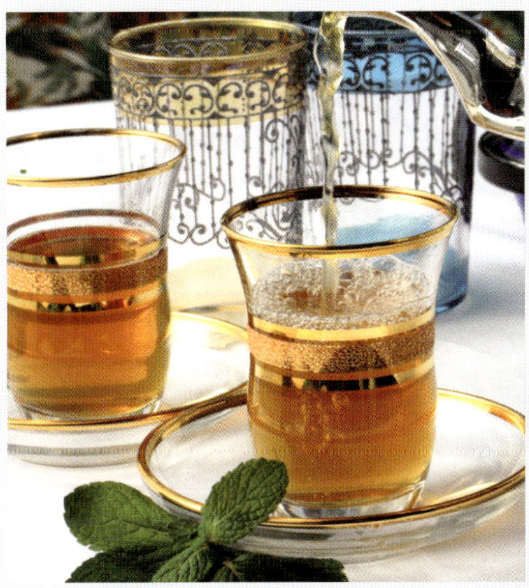

Sin embargo, a pesar de nuestra actual alimentación cosmopolita, aún existen limitaciones y tabúes que condicionan nuestras comidas. Las más conocidas son las de origen religioso y con frecuencia responden a normas sanitarias hoy superadas. Por ejemplo, la impureza atribuida a la carne de cerdo por las religiones judaica e islámica fue posiblemente en otras épocas una forma práctica de erradicar enfermedades parasitarias.

Hay que subrayar, además, que muchos hábitos alimentarios tienen una gran implantación cultural y, a veces, plantean conflictos insuperables. Por ejemplo, para nuestro entorno es muy difícil aceptar que una araña pueda ser un manjar exquisito, como lo puede considerar, sin embargo, un habitante de la Amazonía. En definitiva, encontrar el placer en la comida requiere aprendizaje y un planteamiento cultural basado en la comparación, el recuerdo y la exploración de las sensaciones adquiridas desde la más tierna infancia. Sin embargo, siempre pueden incorporarse nuevas experiencias, sobre todo si el proceso se efectúa de modo progresivo.

Actividad social

Que la comida es un acto social es indiscutible, pues casi todos los acontecimientos sociales culminan con un ágape. Desde el nacimiento hasta la muerte, todos los acontecimientos y situaciones importantes tanto del periplo vital de una persona, como los de la sociedad a la que se pertenece, suelen sellarse con una comida. Asimismo, muchas actividades comportan utilización política o espiritual de la alimentación: el ayuno, la abstinencia, los alimentos prohibidos, las huelgas de hambre, etc. Incluso la comida constituye una fractura que divide profundamente la humanidad: los

Como cualquier acto social, la comida tiene su propio código de conducta, tanto más estricto cuanto más desconocido sea el grupo que la comparte.

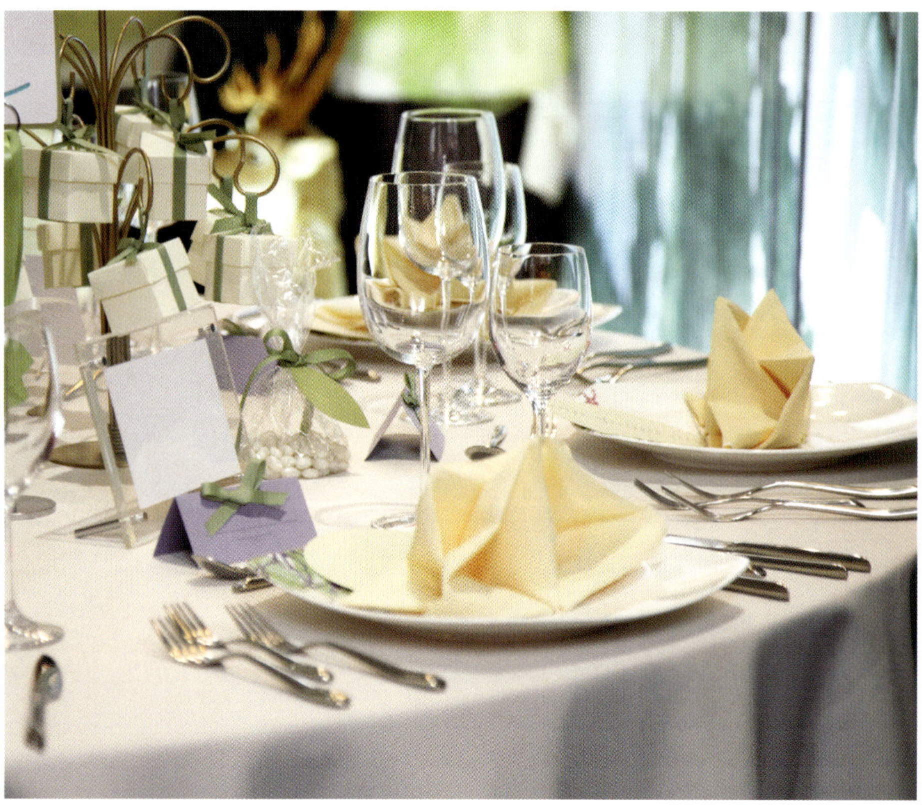

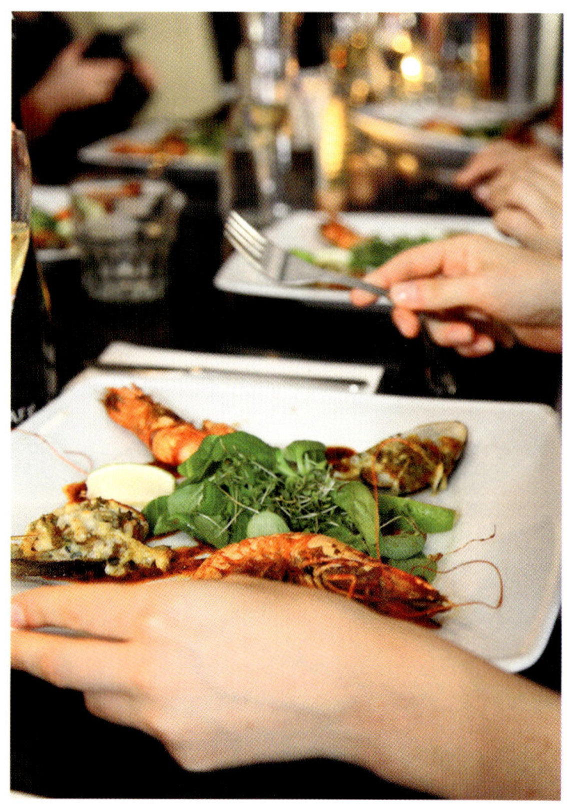

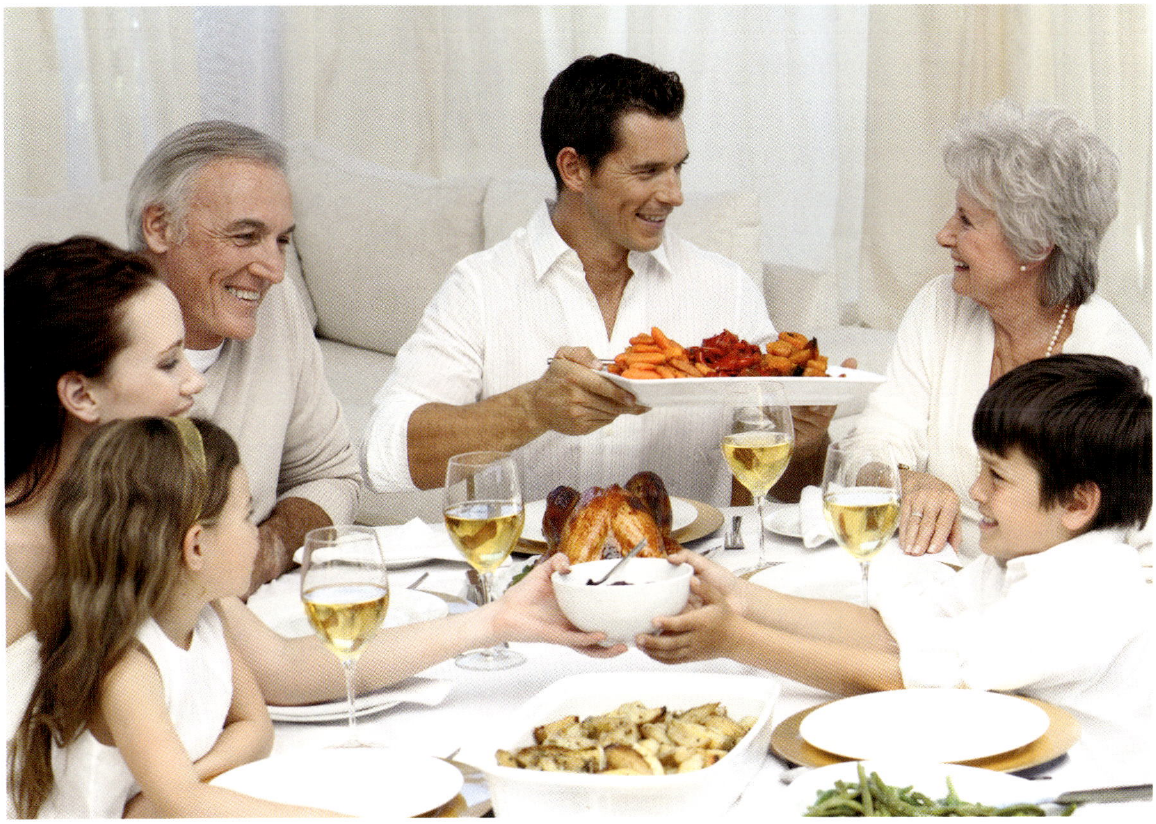

Cualquier motivo es bueno para que todos los miembros de una familia se reúnan alrededor de la mesa y compartan una buena comida.

países desarrollados y bien nutridos frente a los englobados en lo que se denomina el Tercer Mundo y pobremente alimentados. La comida es también una actividad plagada de actos rituales, sobre todo si se lleva a cabo en grupo, circunstancia en la que adquiere toda su plenitud y significado. Desde la colocación de los utensilios en la mesa hasta las fórmulas de cortesía en ella establecidas, todo está regulado por normas muy precisas y tradicionales. Es más, la comida resulta mucho más placentera si se comparte que si se efectúa en solitario.

Las dietas alternativas

Como ya se ha comentado, no todos los patrones alimentarios son iguales, pero cada uno suele responder a un tipo de sociedad concreto. Sin embargo, en todos los grupos sociales hay personas que se alimentan de modo diferente al que es habitual en ese lugar. Con frecuencia suelen tener una concepción de la vida de tipo naturista y, por lo tanto, la forma de alimentarse es para ellos de suma importancia.

Los motivos que llevan a la adopción de una alimentación alternativa o diferente son múltiples. Algunos son de carácter religioso, como por ejemplo, los adventistas del séptimo día, vegetarianos estrictos, o los musulmanes, que tienen prohibido comer carne de cerdo. Otros se fundan en el respeto a la vida de los animales y siguen dietas ovolactovegetarianas. O bien las adoptan por motivos sanitarios y rechazan los alimentos procesados industrialmente, o incluso por razones económicas, como oposición al sistema establecido, etc.

En la actualidad, una parte de la población ha optado por seguir dietas de tipo naturista en las que predominan los alimentos vegetales.

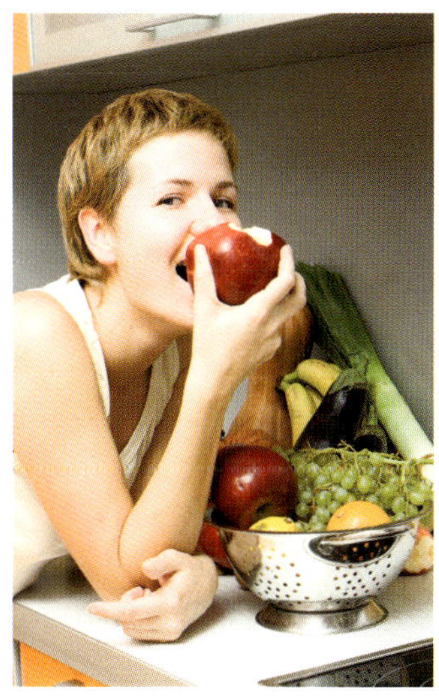

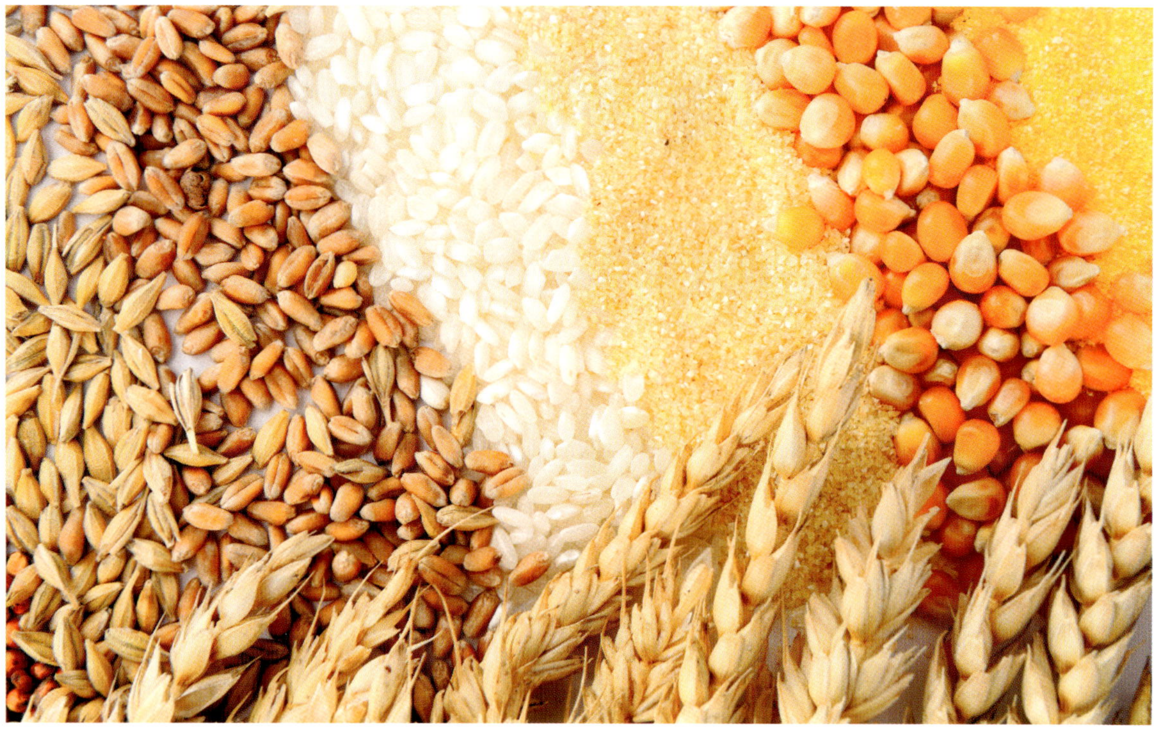

El arroz y los cereales integrales son alimentos muy consumidos por quienes siguen dietas de carácter alternativo.

Todas las dietas de este tipo son muy distintas entre sí, aunque tienen también algunas características comunes. Por ejemplo, en general rechazan o limitan mucho los alimentos del grupo de la carne y en ocasiones tampoco admiten la leche. También suelen rechazar los cereales refinados, el azúcar blanco, los alimentos que han sufrido un proceso industrial y las bebidas alcohólicas. En cambio, suelen aceptar el arroz y los cereales completos o integrales, el azúcar moreno, las frutas, las verduras y las legumbres. En cuanto al aceite y el yogur sólo los consideran aptos cuando no contienen aditivos ni ha intervenido una tecnología compleja en su elaboración.

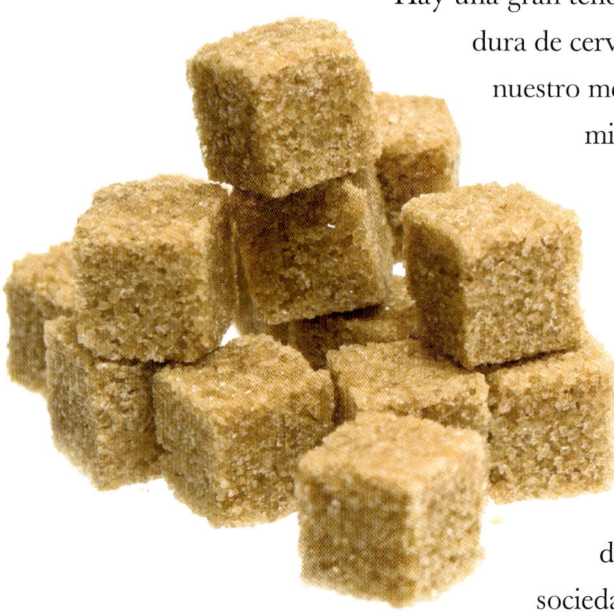

El azúcar moreno o integral conserva todas las propiedades nutricionales gracias a no haber sido refinado.

Hay una gran tendencia en estas dietas a consumir alimentos como polen, sésamo, mijo, levadura de cerveza, algas, soja germinada, leche de soja, todos poco frecuentes y exóticos en nuestro medio geográfico. Es preciso subrayar, sin embargo, que suelen existir muchos mitos, errores y dietas extremas tras los patrones alimentarios alternativos.

Por supuesto, debe respetarse la elección de la filosofía de vida que haga una persona, sobre todo, si se lleva a cabo con total libertad y pleno raciocinio. Aún cuando el modelo de alimentación elegido sea radicalmente diferente de lo que se considera normal o recomendable en su medio cultural. Sin embargo, para ayudar a que el lector pueda ejercer un juicio crítico desde el punto de vista de la nutrición, se analizan a continuación, desde la perspectiva de su capacidad energética y nutritiva, las dietas alternativas que cuentan con más adeptos en la actualidad en nuestras sociedades occidentales.

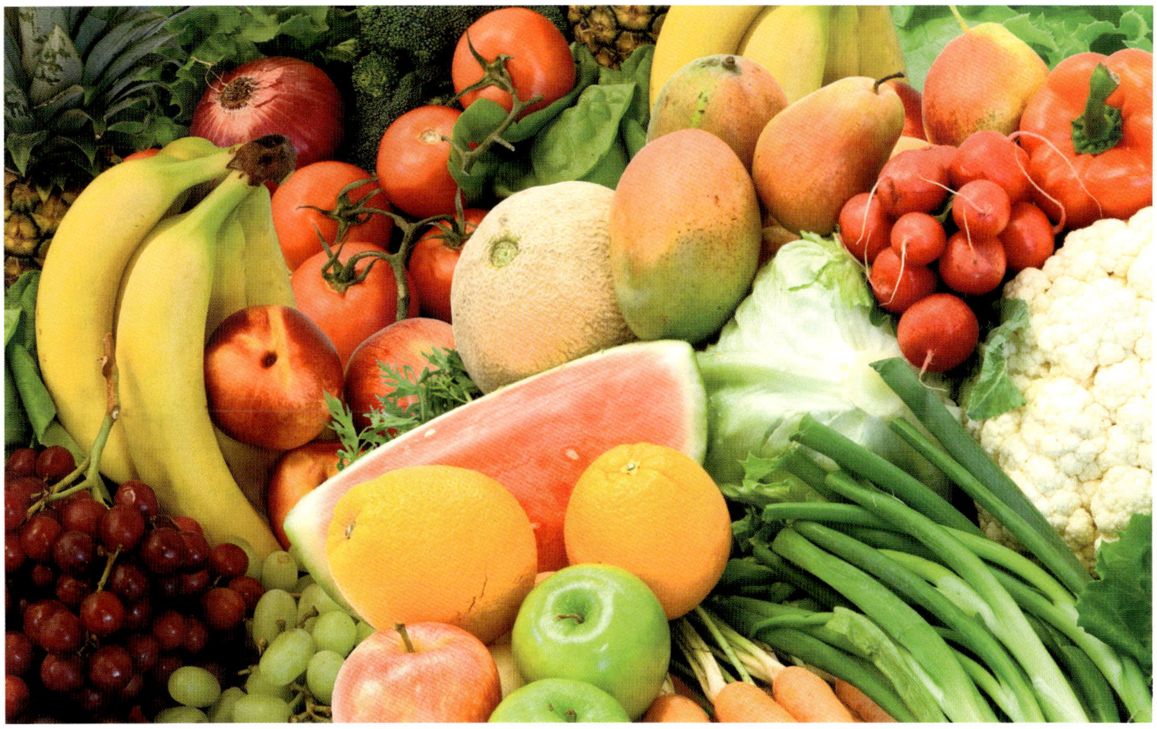

Las frutas y las verduras son alimentos muy saludables que los vegetarianos estrictos consumen de forma casi exclusiva.

Dietas vegetarianas

En su forma más estricta este tipo de dieta únicamente incluye alimentos de origen vegetal, como legumbres, verduras, frutas, frutos secos grasos y cereales de grano entero, así como arroz, pan, pastas alimenticias, etc.

Se consideran también vegetarianos los lactovegetarianos y los ovolactovegetarianos. A diferencia de los más estrictos, los primeros consumen además leche y productos lácteos, mientras que los segundos incluyen también huevos. Otra fórmula algo novedosa es la de los vegetarianos parciales, que incluyen en algunos casos el consumo de pescado y carne de aves.

Mucho más estrictos son los crudívoros que sólo aceptan alimentos tal como los ofrece la naturaleza, es decir, crudos. Así, por ejemplo, la leche que consumen debe ser fresca y no pasteurizada, mientras que los cereales y las legumbres las ingieren germinadas. Se alimentan también de frutas, verduras y miel.

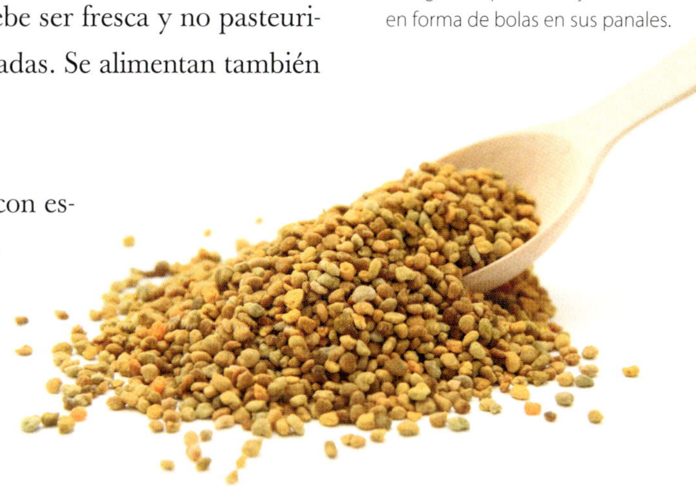

Producido por las flores, el polen es un alimento muy completo y energético que las abejas almacenan en forma de bolas en sus panales.

La dieta vegetariana no provoca excesivos problemas si se atiende con especial atención a la calidad de las proteínas que se consumen, combinando, por ejemplo, adecuadamente legumbres con cereales y otros vegetales. Sin embargo, es fácil que sea deficiente en este aspecto y en los aportes de vitamina B_{12} (se encuentra en la carne), hasta el punto que algunos de los que practican esta dieta la ingieren en preparados farmacéuticos. Por otra parte, dada la gran

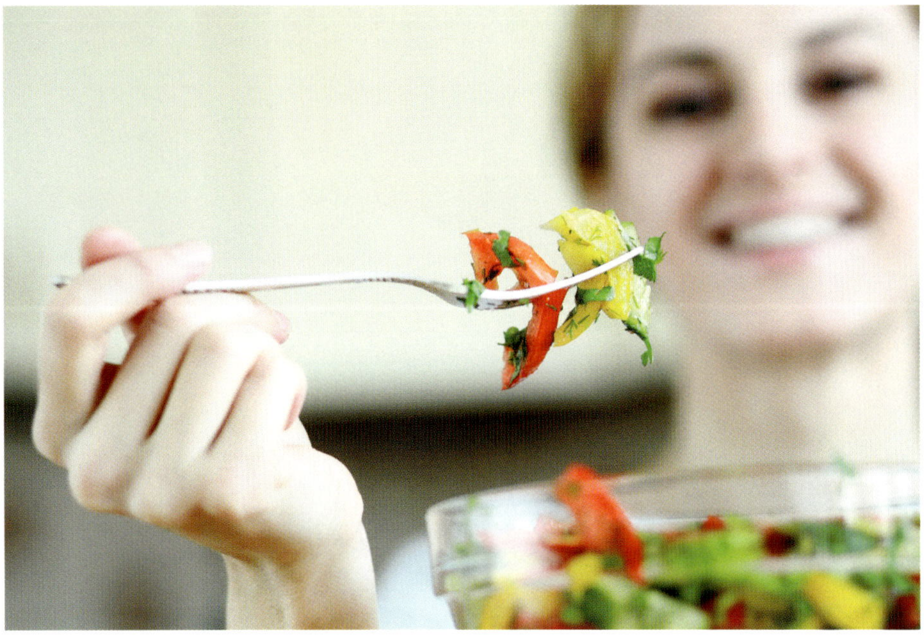

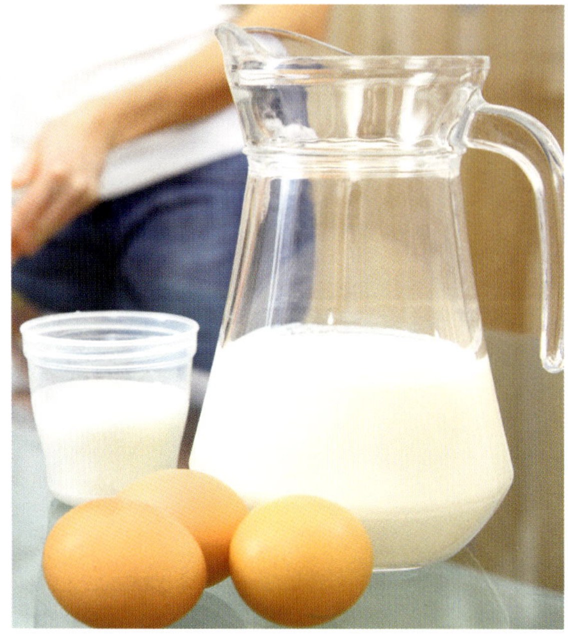

Además de los alimentos vegetales, los ovolactovegetarianos incluyen también huevos y productos lácteos en sus dietas.

cantidad de fibra que se consume, pueden producirse problemas en la absorción de hierro y calcio. Para tratar de aliviar estos aspectos, muchos vegetarianos optan por seguir una dieta lactovegetariana u ovolactovegetariana.

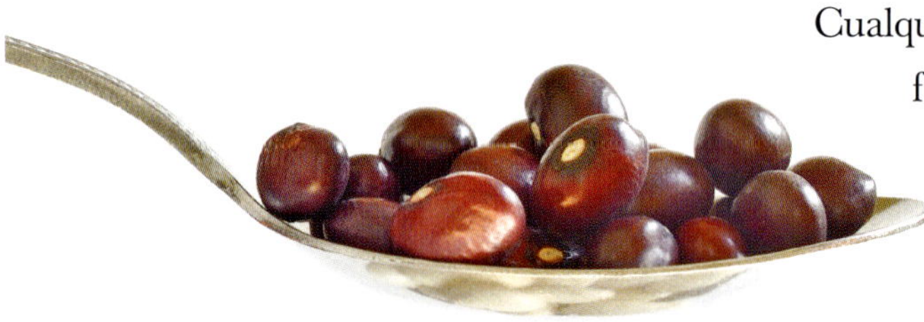

Cualquiera de las dietas vegetarianas está especialmente desaconsejada en la infancia y si se está embarazada. Los niños que siguen dietas vegetarianas restrictivas, sobre todo los más pequeños, tienen un riesgo elevado de sufrir malnutrición. Se aconseja, por tanto, que si los padres creen a pies juntillas en las bondades de este tipo de alimentación, opten por la dieta vegetariana parcial en cuanto a sus hijos se refiere.

Rojas, blancas o pintas, las alubias se combinan con cereales en las dietas macrobióticas.

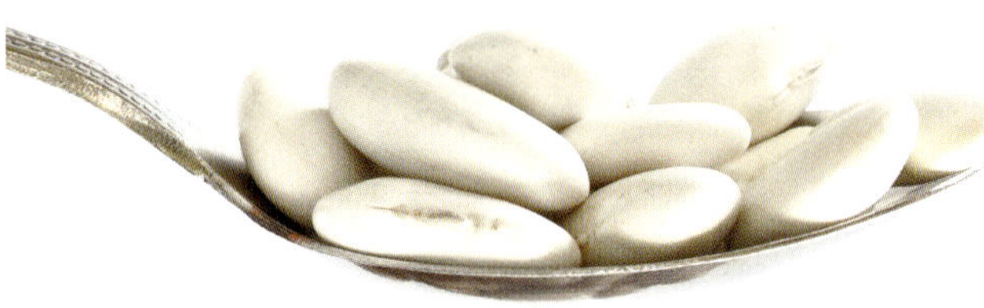

Dieta macrobiótica. Se trata de un régimen alimentario, también de carácter vegetariano, ideado por el filósofo japonés George Oshawa y relacionado con la filosofía del budismo zen. Tiene como principales objetivos conseguir el equilibrio y una vida prolongada. Consiste en una dieta que de forma progresiva abandona los diferentes alimentos en favor de los cereales, combinados con cantidades moderadas de legumbres, frutos secos y verduras. También limita el consumo de agua. Nutritivamente esta dieta está totalmente desaconsejada.

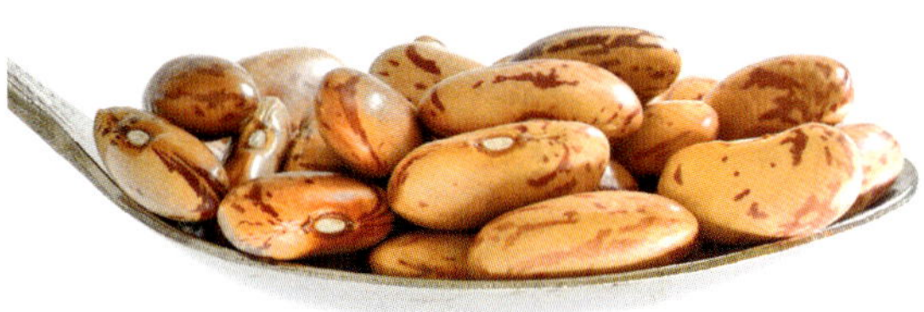

Dieta higienista

Se trata de un modelo dietético fundamentado en la existencia de alimentos incompatibles que, por lo tanto, no pueden ser ingeridos al mismo tiempo y recomienda, consecuentemente, dietas separadas.

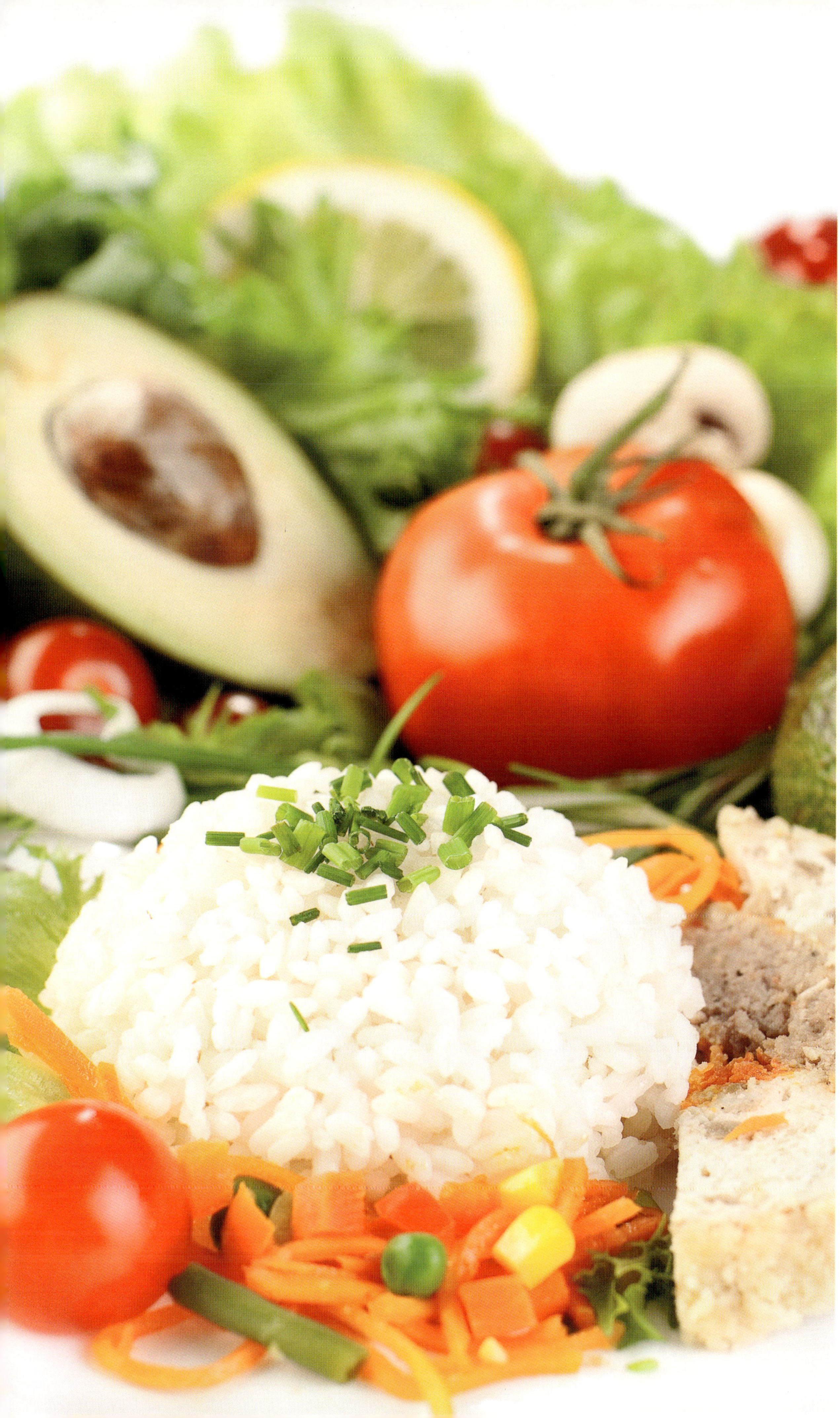

Basada en los principios del *yin* (femenino) y el *yang* (masculino), la dieta macrobiótica busca el equilibrio del organismo a través de un consumo prioritario de cereales.

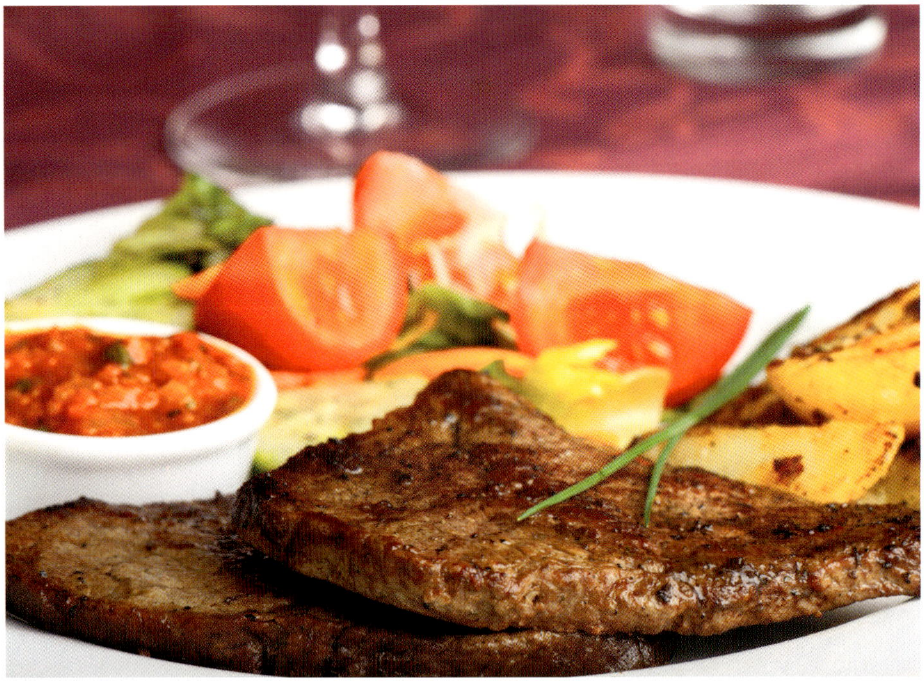

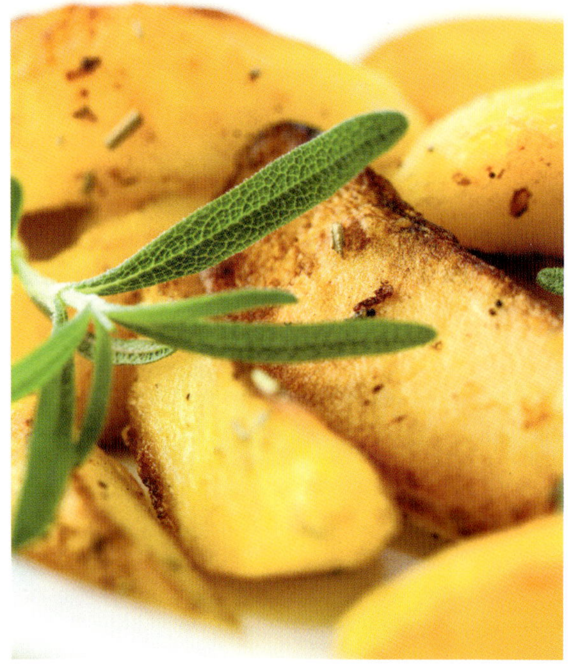

Los higienistas nunca consumen carne y patatas en una misma

Un consumo excesivo y constante de alimentos grasos puede provocar trastornos de salud.

Según las combinaciones buenas o malas entre distintos alimentos, su creador, el médico Heberth Shelton, sostiene que es un error tomar en la misma comida alimentos que contengan ácidos y almidones, como naranja y arroz; almidones y proteínas, como patatas y carne, o grasas y proteínas, como por ejemplo, aceite y carne. Poco investigada y sin la comprobación científica de sus beneficios, es una dieta desaconsejada por los nutricionistas ya que mantiene excesivamente bajo el consumo de nutrientes calóricos.

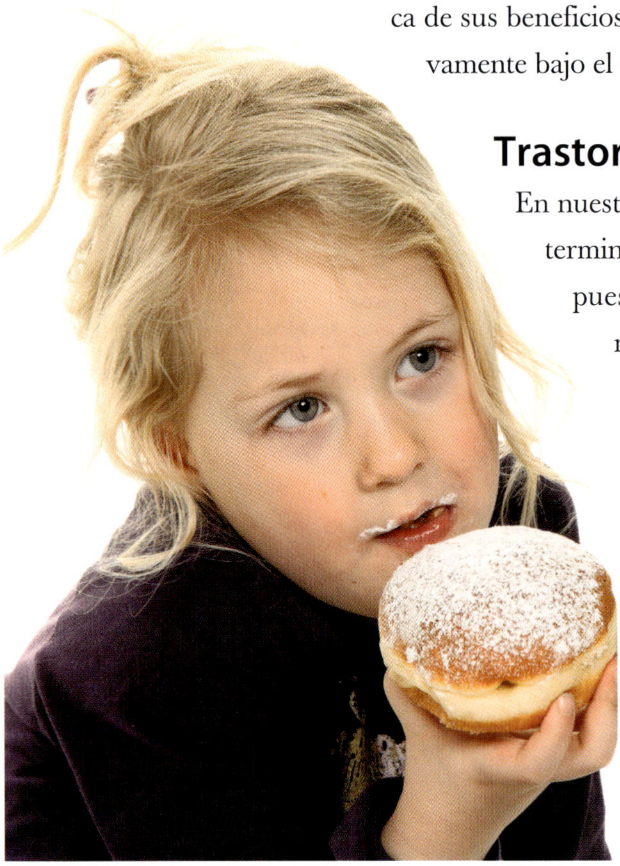

Trastornos nutricionales

En nuestros días es sobradamente conocida la estrecha relación que existe entre determinados hábitos alimentarios y el estado de salud de una persona. No resulta, pues, extraño para nadie que haya situaciones en las que se plantean problemas nutricionales por causa de errores dietéticos o por la aplicación de dietas incorrectas. Pero también provocados por algunos alimentos mal preparados y mal manipulados o debidos a los aditivos incluidos en muchos alimentos. Estos últimos pueden ser incluso la causa de la aparición de muchas alergias e intolerancias alimentarias.

Hasta hace unas pocas décadas, la malnutrición era una patología que se asociaba de forma casi exclusiva a una ingesta insuficiente de energía o de algún nutriente. Hoy, sin embargo, se ha descubierto que también engloba trastornos ocasionados por una ingesta excesiva de alimentos, característica muy frecuente en los últimos años en los países occidentales y desarrollados. El aumento del poder adquisitivo en esas sociedades no ha corrido paralelo a una buena educación nutricional, y muchas personas han practicado una alimentación excesiva con preponderancia de algunos nutrientes y deficiente en otros, y por tanto sumamente desequilibrada. Con frecuencia, estos desajustes se manifiestan al cabo de varios años, cuando el daño es grave e incluso irreversible en algunas ocasiones.

Las consecuencias de una alimentación desequilibrada no sólo se reflejan en problemas individuales, sino que también pueden derivar en problemas de tipo comunitario debido al elevado coste social y económico que comportan.

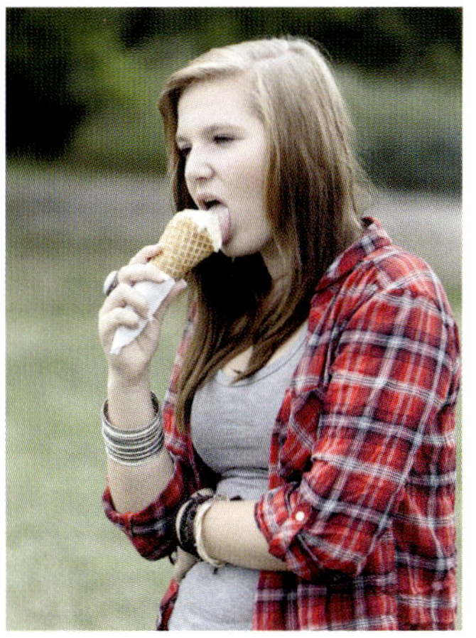

Seguir una alimentación desequilibrada en la infancia y la juventud puede originar malnutrición proteicocalórica.

Malnutrición por defecto

El aporte inadecuado de calorías y nutrientes se conoce como malnutrición proteicocalórica. De consecuencias muy graves para los niños que la sufren, suele manifestarse en las persona adultas mediante alteraciones en la piel y el pelo. La primera se muestra reseca, despigmentada y con irritaciones, mientras que el segundo presenta una consistencia áspera, frágil, rala y lacia. Con frecuencia se trata de patologías que suelen ser lamentablemente generalizadas en los países subdesarrollados, aunque también pueden encontrase en los más industrializados, sobre todo por alteraciones en el comportamiento alimentario.

Aunque estén planificadas, las dietas vegetariana y macrobiótica pueden ser causa también de malnutrición, sobre todo entre los niños, a los que pueden causar problemas importantes de salud. Entre otros trastornos, pueden provocar retraso en el crecimiento, así como carencias de algunos aminoácidos, calcio, hierro y vitamina B_{12} que pueden afectar su normal desarrollo y la evolución de su vida de adulto.

Para evitar los trastornos derivados de la malnutrición, los niños deben recibir una alimentación variada y equilibrada en nutrientes.

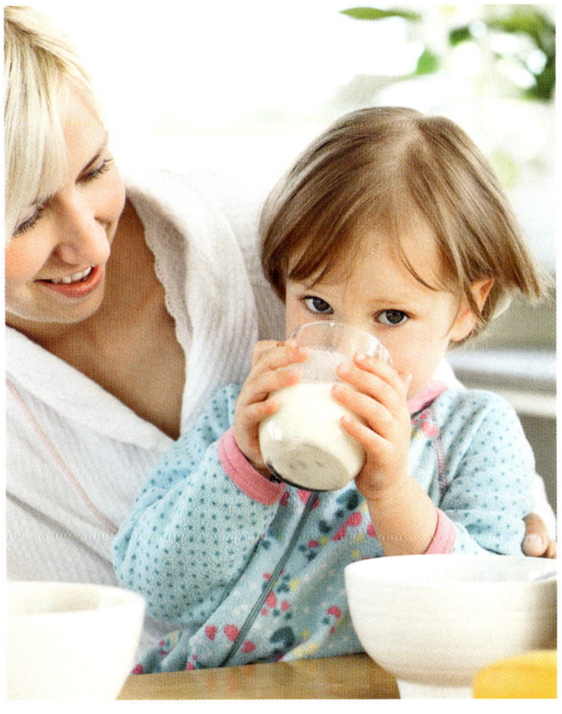

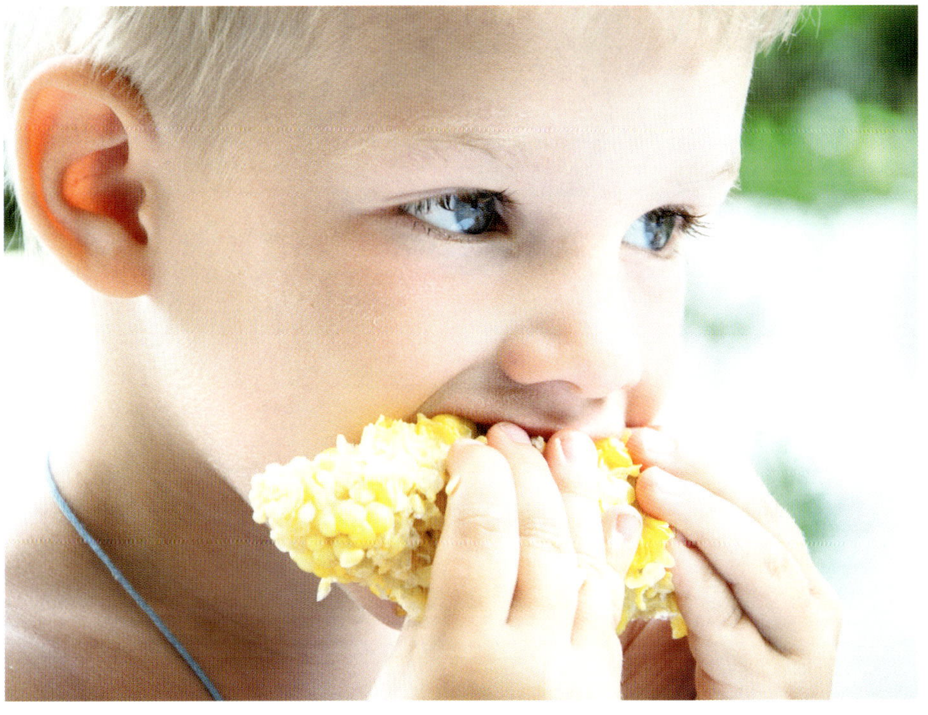

Anorexia y bulimia. Se trata de dos patologías originadas por alteraciones del comportamiento alimentario que están estrechamente interrelacionadas. Por raro que parezca, en la actualidad son frecuentes en los países desarrollados.

La anorexia nerviosa es un trastorno de la alimentación al que hoy se da mucha más importancia que en el pasado. Se manifiesta por un bloqueo psíquico de la capacidad de comer. En cuanto a la bulimia nerviosa se caracteriza por episodios repetidos de ingestiones de gran cantidad de alimentos seguidos de una provocación del vómito. Ambos son trastornos muy graves y pueden incluso provocar la muerte de quien los sufre.

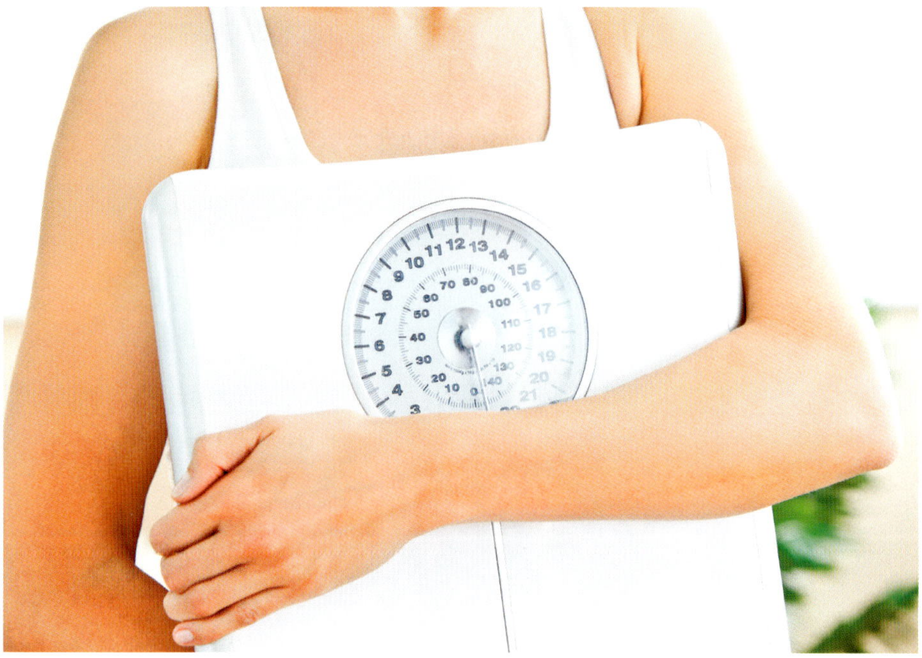

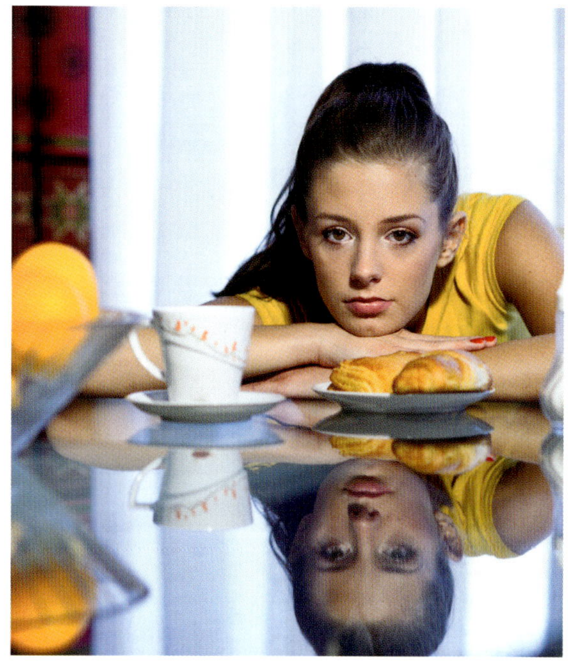

Las personas que padecen trastornos alimentarios como la anorexia y la bulimia manifiestan obsesión por la delgadez.

Los primeros síntomas suelen aparecer en la adolescencia, con mayor frecuencia en las mujeres, pero puede afectar también a los hombres y a personas adultas y de edad. Se inicia con un rechazo del propio cuerpo o de alguna de sus partes, que provoca la decisión de adelgazar e inmediatamente la ansiedad por no conseguirlo y el miedo a engordar. La pérdida de peso lleva a la adolescente a la desnutrición e incluso a la inanición, siendo los principales factores de riesgo el seguimiento de dietas restrictivas y la práctica de ejercicio físico excesivo. En el caso de la bulimia, se induce también el vómito e incluso se utilizan laxantes para lograr el objetivo. Aunque existe una cierta predisposición genética, también influyen decisivamente los factores socioculturales vinculados al modelo estético actual, en el que predomina la imagen de la delgadez. La adolescente asiste a las transformaciones de la pubertad y las compara con el modelo vigente, poniendo inmediatamente remedio de la forma más equivocada. Con frecuencia se acompaña de síntomas depresivos, falta de menstruación y, por supuesto, pérdida de peso. No obstante, hay que subrayar que estos síntomas también pueden acompañar un cuadro depresivo real que, a veces, se confunde con las anteriores patologías.

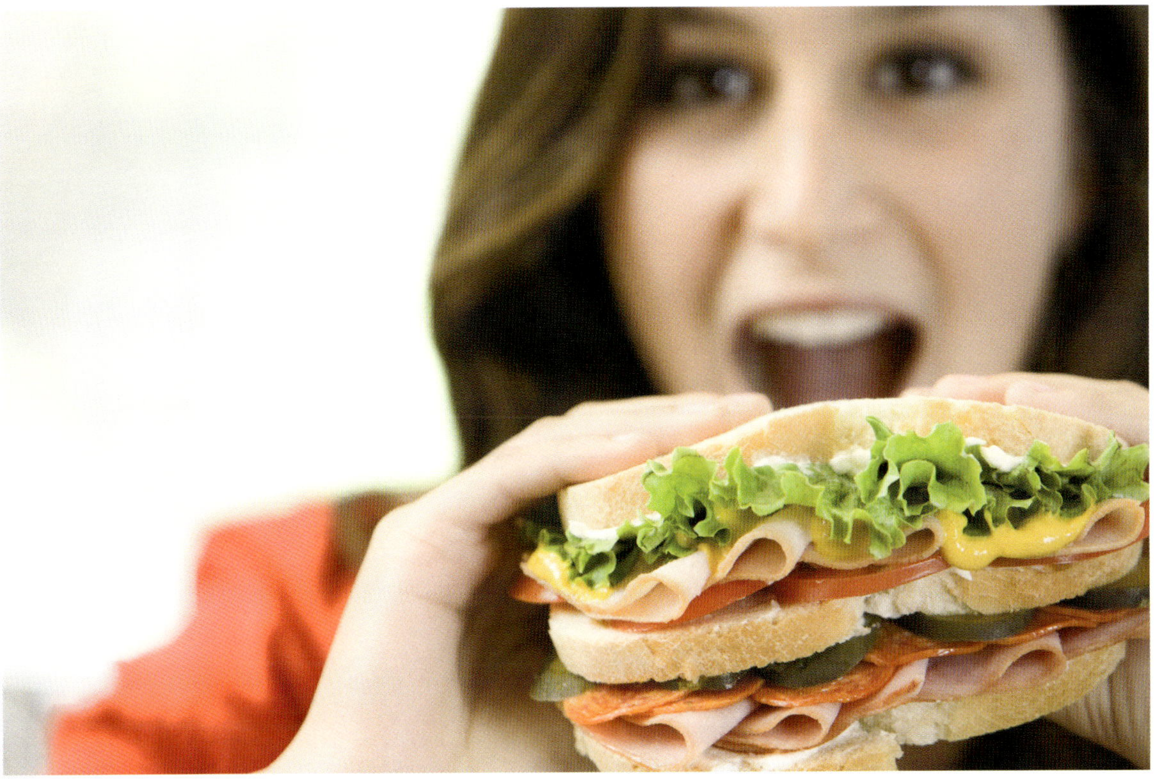

El consumo excesivo y desequilibrado de alimentos puede originar con el tiempo diversas patologías.

Malnutrición por exceso

Muchas personas piensan que el secreto de gozar de buena salud radica en comer en abundancia, lo cual es totalmente erróneo. Un exceso de nutrientes puede provocar diversas enfermedades, sobre todo si la persona es propensa a ellas. La más inmediata es la obesidad, pero también guardan relación con este trastorno alimentario la arteriosclerosis, la hipertensión arterial, la diabetes y la gota. Algunas están relacionadas entre ellas, aunque otras se deben únicamente al exceso de unos nutrientes concretos. Así, por ejemplo, un consumo excesivo de grasas saturadas de origen animal supone un riesgo importante de aumento de las cifras de colesterol en sangre y, por tanto, de sufrir arteriosclerosis y patologías cardiovasculares. En cuanto a la hipertensión arterial está estrechamente relacionada con un exceso de sal en la dieta, mientras que el abuso de azúcares e hidratos de carbono, sobre todo de los simples, es decir, dulces y bebidas azucaradas, puede suponer la aparición de diabetes u obesidad. O ambas patologías en paralelo.

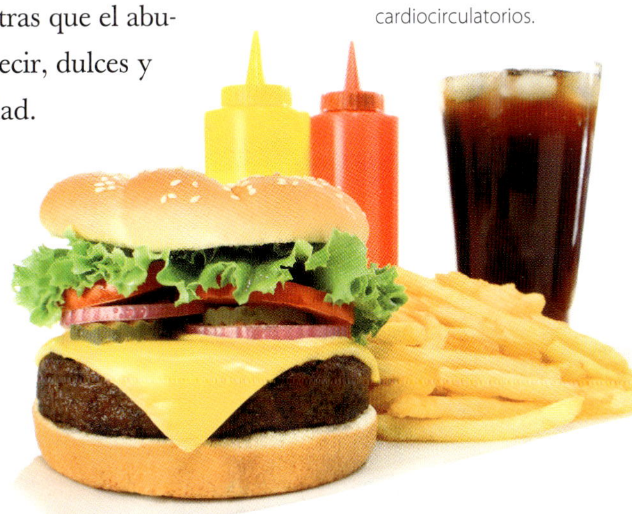

La ingesta excesiva de alimentos ricos en grasas saturadas provoca obesidad y trastornos cardiocirculatorios.

Las alergias

En la actualidad, la ciencia médica conoce y estudia los problemas patológicos, a veces graves, derivados de la ingesta de ciertos alimentos por personas cuyo sistema inmunitario reacciona por error contra alguno de los nutrientes u otras sustancias que componen dichos alimentos. A estas patologías se las conoce como alergias e intolerancias alimentarias.

Entre los alimentos que con mayor frecuencia provocan alergias destacan la leche, la clara de huevo, el pescado azul, los fresones, los melocotones, el cacao, la soja y los frutos secos. Asimismo, varios aditivos que se incluyen en la preparación de algunos alimentos pueden ser el origen de reacciones alérgicas que se manifiestan, por lo general, con irritaciones cutáneas o dificultades respiratorias. E incluso ambos trastornos de forma simultánea.

Presentes en todas las edades, las alergias son más habituales en los primeros años de vida, sobre todo si existen antecedentes familiares de estos trastornos. Los lactantes suelen manifestar estas patologías mediante diarreas o irritaciones en la piel. En parte son fruto de la inmadurez de sus aparatos digestivos, por lo que una vez se han desarrollado, estos síntomas disminuyen e incluso desaparecen. La intolerancia más corriente en esta primera fase de la vida es a la lactosa, pero también se produce con otros alimentos, por lo que hoy se introducen por separado y paulatinamente a fin de descubrirlas.

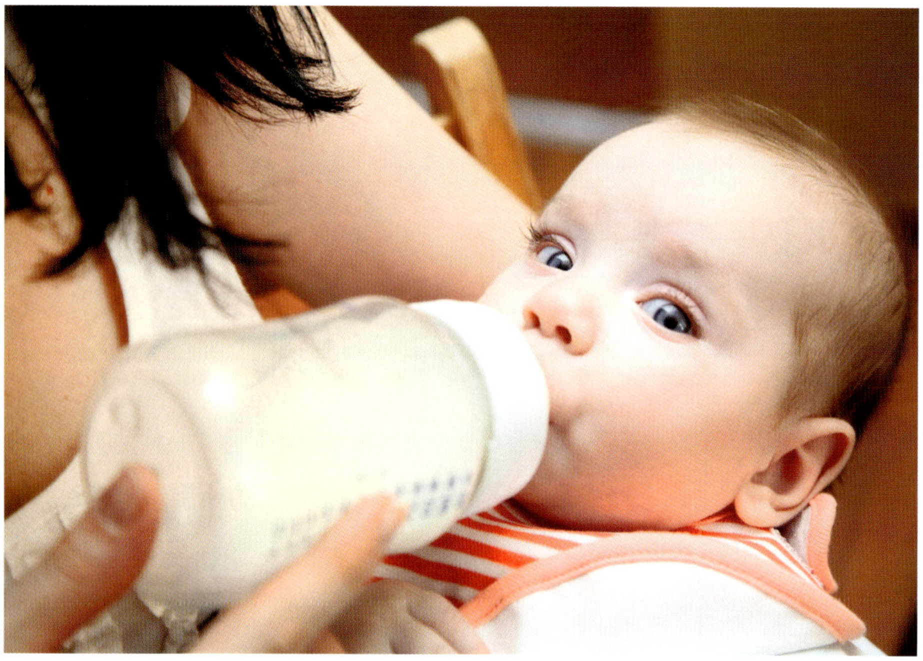

La lactosa puede provocar trastornos de intolerancia entre los lactantes, que desaparecen cuando se alimenta al bebé con leche carente de este azúcar.

Intolerancia a la lactosa. Se trata de un trastorno que suele aparecer tras una gastroenteritis aguda que haya provocado lesiones en la mucosa intestinal o bien por causas de tipo genético. Estas últimas son más raras, pero también más difíciles de remediar. En cambio, en el primer caso, el trastorno es pasajero y, en los bebés, suele remitir tras un período en el que son alimentados con leche especial que no contenga lactosa.

Intolerancia al gluten. Se trata de una patología que puede ser grave y se manifiesta con mala absorción intestinal, provocando déficits nutricionales que en los niños derivan en trastornos de crecimiento y en los adultos en cáncer, en los casos más graves.

Este tipo de intolerancia está originada por una glucoproteína llamada gliadina, que forma parte del gluten y que contienen el trigo y algunos otros cereales. Es más frecuente que la sufran los niños que los adultos, sobre todo si los cereales se introducen en su alimentación excesivamente pronto. Si bien el gluten se puede consumir a partir de los seis o siete meses de vida, es mejor no introducirlo en la alimentación hasta que el bebé ha cumplido los nueve.

Aunque este trastorno suele ser temporal, si se vuelve crónico origina lo que se conoce como enfermedad celíaca. Quienes la sufren deben tomar durante toda su vida una dieta sin gluten. Ello

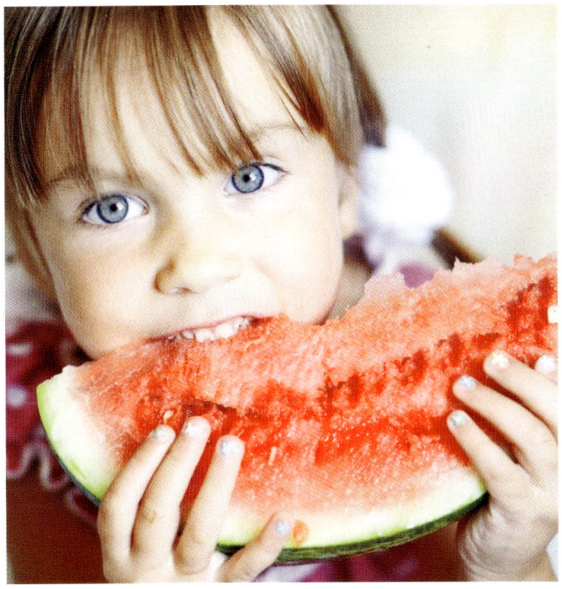

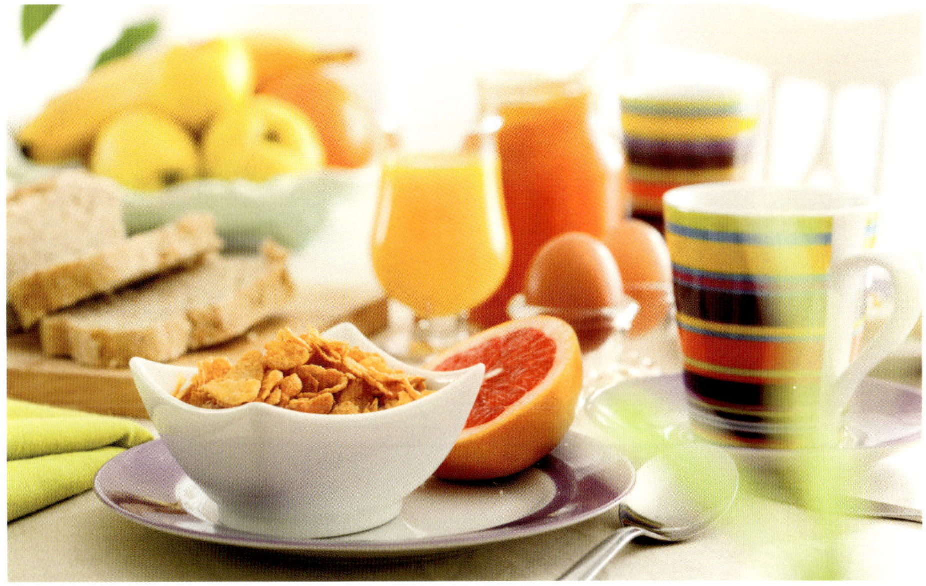

Es importante consumir mucha fruta y no olvidar el hábito de tomar un buen desayuno al comienzo del día.

comporta muchas restricciones alimentarias, ya que el gluten está presente no sólo en los productos preparados a base de cereales, sino también en todos aquellos que incluyen harina en el proceso de fabricación, como por ejemplo, algunos fritos, salsas, guisos, etc.

Medidas preventivas

Son muchos los errores alimentarios que se cometen involuntariamente fruto de la acelerada rutina diaria, pero la mayoría pueden remediarse aplicando en lo posible algunas medidas preventivas. Una de ellas consiste en dar importancia al desayuno. No se puede acudir precipitadamente al trabajo o a la escuela sin desayunar previamente, pues esta comida debe aportar al menos la cuarta parte de la ración diaria de calorías. Y debe estar compuesta por leche o equivalentes, junto con otros alimentos como fruta, pan u otros cereales.

Es también fundamental procurar la variedad en las comidas, algo no muy difícil por las múltiples alternativas que ofrece cada grupo de alimentos. La diversidad en la alimentación favorece que se logre el equilibrio cualitativo, gracias a que estimula el apetito y previene carencias o excesos.

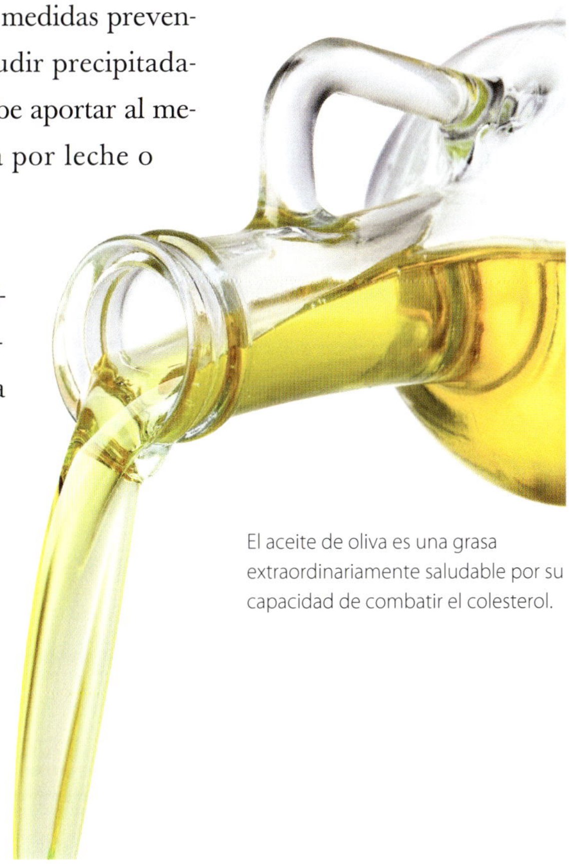

El aceite de oliva es una grasa extraordinariamente saludable por su capacidad de combatir el colesterol.

Por otra parte, hay que evitar al máximo cometer graves errores dietéticos. Una buena medida consiste en incrementar el consumo de glúcidos complejos, como pan, pasta y arroz; aumentar el consumo de fruta, verdura y legumbres; evitar el exceso de grasas animales y utilizar aceite vegetal, en particular aceite de oliva; comer pescado azul; moderar el consumo de azúcar, y evitar el exceso de sal y las bebidas estimulantes. Por último, y como complemento, hay que procurar realizar un poco de ejercicio al aire libre y mantener la regularidad en los horarios de las comidas.

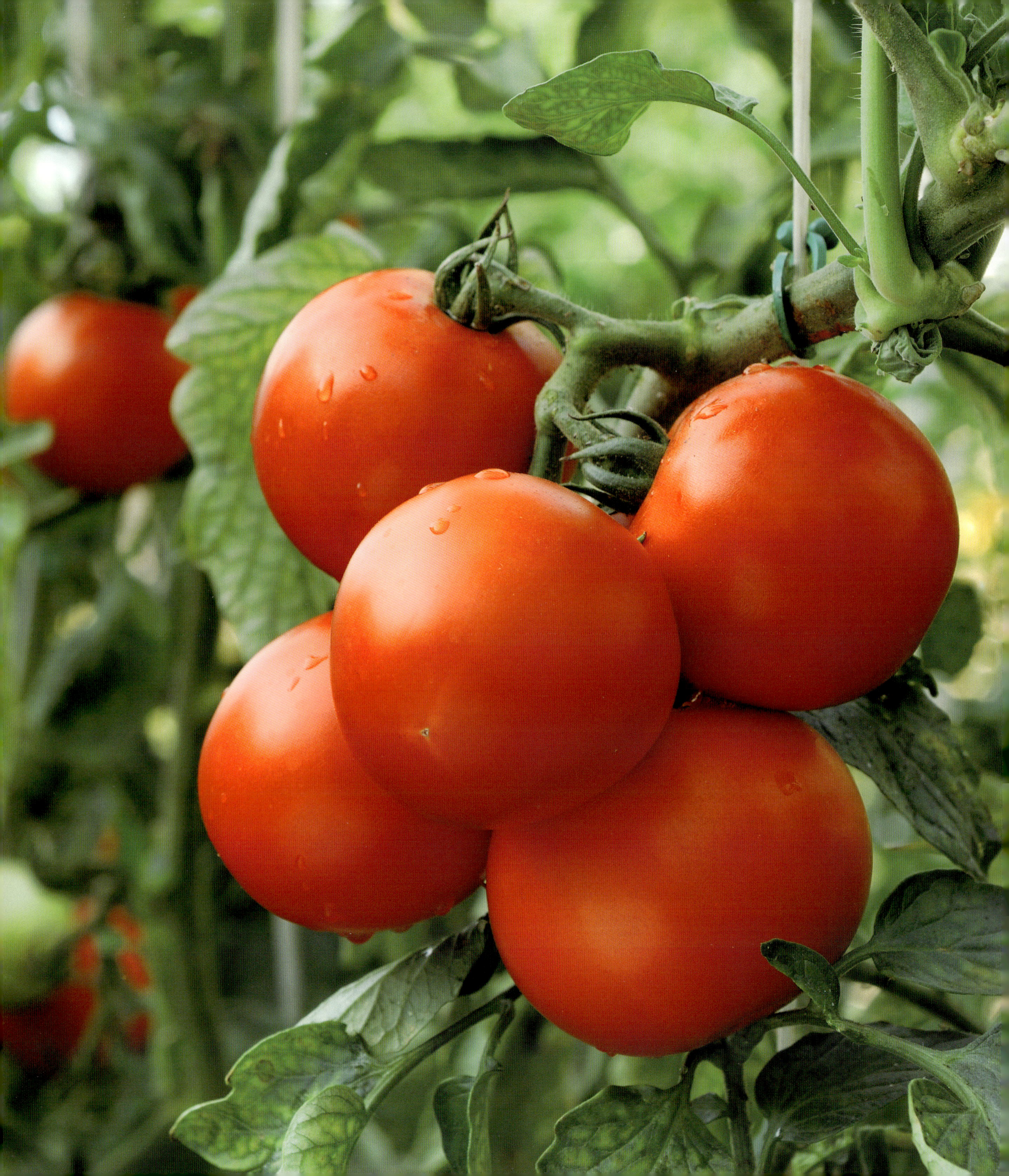

Los nutrientes

sustancias indispensables

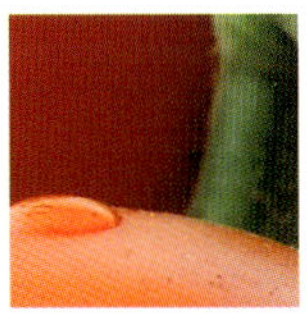

El organismo humano precisa de unas sustancias, los nutrientes, a partir de las cuales se construyen las estructuras corporales y se obtiene la energía indispensable para mantener la vida. Al igual que el resto de los seres vivos, la especie humana está formada por compuestos orgánicos e inorgánicos. Si los primeros son parte esencial de las células de su organismo, los segundos (metales y minerales) resultan imprescindibles para mantener la integridad, la vitalidad y el buen funcionamiento celular.

Fruto de esta composición, en el cuerpo humano predominan elementos químicos como el carbono, el oxígeno, el hidrógeno, el nitrógeno, el calcio o el fósforo, además de otras muchas sustancias, algunas en cantidades extraordinariamente reducidas. Pero, por muy insignificante que sea su presencia, todas ellas resultan indispensables para el buen funcionamiento de nuestro organismo.

A partir de los elementos químicos, se constituyen diferentes sustancias (básicamente, agua, proteínas, grasas e hidratos de carbono), cuya proporción varía en función de la edad de las personas. Por ejemplo, el agua es el elemento que más abunda, pero su proporción oscila entre un 70 % en la infancia y un 60 % en los adultos.

Si el organismo recibe una alimentación equilibrada, es decir, si se le incorporan los nutrientes o sustancias que precisa, los elementos que lo conforman se renuevan fisiológicamente de forma natural. En general, los aportes diarios que obtiene gracias a la alimentación deben cubrir las

En la página izquierda, los tomates obtienen sus nutrientes del suelo a través del agua y las raíces.

demandas fisiológicas mínimas del organismo en cuanto a su estructura y a su funcionamiento. No obstante, las cantidades pueden variar notablemente de una persona a otra. Además, estos elementos constituyen una reserva de energía que actúa en caso de no recibir alimentación, es decir, permiten la obtención de nutrientes y energía a partir de su propia estructura interna, así como la adaptación a diferentes medios y circunstancias.

Qué son los nutrientes

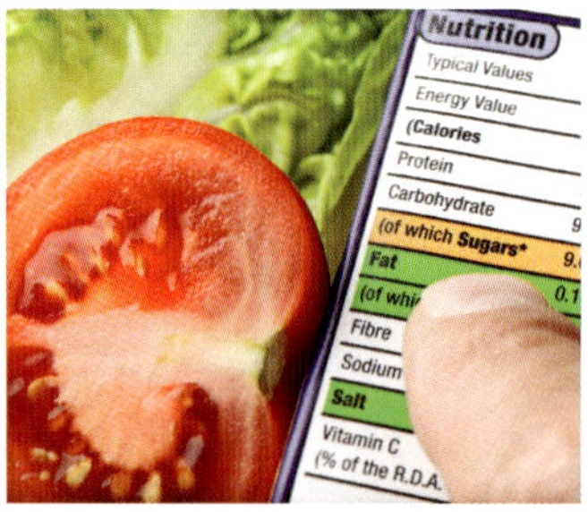

Los tomates, bajos en calorías, contienen mucha agua e hidratos de carbono.

Se conocen por nutrientes las sustancias que el organismo obtiene a partir de los alimentos. Con ellas construye las estructuras corporales y recibe la energía que precisa para mantenerse vivo. Una vez ingeridos, los alimentos llegan al tubo digestivo, se transforman y fraccionan en partículas tan pequeñas que atraviesan las paredes del intestino, alcanzan el torrente sanguíneo y llegan a todas a las células y tejidos que forman nuestro organismo. De esta manera, los diferentes alimentos se convierten, al fin, en principios nutritivos o nutrientes. Cada alimento presenta una combinación diferente de nutrientes, y además se caracteriza por contener más o menos de un determinado tipo.

Suelen distinguirse dos grupos de nutrientes. Uno de ellos recibe los nombres de nutrientes primarios, macronutrientes o principios inmediatos. Lo forman, el agua, las proteínas (compuestas por aminoácidos), los glúcidos, o azúcares o hidratos de carbono (formados por monosacáridos), y los lípidos o grasas (a base de ácidos grasos). El otro grupo lo integran los nutrientes secundarios o micronutrientes, es decir, los minerales y las vitaminas.

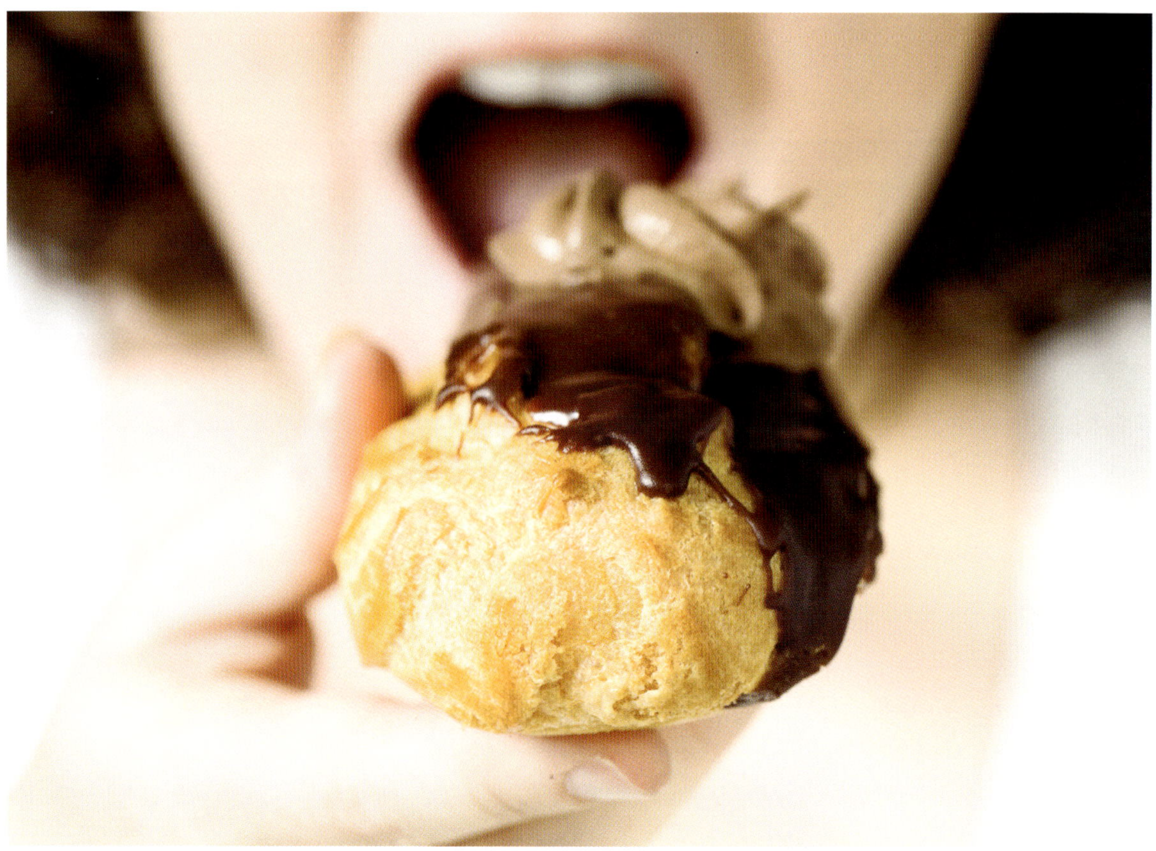

Los pasteles son ricos en hidratos de carbono, que forman parte del grupo de los nutrientes primarios.

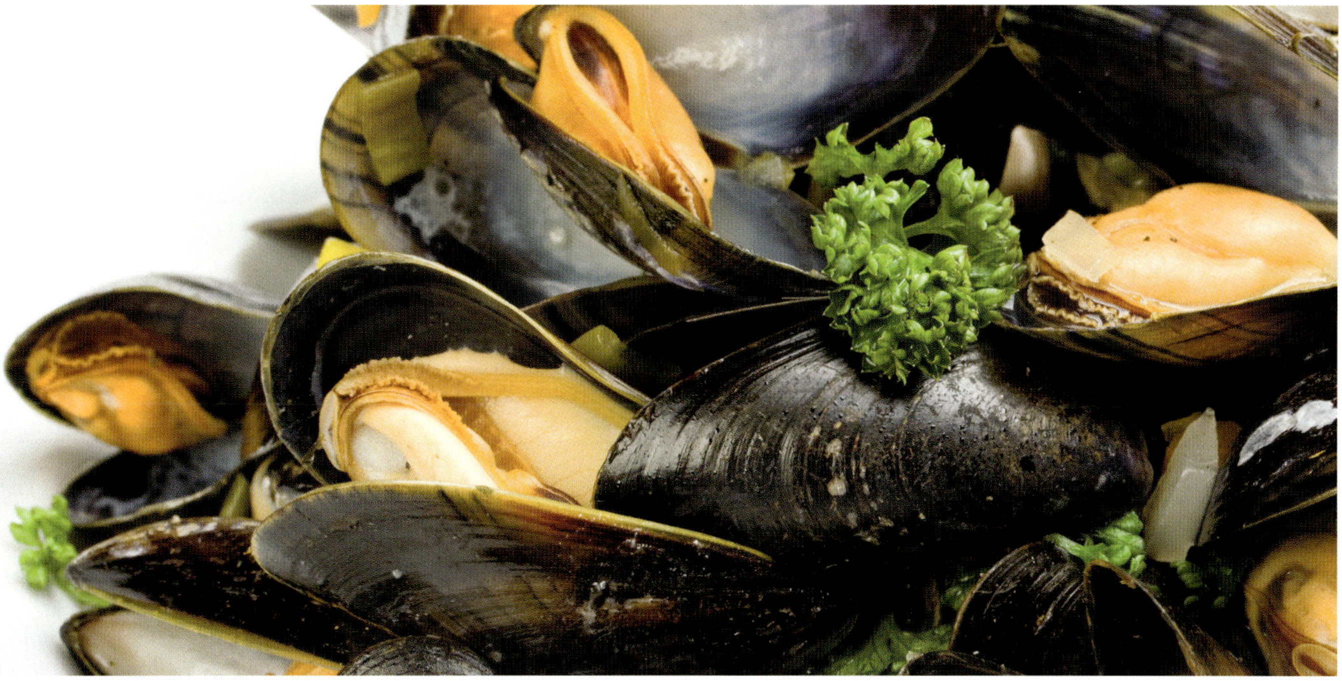

Los mejillones son un alimento muy rico en proteínas, nutriente básico para la construcción y reconstrucción de los tejidos orgánicos.

Las proteínas

Las proteínas son los nutrientes que ayudan a construir la estructura del cuerpo. Comparadas con frecuencia con los ladrillos de un edificio, las proteínas son los componentes básicos de los tejidos orgánicos. Con ellas se forma la estructura fundamental de la materia viva. Son insustituibles en la formación, el desarrollo y la regeneración de los tejidos.

Además de la función plástica y estructural, las proteínas tienen otra igualmente importante como reguladoras. Por ejemplo, las enzimas, unas proteínas muy particulares, intervienen en las reacciones bioquímicas y tienen un papel destacado en la defensa frente a agentes patógenos, mientras que las hormonas (la mayoría de ellas son proteínas) regulan algunas de las funciones básicas del organismo. A veces, las proteínas se utilizan también como fuente de energía, aunque éste no es su principal cometido.

A diferencia de lo que ocurre con los glúcidos y los lípidos, el organismo no cuenta con un órgano de reserva de proteínas. Por esta razón precisa asegurarse un aporte diario suficiente con la dieta, repartido además a lo largo del día. Este aporte ha de ser equivalente a las proteínas que se consumen y varía con la edad de la persona.

En general, los especialistas en dietética aconsejan consumir proteínas de alto valor biológico (origen animal) combinadas con proteínas de bajo valor biológico (origen vegetal). Sin embargo, la realidad es muy desigual. En los países industrializados el consumo de proteína animal suele ser excesivo, mientras que en los subdesarrollados, a veces, no se alcanza a cubrir las necesidades proteicas diarias.

Su composición y tipología

Los aminoácidos son las sustancias básicas que forman las proteínas. Están compuestos por carbono, hidrógeno, oxígeno y nitrógeno y se encuentran unidos por enlaces denominados peptídicos, en los que a menudo se encuentra azufre. Existen unos veinte tipos diferentes de aminoácidos, que se unen entre sí en distinto orden y en diversa proporción, formando cadenas más o menos largas que dan lugar a una infinidad de proteínas. La estructura y la secuencia de aminoácidos de cada proteína del organismo están determinadas desde el punto de vista genético, en los cromosomas de cada persona.

Caviar rojo y negro, huevas de salmón y esturión, respectivamente, ricas en proteínas de origen animal.

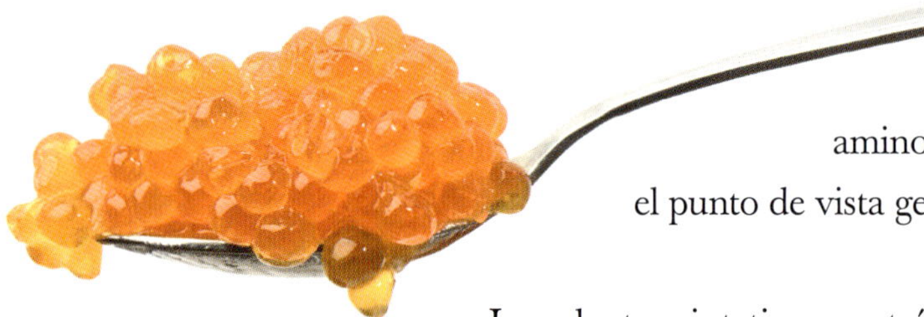

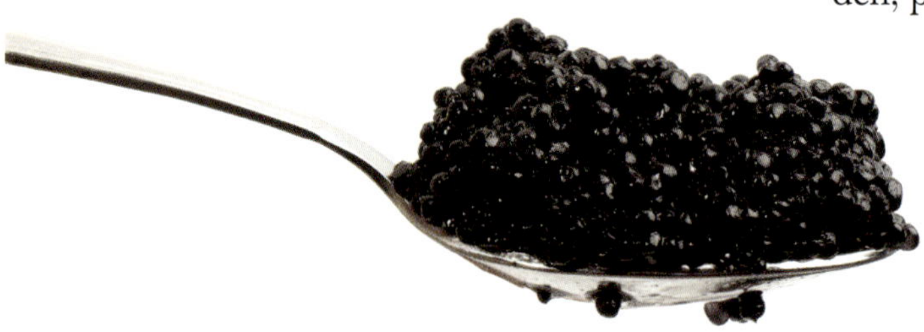

Las plantas sintetizan proteínas a partir de sustancias inorgánicas, pero los animales no pueden, por lo que deben obtener del exterior, a través de la alimentación, los aminoácidos o elementos constituyentes de las proteínas. Del mismo modo, el organismo humano precisa aminoácidos para su funcionamiento y los sintetiza a partir de las proteínas que le proporcionan los alimentos, ya sean de origen animal o vegetal.

Desde el punto de vista de la nutrición hay básicamente dos tipos de aminoácidos: los que el propio organismo puede sintetizar (y, por tanto, no es imprescindible que se encuentren en la dieta) y los que se denominan esenciales, que no pueden ser sintetizados por el organismo y deben obtenerse con la dieta. Estos últimos son la isoleucina (huevo, pollo, pavo, cordero, queso, pescado, algas marinas), la leucina (carne, sobre todo, de vacuno), la lisina (legumbres y cereales), la fenilalanina (en todos los alimentos ricos en proteínas, tanto de origen animal como vegetal), la treonina (requesón, aves, pescado, carne, lentejas y semillas de sésamo), la valina (en los mismos alimentos que la treonina y además en el cacahuete), la metioni-

Las proteínas del huevo son de mayor valor biológico que las de los cereales.

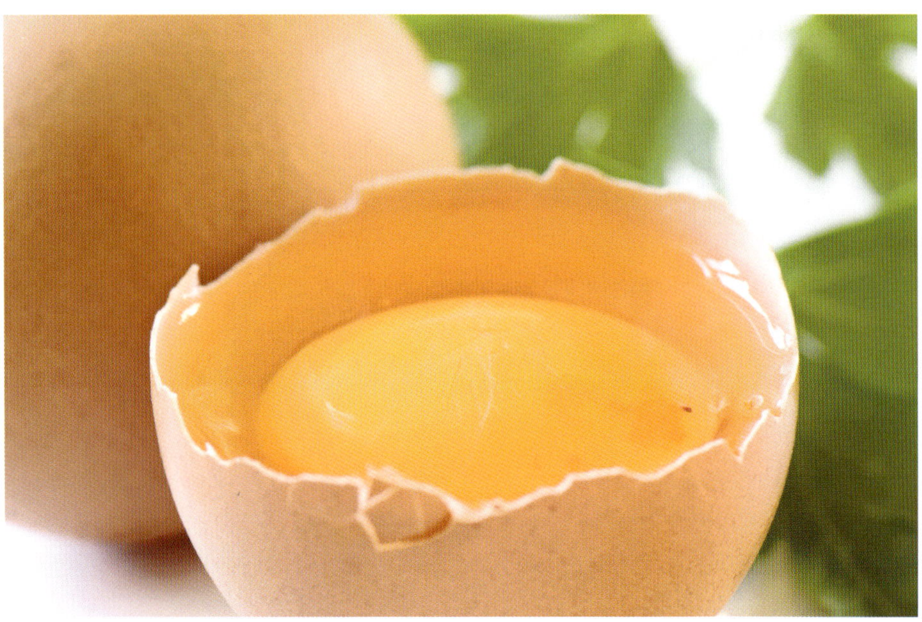

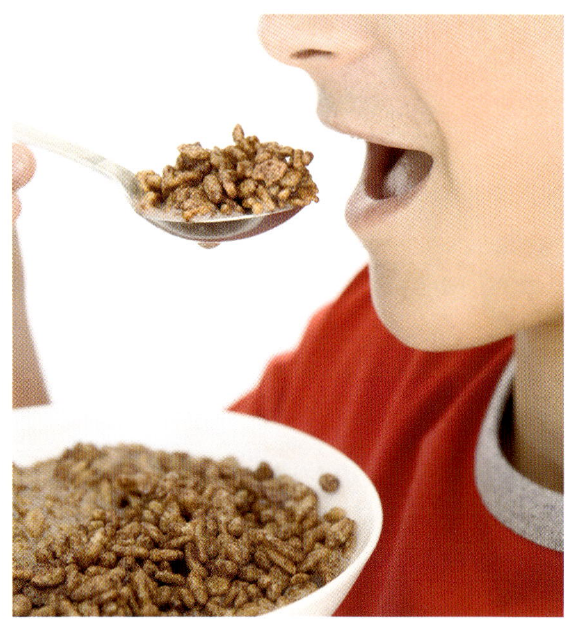

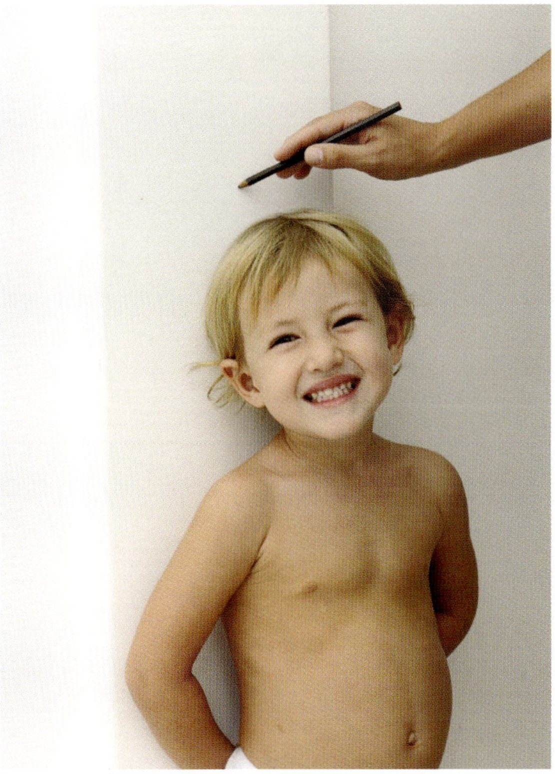

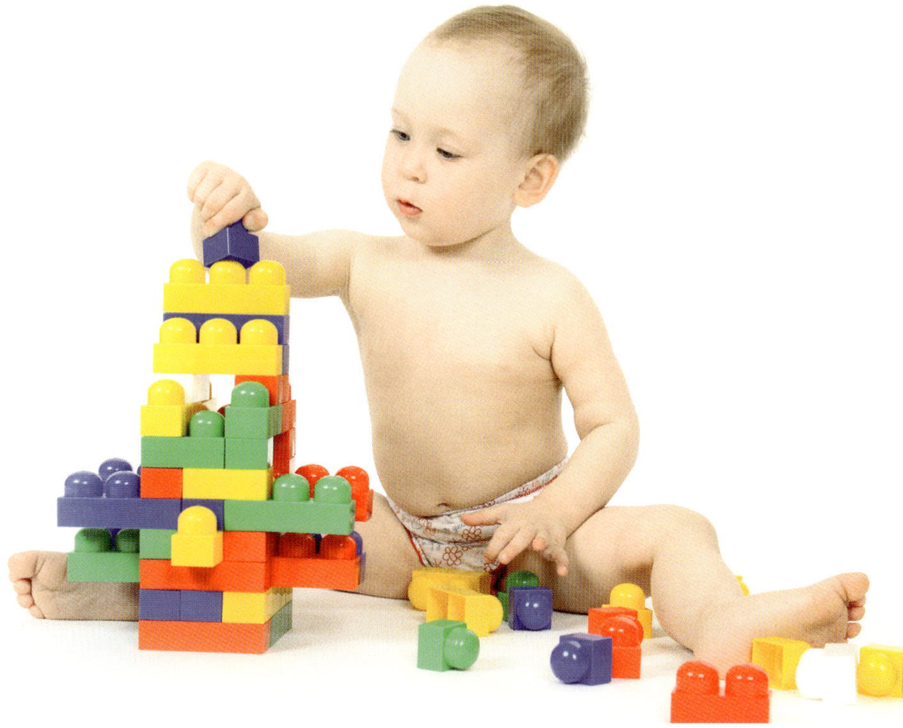

Es importante que los niños consuman proteínas, pues son sustancias indispensables para el desarrollo de su organismo.

na (pescado, carne y semillas de sésamo) y el triptófano (huevo, leche, cereales integrales, chocolate, avena, dátiles, semillas de sésamo, garbanzos, pipas de girasol y cacahuetes).

Otro aspecto importante es la calidad biológica (o valor biológico) de una proteína. Con ello se define la capacidad que tiene de aportar todos o parte de los aminoácidos necesarios para el mantenimiento de las funciones fisiológicas. Por ejemplo, las proteínas de origen animal (músculos, tejido conjuntivo, leche, clara de huevo, plasma sanguíneo y huevas de pescado) tienen mayor valor biológico que las de origen vegetal (cereales). Así, se habla de proteínas incompletas si carecen de algún aminoácido esencial o lo contienen en cantidad muy limitada. Pero si estas proteínas incompletas se combinan con otras también incompletas, se compensan las deficiencias nutritivas de ambas. Por otra parte, se definen como simples las proteínas compuestas sólo por aminoácidos, mientras que se califican como complejas las que están unidas a un grupo no proteico. Buen ejemplo de estas últimas son las lipoproteínas.

Sus funciones

La función principal de las proteínas, como ya se ha dicho anteriormente, es estructural y funcional, aunque tienen también cometidos plásticos, genéticos, inmunitarios y biorreguladores. En su misión estructural y funcional, las proteínas procuran el crecimiento corporal y la reparación de los tejidos dañados ya que intervienen en la construcción del cuerpo. En cuanto a su función plástica se debe a que constituyen el 80 % del peso seco de las células. Asimismo, aseguran el control genético gracias a que las características hereditarias de los organismos dependen de las proteínas

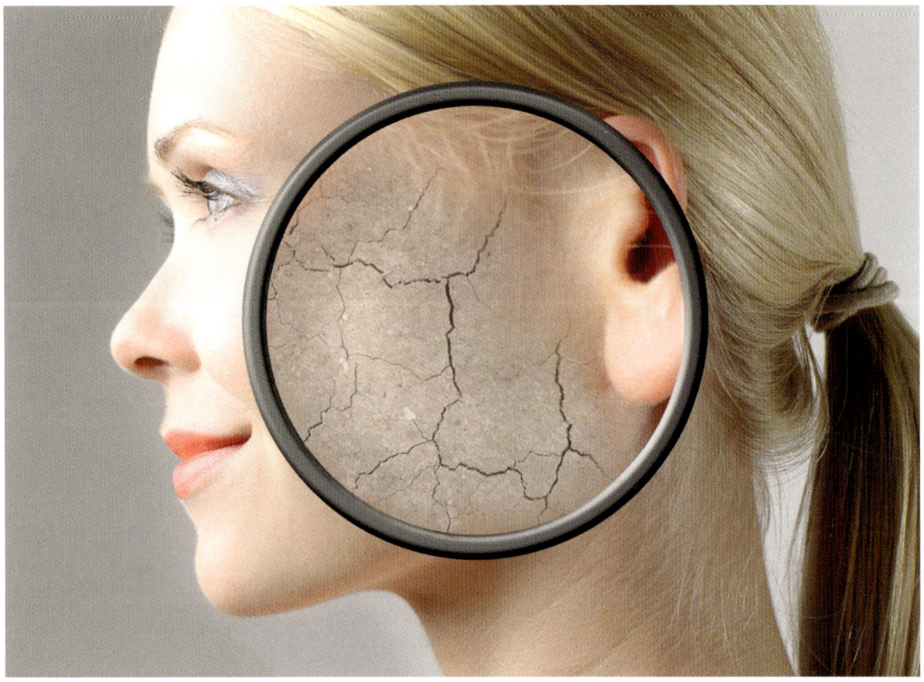

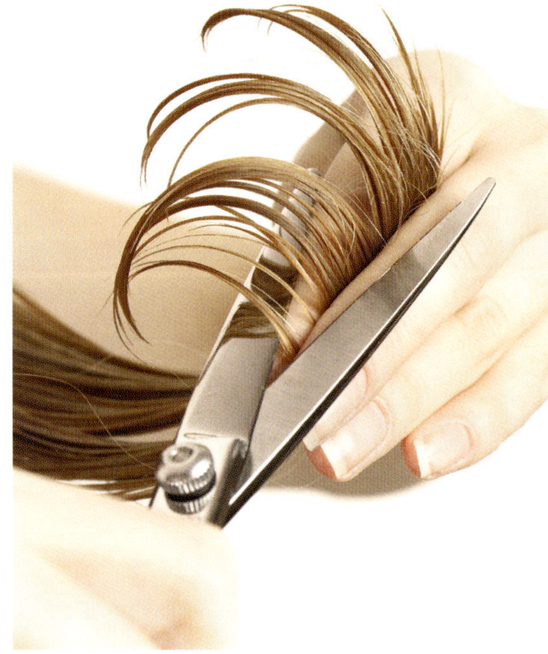

Gracias a su función plástica, las proteínas permiten la regeneración de la piel y el casbello.

del núcleo de la célula. La función inmunitaria se debe a que los anticuerpos son proteínas, y la biorreguladora a que las enzimas y algunas hormonas son también proteínas.

Algunos de los aspectos más sorprendentes del funcionamiento bioquímico de nuestro cuerpo son la capacidad de regeneración, de reparación de daños y de renovación. La base de esta constante reconstrucción se halla en el recambio proteico: las proteínas del cuerpo se degradan de forma permanente en sus aminoácidos y éstos se utilizan para sintetizar nuevas proteínas. El corazón funcionando sin parar durante toda la vida, la mucosa de la boca, la capa superficial de la piel siempre agredida por factores externos, la caspa o el pelo en constante crecimiento, son ejemplos de este recambio constante. Fruto de ello es el equilibrio que existe entre la síntesis de proteínas y su degradación, lo que se conoce como balance nitrogenado, que varía con la edad. Por último, las proteínas son una fuente adicional de energía calórica, pero cuando un organismo mantiene un buen equilibrio nutricional sólo utiliza el 20 % de las proteínas para obtenerla.

Además de las proteínas, el organismo del niño precisa de las grasas y los azúcares para su normal desarrollo.

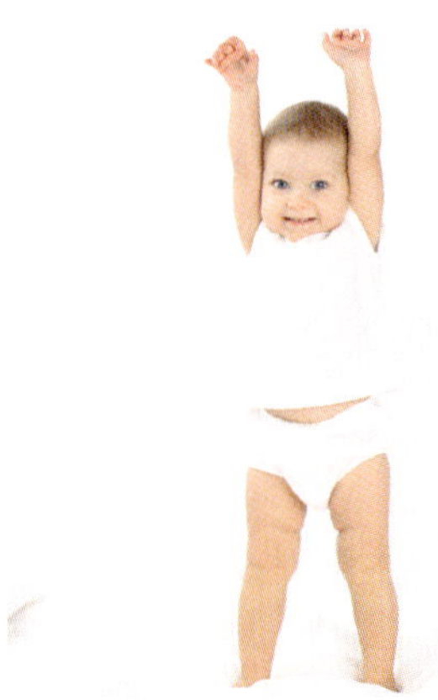

Como nutrientes diferenciados que son, proteínas, grasas y azúcares tienen una misión propia en el funcionamiento del cuerpo humano. El papel principal de las proteínas consiste en construir la estructura corpórea. Es decir, son imprescindibles para el crecimiento corporal y para la reparación de los tejidos dañados. También son una fuente adicional de energía, o calorías, pero, el cuerpo utiliza de forma prioritaria para este fin las grasas y los azúcares, razón por la cual son elementos básicos de una alimentación sana. No obstante, la energía que proporcionan las grasas y los azúcares presenta notables diferencias. El cuerpo consume con facilidad y rapidez las calorías procedentes de los azúcares, mientras que de las grasas lo hace de forma mucho más lenta. Estas últimas son el depósito de la energía de reserva, lista para ser utilizada cuando se agotan los azúcares.

Los glúcidos

Se conocen con el nombre de glúcidos o hidratos de carbono los nutrientes cuya función es básicamente energética, es decir, que el organismo utiliza para obtener la energía necesaria para sus funciones vitales. Algo más de la mitad de la energía total de la alimentación debe ser suministrada por los glúcidos.

Los glúcidos están compuestos por hidrógeno y oxígeno en las mismas proporciones que se encuentran en el agua, unidos químicamente con el carbono, indispensable para la vida. Forman este grupo un abanico amplio de sustancias que se encuentran en prácticamente todos los alimentos vegetales (excepto los aceites), donde se producen a través de la función clorofílica, y en la leche. Sin embargo, también pueden contener glúcidos los alimentos de origen animal.

Aunque el organismo puede sobrevivir sin ingerirlos, se recomienda su presencia diaria para asegurar el aporte de glucosa al cerebro y al músculo. Muy importantes en la alimentación humana, su combustión no deja ningún residuo y produce energía de forma inmediata. Pero no todos los glúcidos son iguales ni se absorben con la misma rapidez.

Elaborado con harina de trigo u otros cereales, el pan es un alimento rico en glúcidos, nutrientes que aportan energía al organismo.

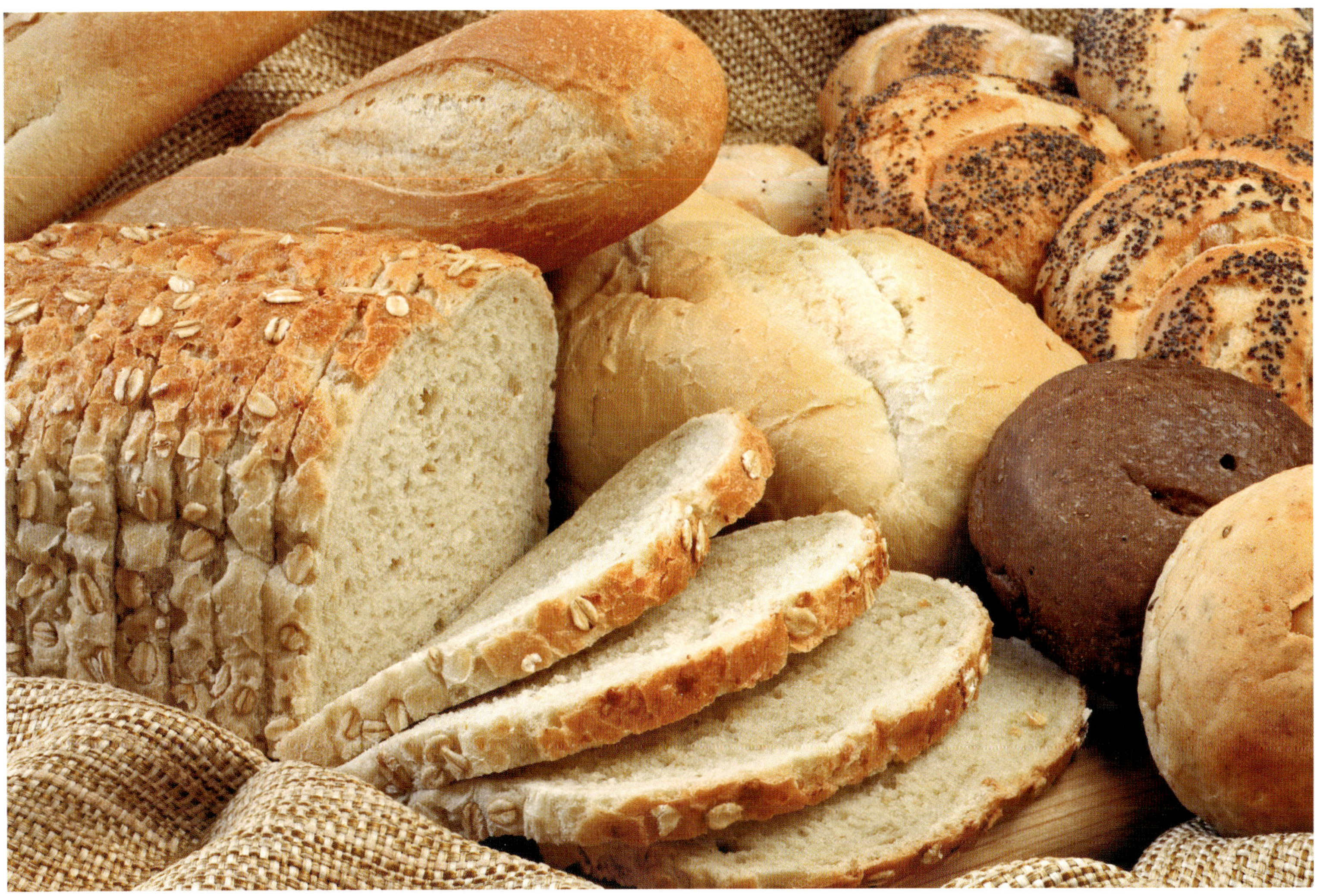

En algunos países subdesarrollados, la alimentación tiene un altísimo porcentaje de glúcidos, mientras que en los industrializados su presencia se reduce a expensas de las grasas. Sin embargo, es importante señalar que un consumo excesivo de glúcidos, en particular de los azúcares de absorción rápida (monosacáridos y disacáridos), puede producir algunas patologías, como obesidad o caries, entre las más habituales.

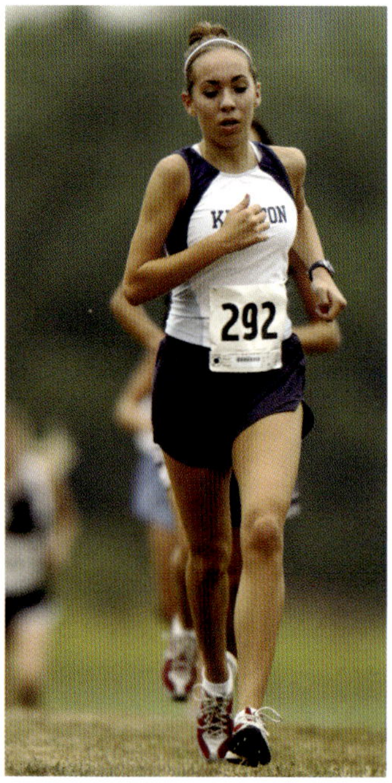

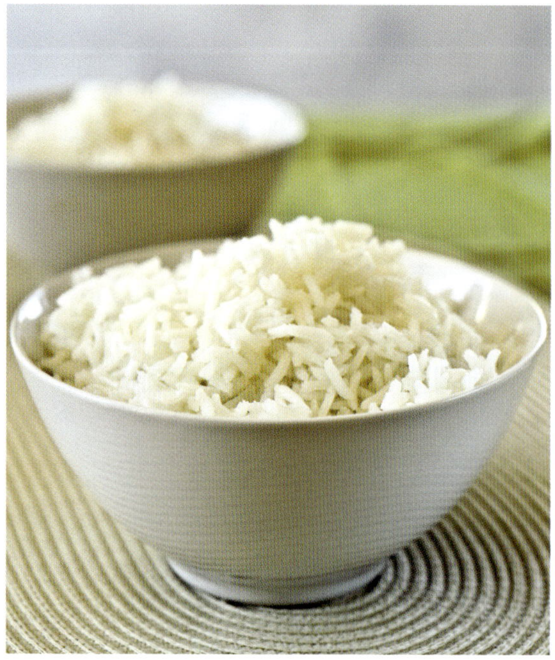

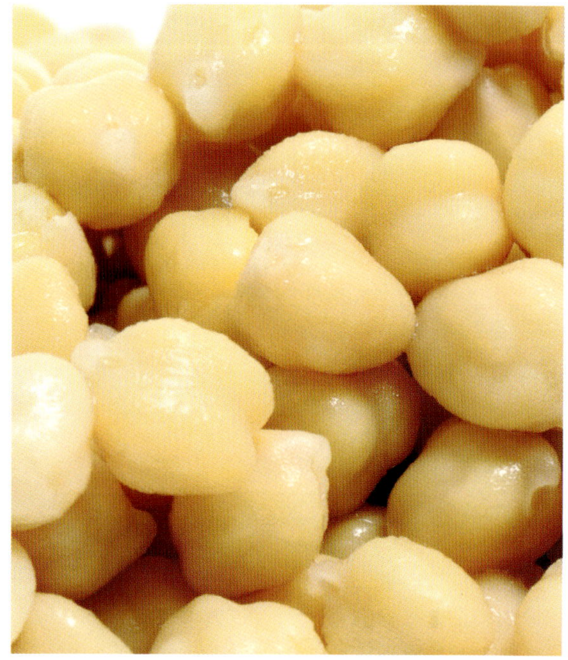

Para paliar el desgaste de una actividad física intensa, es preciso ingerir alimentos como el arroz o las legumbres, ricos en almidón y fibra.

Su composición y tipología

En la composición de los glúcidos intervienen átomos de oxígeno, hidrógeno y carbono formando unidades que se combinan entre sí, llamadas sacáridos. Según la combinación que adopten, sus estructuras químicas son más o menos complejas.

Cuando su estructura consta de una sola cadena carbonada, sin ramificaciones y sin posibilidad de desdoblarse, se habla de monosacáridos. A este grupo, que puede contener varios átomos de carbono, pertenecen la glucosa, la galactosa y la fructosa. La glucosa pueden utilizarla todas las células del organismo. Es más, algunas, como las del cerebro y la médula, sólo pueden emplear glucosa. Está presente en vegetales como la remolacha, la caña de azúcar, verduras y frutas, y en la sangre de los animales. En cuanto a la fructosa, se absorbe con mayor lentitud que la glucosa y la contienen las frutas y la miel, mientras que la galactosa es uno de los componentes de la lactosa, por lo que está presente en la leche de los mamíferos.

Los disacáridos son el resultado de la unión de dos moléculas de monosacáridos. A este grupo pertenece la sacarosa o azúcar común, formada por glucosa y fructosa, que se obtiene de la remolacha y de la caña de azúcar; la lactosa o azúcar de la leche de los mamíferos, compuesta por galactosa y glucosa, y la maltosa, formada por dos moléculas de glucosa.

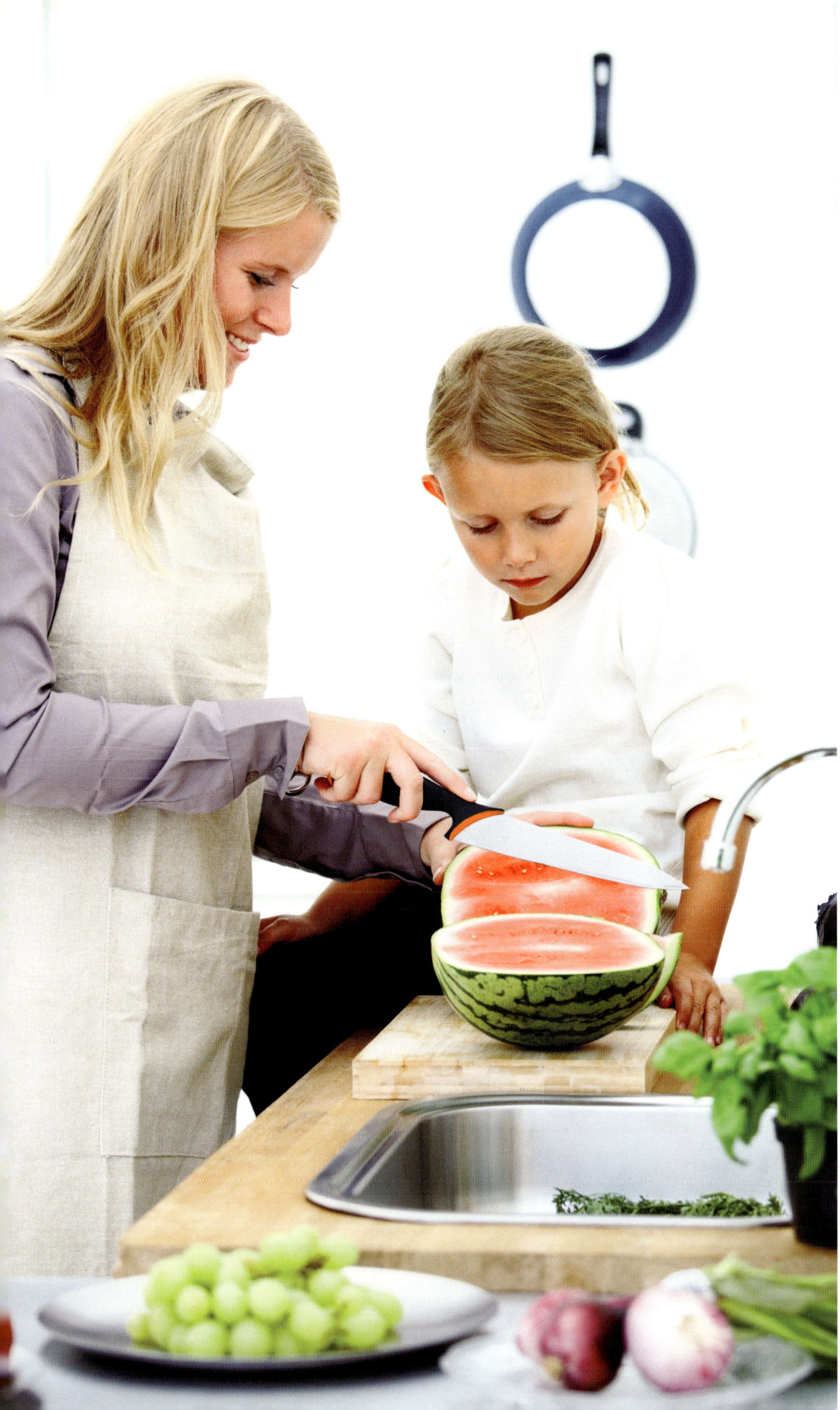

El sabor dulce de las frutas se debe a su contenido en fructosa, un glúcido simple que el organismo absorbe de forma más lenta que el azúcar común.

Por último, los polisacáridos son fruto de la unión de diversos monosacáridos. Los más importantes para el organismo humano son el almidón o fécula, el glucógeno y las fibras (celulosa, pectinas, gomas, mucílagos, inulina). El almidón se encuentra en los cereales, legumbres y patatas, mientras que el glucógeno es la gran reserva de glúcidos de los vegetales. El ser humano sólo puede digerirlo si previamente se ha cocido y, como el resto de animales, lo almacena en el hígado y los músculos.

Desde el punto de vista nutritivo, este último grupo, el de los polisacáridos, es el más interesante. La razón es su mejor rendimiento en la obtención de energía a largo plazo, además del hecho de que llevan incorporada alguna vitamina. Constituyen, también, la fibra vegetal que facilita la regulación de la evacuación intestinal.

Sus funciones

Los glúcidos, que se almacenan en el hígado y los músculos de nuestro organismo en forma de glucógeno, tienen diversas funciones, aunque la esencial es la energética. En esta faceta, su consumo es fundamental para que los procesos corporales, como por ejemplo el funcionamiento cerebral y muscular, reciban la energía que precisan. Otra de sus funciones es su intervención en el metabolismo de las grasas. Su importancia en este proceso es tal que, si se ingieren en cantidad deficitaria, las grasas no se aprovechan en su totalidad. Asimismo, su presencia en cantidades insuficientes impide que las proteínas y las grasas se utilicen para obtener energía. Los glúcidos son necesarios también para el desarrollo de la flora microbiana del intestino, que interviene en la absorción de vitaminas y minerales. Por otra parte, algunos glúcidos tienen una función plástica debido a que forman parte de los ácidos nucleicos y cartilaginosos, es decir, de los tejidos fundamentales del organismo.

Imprescindibles para el metabolismo de las grasas, los glúcidos o azúcares son alimentos muy energéticos, esenciales para el funcionamiento del cerebro y los músculos.

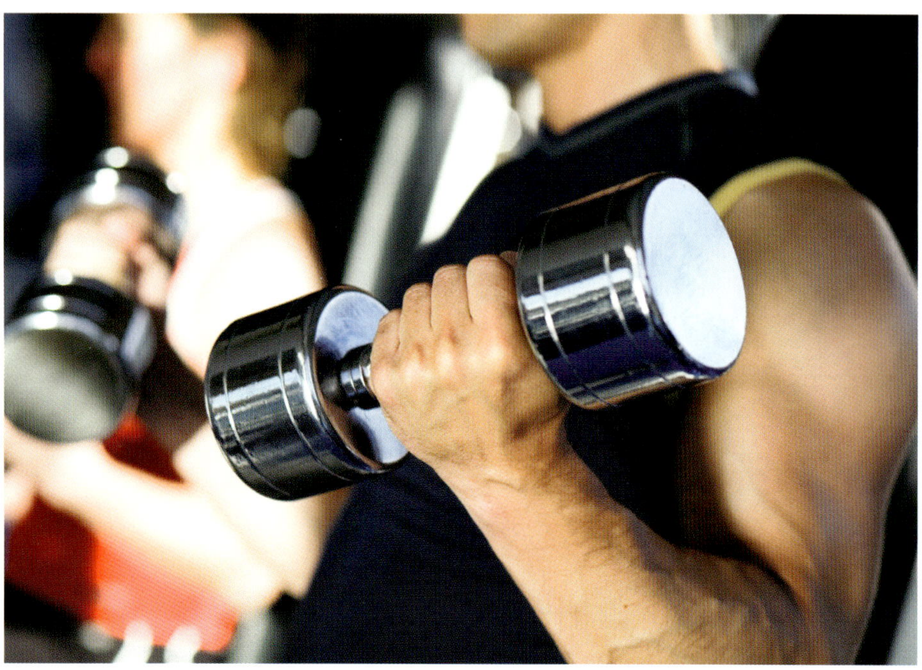

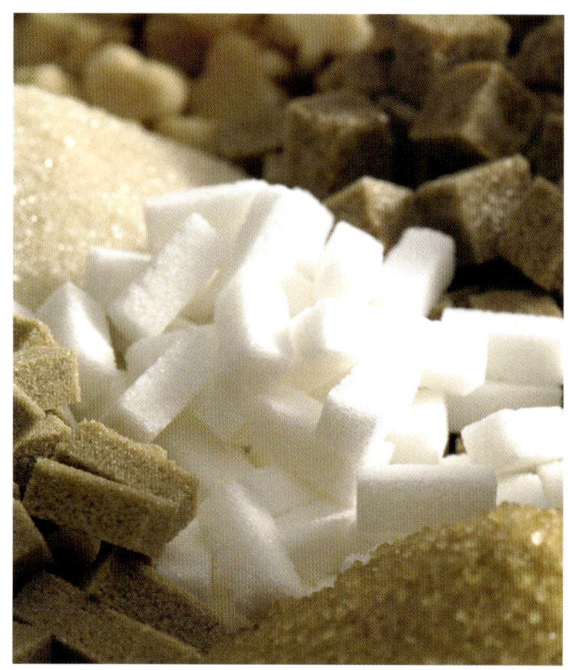

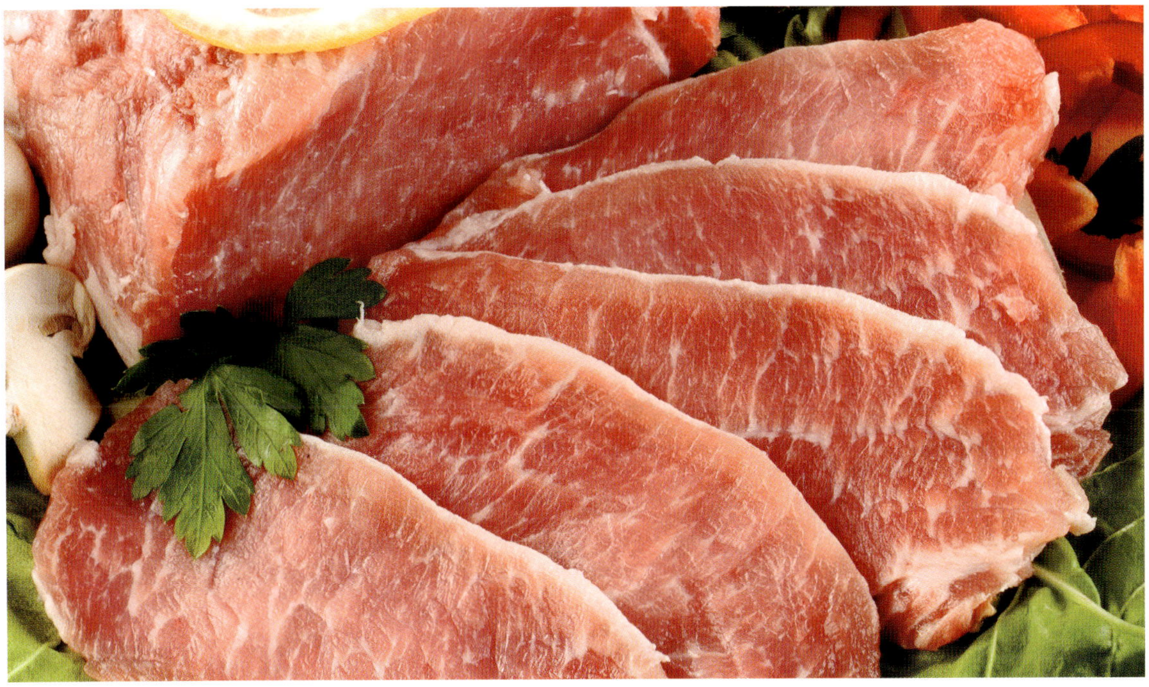

Muy nutritivo y saludable si se consume en cantidades moderadas, el solomillo es una de las partes menos grasas del cerdo.

Los lípidos

Popularmente llamados grasas, los lípidos son los nutrientes energéticos por excelencia, pues proporcionan el doble de energía que los demás. En su normal funcionamiento, el organismo humano aprovecha los nutrientes que le sobran para elaborar grasas y almacenar así energía, como previsión para épocas de escasez. Sin embargo, si el consumo de grasas es excesivo, la consecuencia es un aumento de los depósitos de reserva y aparecen el sobrepeso corporal y la obesidad.

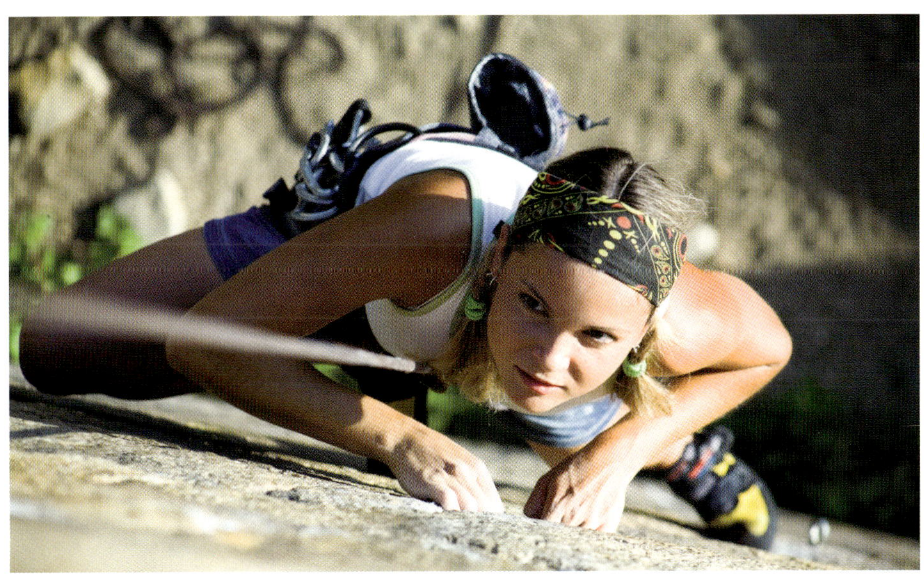

Gracias a su gran capacidad energética, los alimentos ricos en lípidos restablecen el desgaste que ocasiona la práctica deportiva.

En general, la mayoría de alimentos, desde las frutas a los aceites, contienen grasas. Pero unas son más saludables que otras y no todas las grasas son nocivas. Las menos saludables son las grasas de origen animal (cerdo, leche, huevo), por sus efectos perniciosos para la salud si el consumo es excesivo. En cambio, los lípidos de origen vegetal, como el aceite de oliva, por ejemplo, no sólo no son nocivos, sino que resultan beneficiosos, ya que en cierto modo contrarrestan los efectos dañinos de las grasas animales. Es, pues, importante que en una dieta las grasas sean predominantemente de origen vegetal. Por ejemplo, es mucho más sano emplear aceite de oliva en la cocción y el aliño de los alimentos que mantequilla o manteca de cerdo, grasas ambas de origen animal.

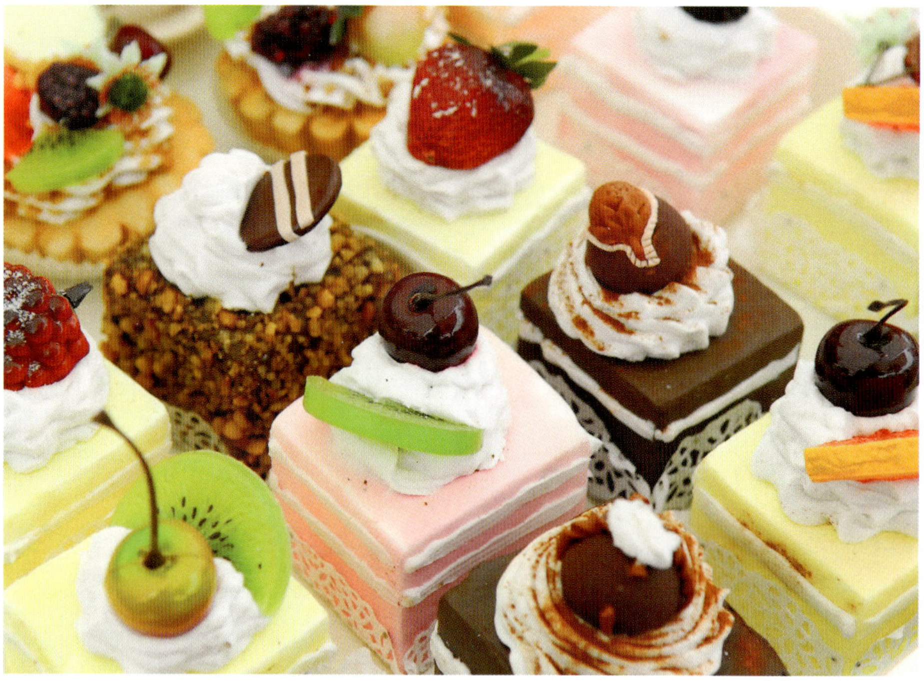

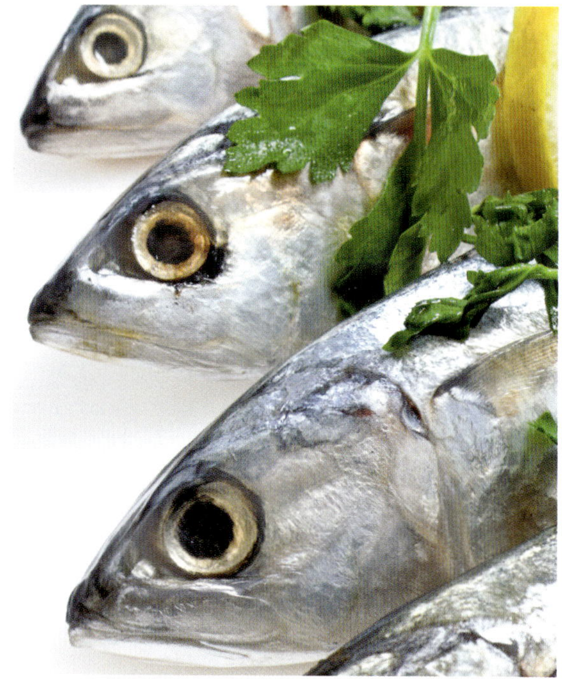

Un consumo excesivo de pasteles tiene efectos perniciosos para el organismo. Por el contrario, las grasas del pescado azul son excelentes para la salud.

En las sociedades occidentales hay un consumo excesivo de grasas, mientras que la población de los países subdesarrollados tiene una dieta excesivamente pobre en este tipo de nutrientes. Como término medio, los nutricionistas aconsejan que la ingesta diaria de grasas corresponda a una tercera parte del total energético diario en los adultos. Y de este porcentaje, sólo el 10% deben aportarlo las grasas de origen animal.

Su composición y tipología

Indisolubles en el agua, las grasas están formadas por mezclas de triglicéridos, a su vez compuestos por glicerina y ácidos grasos. Es decir, por la unión entre moléculas de ácidos grasos y glicerol. Se trata de un grupo de sustancias muy heterogéneo que, al igual que los glúcidos, están formadas por carbono, hidrógeno y oxígeno. Ello explica que al organismo le resulte muy sencillo transformar los azúcares en grasas y viceversa. Cabe señalar, sin embargo, que, a pesar de las diferencias, todas las grasas tienen el mismo valor energético.

Aunque existen muchas combinaciones posibles, suelen dividirse en dos grupos, según su naturaleza química. Uno de ellos es el de los ácidos grasos saturados, presentes en los alimentos de origen animal, mientras que el segundo grupo, el de los ácidos grasos insaturados, se hallan en los alimentos de origen vegetal. El nivel de colesterol, un lípido nocivo para la salud, aumenta con los ácidos grasos saturados y disminuye con los insaturados. A su vez, y dependiendo de su estructura química, los ácidos grasos insaturados pueden ser mono o poliinsaturados y se encuentran en los pescados y aceites vegetales. Sin embargo, existen excepciones, como por ejemplo, algunos aceites vegetales saturados (de palma y de coco). Por el contrario, algunas grasas animales, como el pescado azul, contienen importantes porcentajes de grasas insaturadas junto a las saturadas.

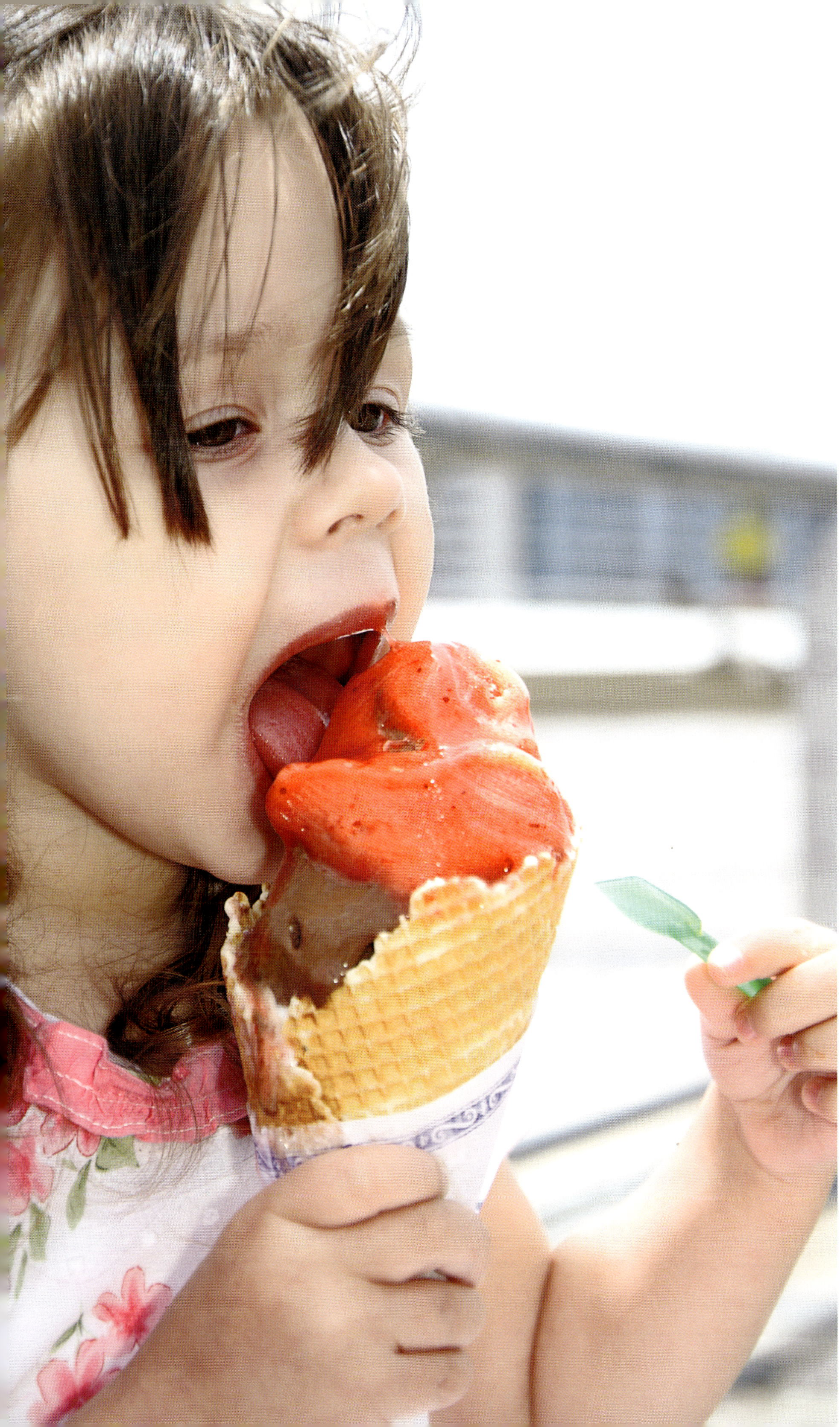

Muy apetitosos y refrescantes, los helados contienen con frecuencia gran cantidad de grasas, muchas de ellas de origen animal y poco saludables para el organismo.

Las grasas animales tienen una alta proporción de ácidos grasos saturados, cuyo exceso favorece el aumento del colesterol y el desarrollo de la arteriosclerosis (degeneración de las arterias por acumulación de grasa), que, entre otras consecuencias, está relacionada directamente con la aparición de las enfermedades cardiovasculares (angina de pecho, infarto de miocardio, accidente vascular cerebral, etc.). En cambio, las grasas vegetales tienen un mayor contenido en ácidos grasos insaturados, que carecen de este riesgo. Sin embargo, es preciso señalar que el colesterol es un lípido saturado de origen natural imprescindible para el organismo, ya que es el precursor de algunas hormonas y de los ácidos biliares. Se encuentra exclusivamente en los tejidos animales, en concentraciones bajas en la leche entera, más elevadas en la carne de ternera, y muy altas en la yema de huevo y en las vísceras.

Sus funciones

Las grasas o lípidos son imprescindibles para el organismo, que no puede sobrevivir sin ellas durante mucho tiempo sin manifestar deficiencias y trastornos que en algunas ocasiones pueden ser incluso graves. En su función principal, la energética, constituyen un material de reserva de energía para el organismo. Pero cumplen también otros cometidos como, por ejemplo, permitir la absorción de las vitaminas liposolubles (A, D, E y K) y favorecer la secreción de bilis, imprescindible para la correcta absorción de este tipo de vitaminas.

Los lípidos facilitan, también, la absorción de calcio y son imprescindibles para la estructura de la membrana de las células, el mantenimiento de la elasticidad de la piel y la regulación de la temperatura corporal. Son fuente además de algunos ácidos grasos insaturados (ácidos linoleico,

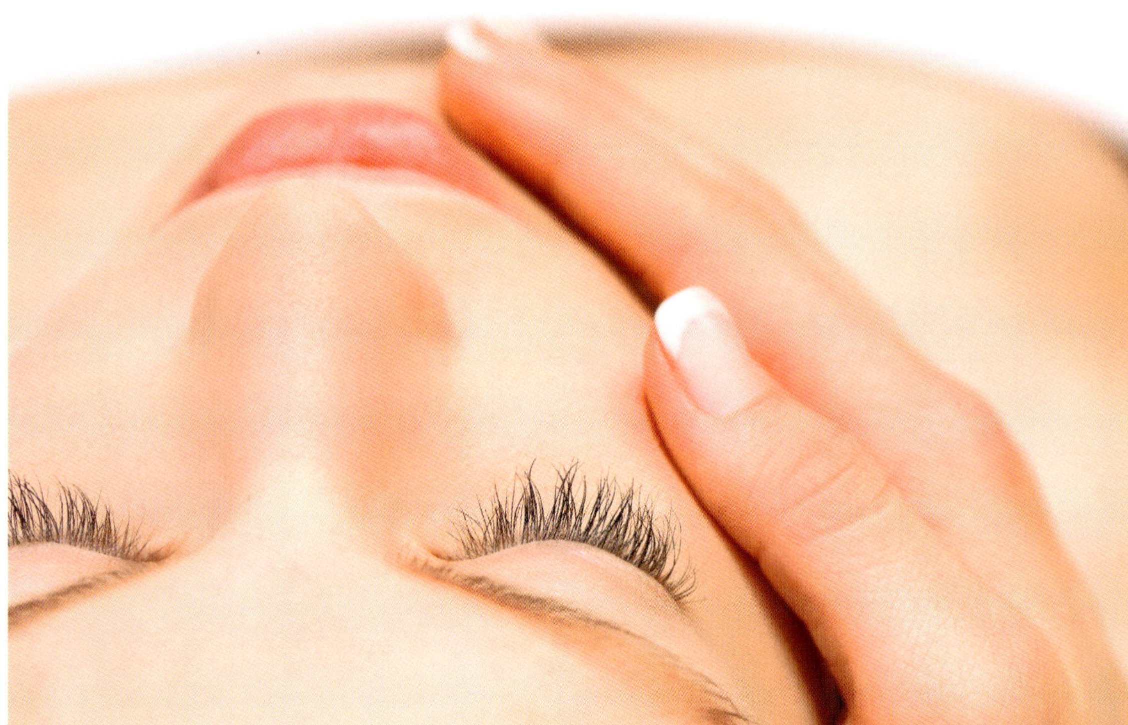

La piel se mantiene elástica gracias a las propiedades estructurales de las grasas, nutrientes que también facilitan la absorción de las vitaminas liposolubles.

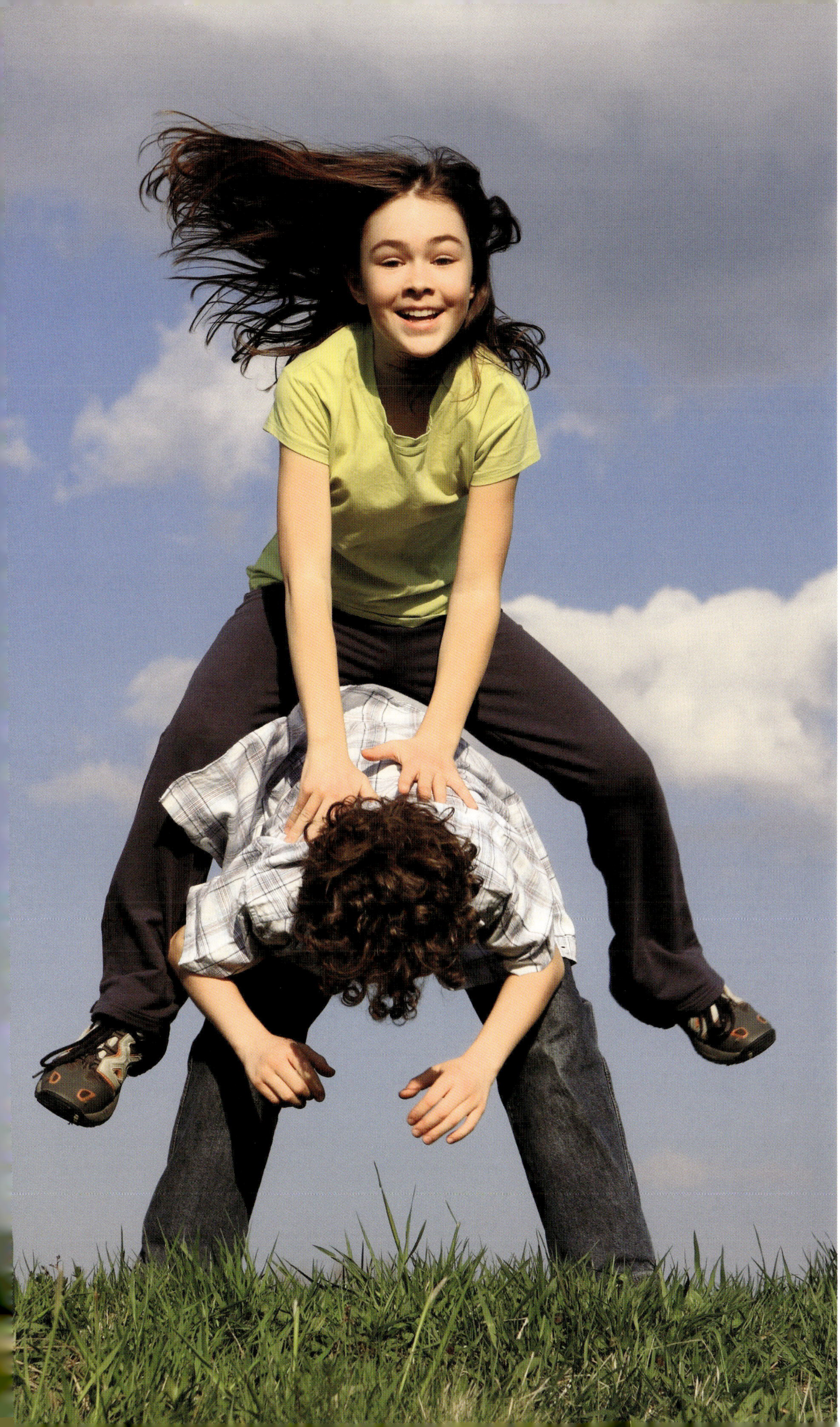

Gracias a un aporte regular de grasas, el organismo dispone de la energía que precisa para llevar a cabo sus funciones vitales y movimientos corporales.

linolénico y araquidónico) que son esenciales para el organismo. Por otra parte, las grasas insaturadas tienen un papel protector de las arterias, impidiendo su degeneración (aterosclerosis) y colaborando en la reducción de los niveles de colesterol. Este último, como ya se ha dicho, asume importantes funciones si se mantiene en los niveles adecuados, pues, al formar parte de las paredes celulares del organismo, sirve de base para la síntesis de numerosas hormonas y es un precursor de vitaminas. El propio organismo es capaz de sintetizarlo a partir de otras sustancias.

Las vitaminas

Las vitaminas son sustancias imprescindibles para el normal desarrollo del metabolismo humano, aunque en cantidades muy pequeñas. Son además compuestos esenciales que, en general, el organismo humano es incapaz de sintetizar por sí mismo y debe obtenerlos de los alimentos. Aunque no participan en la construcción de las células, regulan y activan las enzimas que participan en las principales reacciones metabólicas o bioquímicas del organismo.

Las carencias y las deficiencias de vitaminas originan diversos problemas y trastornos de salud, algunos de carácter grave. En los países desarrollados estas patologías son muy raras, pero en cambio siguen siendo muy frecuentes en los pertenecientes al Tercer Mundo. En los países subdesarrollados no es raro el raquitismo en niños por déficit de vitamina D o la ceguera por insuficiencia de vitamina A.

Como fuentes más importantes para obtenerlas, destacan los alimentos: frutas, verduras, carnes y pescados. No obstante, existen algunas excepciones. Así, algunas vitaminas las fabrica el propio

Los zumos de frutas son fuente importante de vitaminas, sustancias que también contienen las verduras aunque se pierden en gran parte al cocerlas.

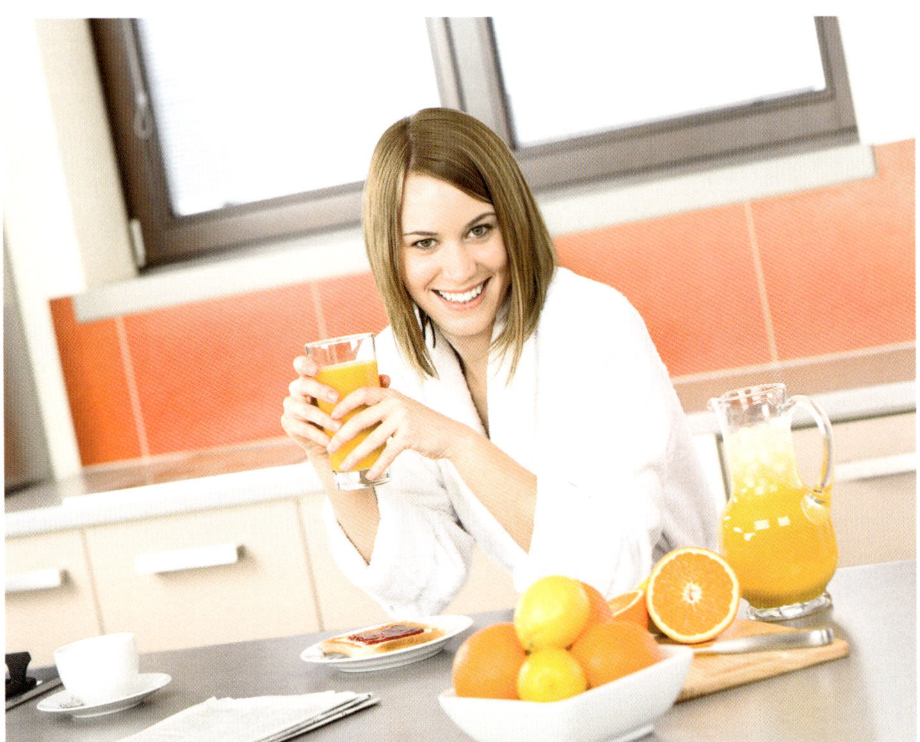

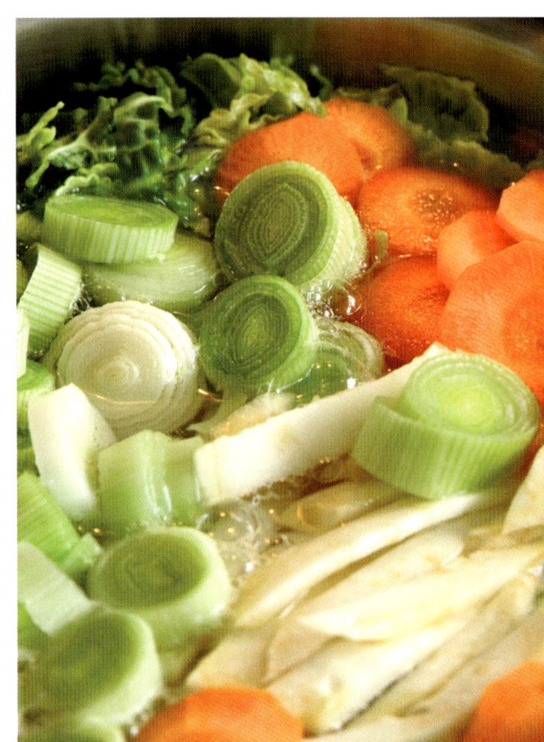

organismo como, por ejemplo, la vitamina K, que se forma en el intestino a partir de la flora bacteriana que reside en él. O la vitamina D, que los seres humanos sintetizan en la piel a partir de la exposición solar. Es bueno saber que una ingesta diaria de los alimentos que contienen vitaminas cubre sobradamente las necesidades de una persona. Pero, asimismo, que la mayoría de elaboraciones culinarias afectan al contenido de vitaminas de los alimentos. Y sobre todo, que un hervido o cocido excesivos son muy perjudiciales.

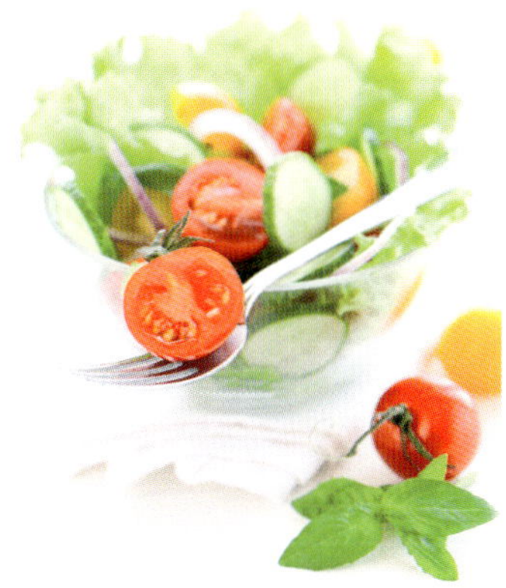

La ingesta de verduras frescas proporciona vitaminas hidrosolubles al organismo, que las distribuye por el cuerpo y elimina las sobrantes.

Su composición y tipología

Las vitaminas son compuestos orgánicos de estructuras químicas diferentes que forman un grupo conjunto por tener todas ellas una función metabólica específica. Desde el punto de vista fisiológico o el medio en que se encuentran, se distinguen dos tipos de vitaminas, las hidrosolubles (solubles en agua) y las liposolubles (solubles en grasas). Las hidrosolubles (ácido fólico, ácido pantoténico, biotina, niacina, vitaminas del grupo B y vitamina C) se encuentran en los alimentos que contienen agua, se distribuyen bien por el organismo y no se almacenan, a excepción de la B_{12}. Si se toman en exceso, el organismo se encarga de eliminar las que sobran. Las liposolubles (vitaminas A, D, E y K) se absorben a partir de los alimentos grasos y su exceso no se elimina sino que se almacena en el cuerpo durante largo tiempo, acumulándose en los tejidos. Son las que más efectos tóxicos tienen si se ingieren en exceso.

Ácido fólico. Esta vitamina hidrosoluble forma parte del complejo vitamínico B y participa en el metabolismo de aminoácidos, purinas y ácidos nucleicos. Forma una pareja inseparable con la vitamina B_{12}, ya que no puede ejercer sus efectos beneficiosos si no cuenta con la presencia

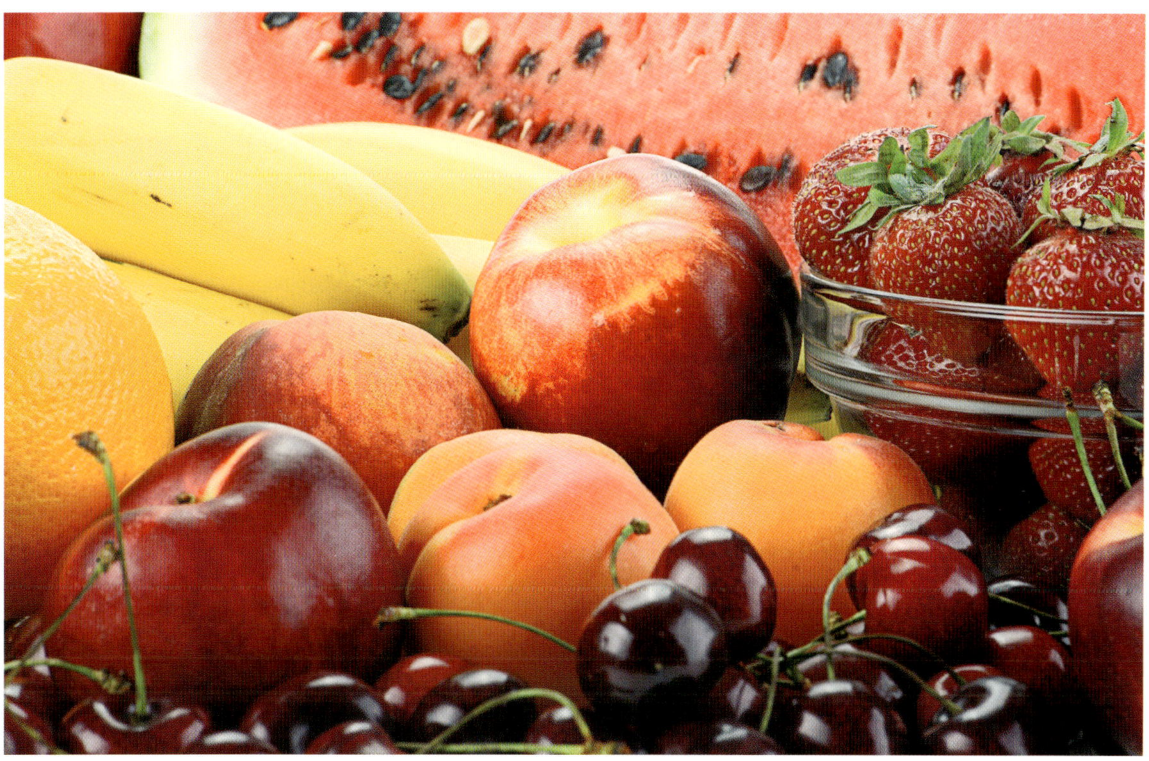

Las frutas frescas son alimentos muy ricos en vitaminas, sustancias que el organismo necesita en pequeñas cantidades para llevar a cabo sus funciones metabólicas.

suficiente de esta última; ambos compuestos actúan en fases distintas, pero complementarias, de la multiplicación celular. Pero, a diferencia de la vitamina B_{12}, la carencia de ácido fólico rara vez se asocia a problemas neurológicos.

También su descubrimiento corre paralelo. Se remonta a 1931, cuando la doctora inglesa Lucy Wills, que ejercía en la India, observó que ciertas mujeres con anemia perniciosa no curaban con los extractos de hígado purificados que tan eficaces eran en otras pacientes. Y sí lo hacían con extractos de hígado no purificados. Esto se debía a que el proceso de purificación destruía algún elemento curativo de los extractos hepáticos. Este elemento era el ácido fólico, nombre que debe a las hojas de ciertos vegetales donde se identificó.

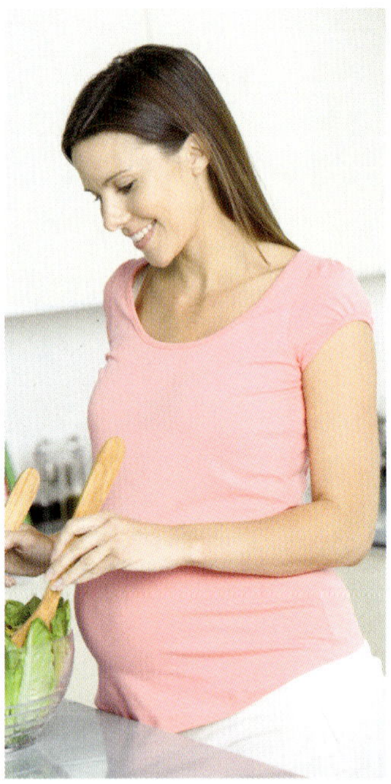

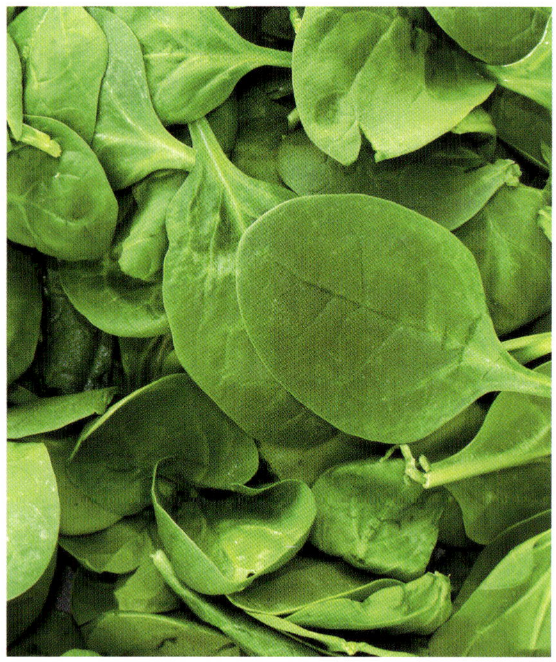

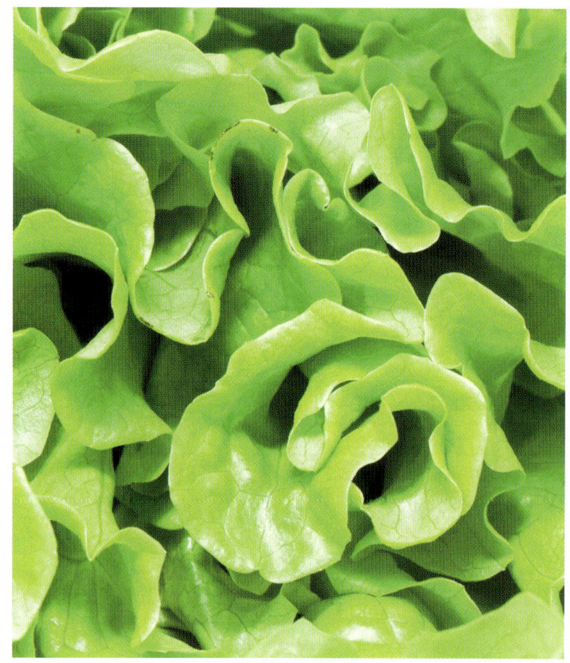

Las mujeres gestantes precisan dosis suplementarias de ácido fólico, vitamina del grupo B que contienen las espinacas y las lechugas.

La principal misión del ácido fólico es tratar el déficit vitamínico. Su carencia se observa con frecuencia en alcohólicos crónicos y en personas que han seguido tratamientos con ciertas sustancias de quimioterapia, antibióticos o que presentan enfermedades intestinales con mala absorción del ácido fólico de los alimentos. Todos ellos requieren dosis suplementarias de esta vitamina. También las mujeres gestantes requieren una administración preventiva de ácido fólico, ya que permite disminuir el riesgo de algunas malformaciones en el feto.

Se estima que el organismo precisa diariamente unos 0,05 miligramos como mínimo, si bien en las mujeres embarazadas esta dosis debe doblarse e incluso cuadruplicarse, al igual que en pacientes con enfermedades en las que existe una regeneración celular muy rápida, como la anemia hemolítica. De forma natural estas cantidades pueden obtenerse de las verduras con hojas verdes (por ejemplo, las espinacas), algunas frutas y el hígado. Pero hay que señalar que una cocción intensa puede destruir hasta un 90 % del ácido fólico contenido en el alimento.

Ácido pantoténico. Es una vitamina hidrosoluble que forma parte del complejo vitamínico B. Su forma activa se denomina coenzima A. Sin limitarse a una función concreta dentro del cuerpo humano, la coenzima A desempeña, sin embargo, un papel fundamental en multitud de reacciones metabólicas, como la síntesis de ácidos grasos, el metabolismo de los hidratos de carbono, la síntesis de hormonas esteroideas, de las porfirinas, etc.

Presente en la mayoría de alimentos vegetales y animales, fue descubierta en 1939, durante las investigaciones que Thomas H. Jukes y Dilworth WayneWoolley realizaban sobre nutrición animal. Sus estudios demostraron que la dermatitis de las aves de corral no se curaba con ácido nicotínico, sino con otra sustancia, el ácido pantoténico.

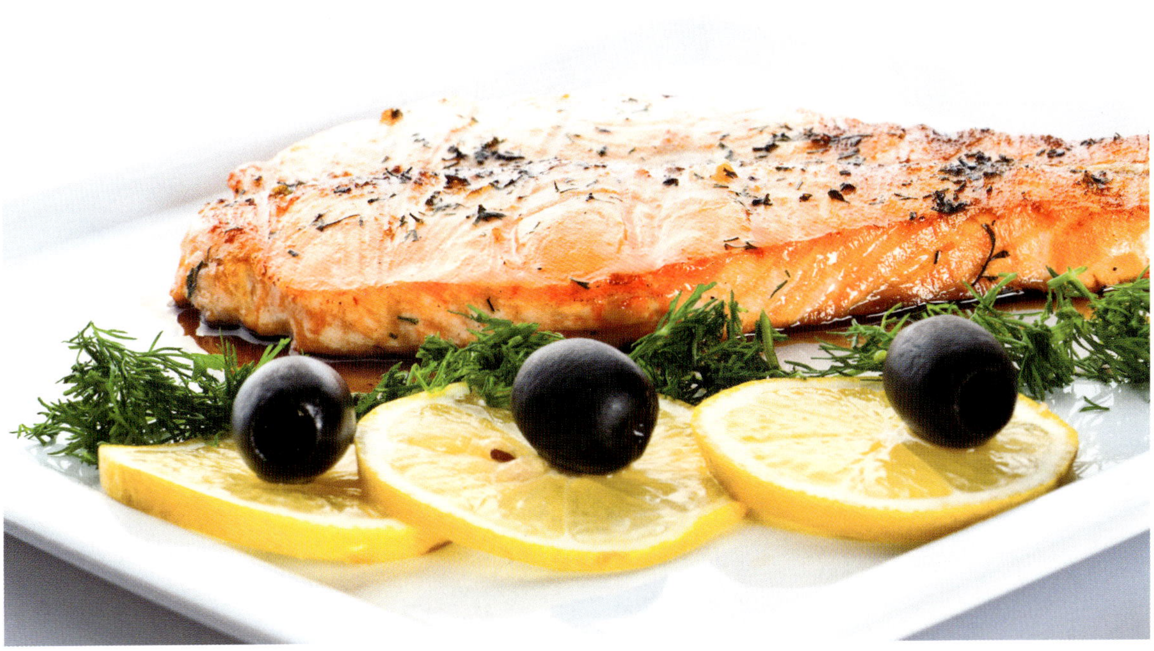

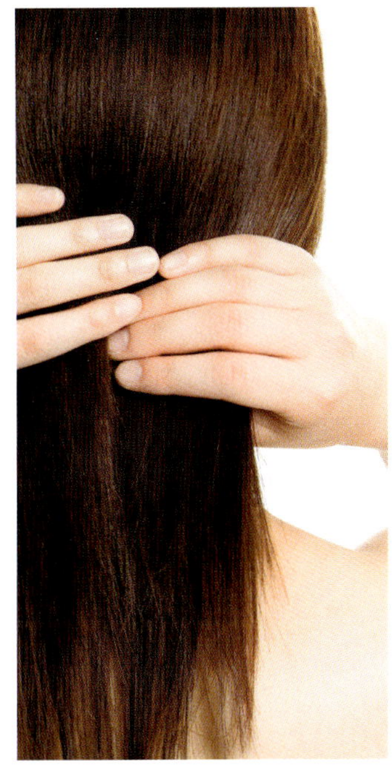

Presente en alimentos y animales, como el salmón, tradicionalmente se han atribuido al ácido pantoténico efectos beneficiosos para el cabello.

El cuerpo humano precisa alrededor de 4 a 7 miligramos diarios de ácido pantoténico para cubrir sus necesidades, que obtiene sin problemas, pues esta sustancia está presente en casi todos los alimentos que ingiere. Su carencia es, por tanto, prácticamente desconocida en quienes consumen una dieta normal. Se han atribuido sin mucho fundamento a esta vitamina propiedades beneficiosas para el cabello, en base a los experimentos realizados en animales. En ellos se observó que el ácido pantoténico evitaba que el pelo de los animales alimentados con dietas deficitarias se volviera gris. Y, aunque las canas del cabello humano no tienen nada que ver con un déficit de ácido pantoténico, la forma alcohólica de esta vitamina (pantenol o dexpantenol) forma parte de productos presentes en el mercado, en cuya propaganda se alude a presuntos beneficios capilares.

Biotina. Perteneciente al grupo de la vitamina B, la biotina, conocida también como coenzima R, es una sustancia hidrosoluble descubierta al investigar el huevo de la gallina. En 1916, Bateman observó que si alimentaba ratas de laboratorio con clara de huevo cruda como única fuente de

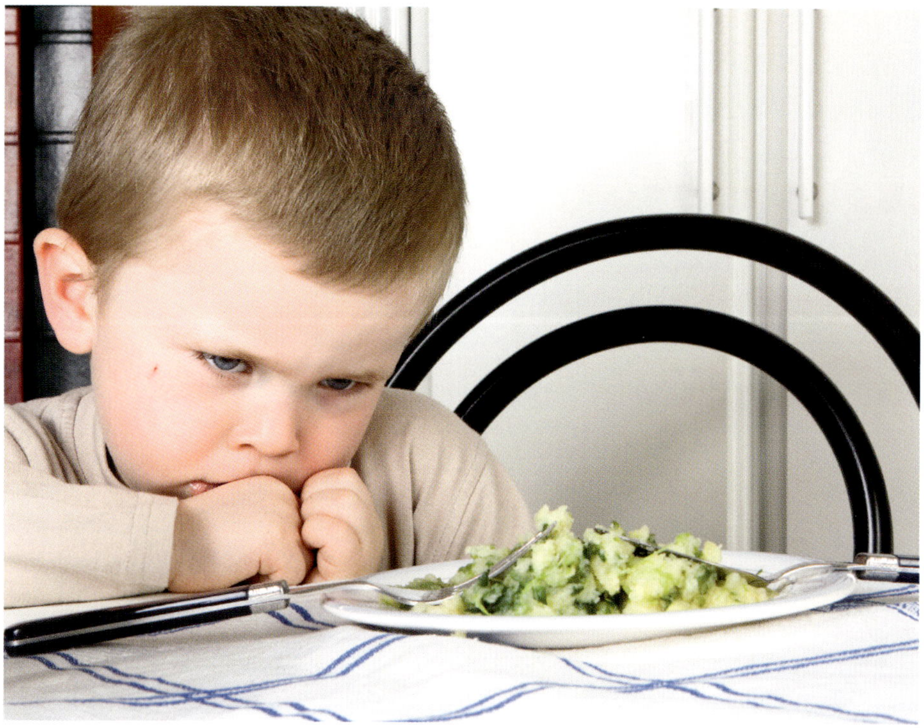

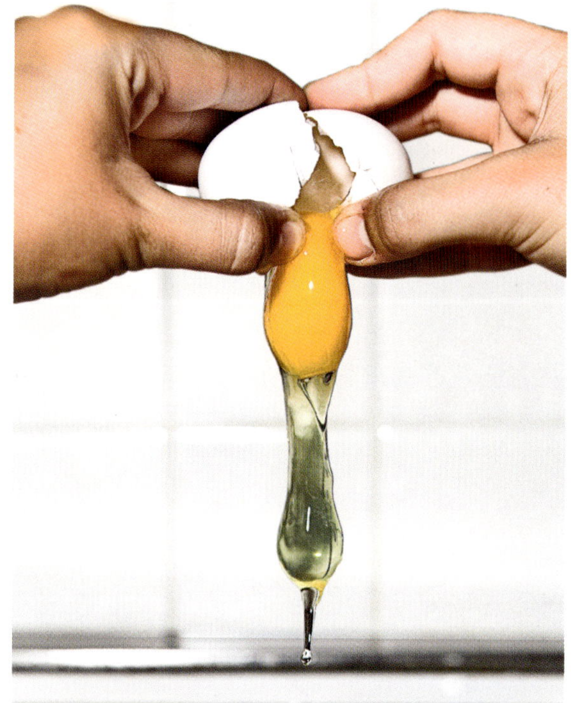

Si un niño muestra inapetencia, es posible que le falte biotina, sustancia vitamínica que contiene la yema del huevo.

proteínas, estos animales no tardaban en sufrir trastornos musculares, lesiones en la piel y caída del pelo. Dichos trastornos remitían si se les proporcionaba clara cocida en vez de cruda. Dos décadas después se identificó en la yema del huevo una sustancia capaz de curar los trastornos descritos por Bateman, que recibió el nombre de biotina. Aunque interviene en numerosas reacciones metabólicas del cuerpo humano, la función biológica de la biotina es inespecífica. Su carencia produce los mismos efectos ya descritos para las ratas. Es decir, dermatitis, pérdida de apetito, debilidad y ligera anemia. Se acompañan también de otros muy generales y poco definidos, de difícil diagnóstico.

Ya se ha dicho que la yema del huevo contiene biotina, una sustancia que se encuentra también en la leche y muchos vegetales. Por otra parte, y en un claro ejemplo de simbiosis entre bacterias y organismo humano, las bacterias presentes en el intestino del ser humano producen biotina útil para el organismo.

Niacina. Se trata de una vitamina hidrosoluble integrada en el complejo vitamínico B que también se conoce por los nombres de ácido nicotínico, nicotinamida y factor PP. Estos nombres pueden sugerir una cierta relación con el tabaco. Nada más erróneo. La nicotina del tabaco y el ácido nicotínico sólo tienen en común un núcleo de piridina en su fórmula. El tabaco no tiene vitaminas y el fumar no aporta ninguna de las ventajas nutritivas atribuidas al ácido nicotínico.

Convertido en nicotinamida, el ácido nicotínico participa en el metabolismo humano. Su carencia causa una enfermedad, la pelagra, caracterizada por las tres «D» de demencia, dermatitis y

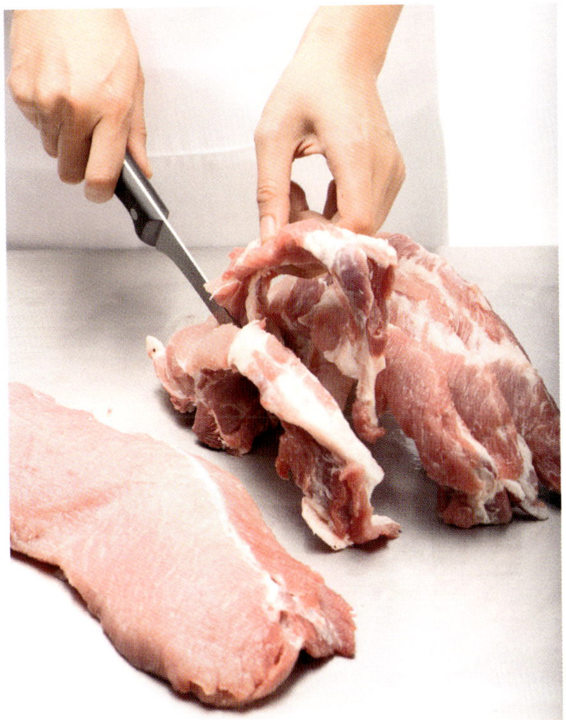

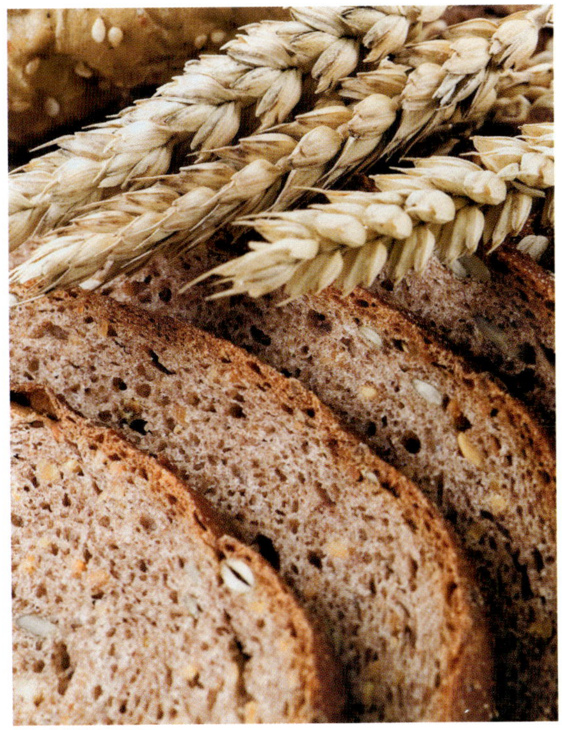

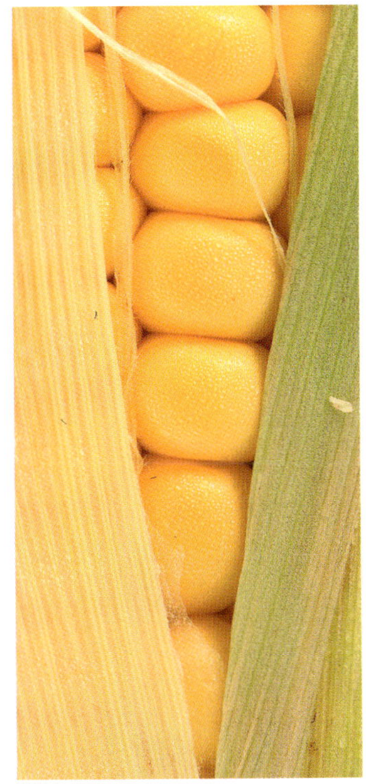

La ingesta de carne y pan integral evita la pelagra, una enfermedad propia de quienes sólo se alimentan de maíz.

diarrea. Los pacientes con pelagra pueden tener dolores de cabeza, insomnios, depresiones, alucinaciones y, finalmente, demencia. Y su piel presenta una dermatitis o inflamación característica en las zonas expuestas al sol.

Su descubrimiento está asociado a esta patología, la pelagra, que sufrían quienes se alimentaban casi exclusivamente de maíz. En 1935, Otto Warburg aisló una sustancia del ácido nicotínico (la nicotinamida), y dos años más tarde, Conrad Elvehjem comprobó que esta sustancia era eficaz en el tratamiento de la pelagra. Tras la confirmación efectuada por otros investigadores, la niacina pasó a engrosar el grupo de las vitaminas.

Aunque el ácido nicotínico se ha utilizado como vasodilatador y reductor del colesterol, su uso principal es la prevención de la pelagra en aquellas personas con riesgo de padecerla, como son los alcohólicos crónicos o quienes sufren patologías intestinales que impiden la buena absorción de los alimentos.

La cantidad de vitamina que precisa el cuerpo humano sano depende de la cuantía de proteínas que se ingieren diariamente. No obstante, la ingesta mínima diaria es de unos 4 miligramos por cada 1.000 kilocalorías. Como sucede con otras vitaminas, las recomendaciones oficiales elevan la cifra para tener un margen de seguridad, que oscila sobre unos 6,6 miligramos por cada 1.000 kilocalorías. Esta sustancia se encuentra en las carnes, los pescados, los panes integrales y los cacahuetes.

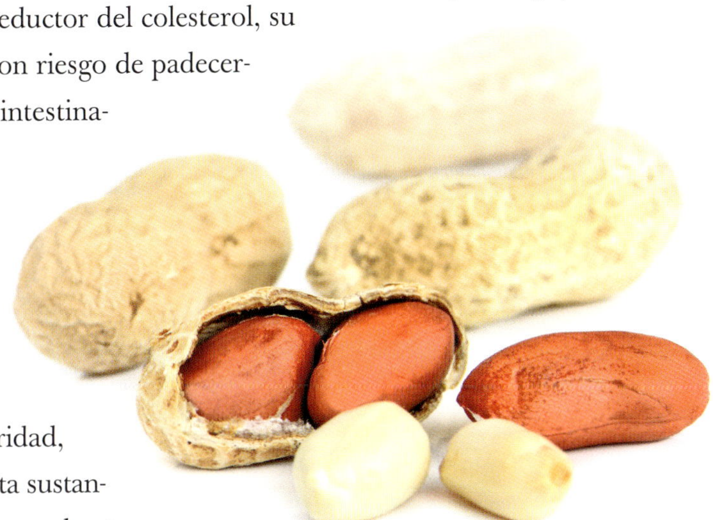

Muy energéticos y nutritivos, los cacahuetes son ricos en vitaminas, entre ellas la niacina, sustancia que forma parte del grupo B.

El jugo de zanahoria contribuye a cubrir las necesidades de vitamina A que precisa el organismo para su normal funcionamiento.

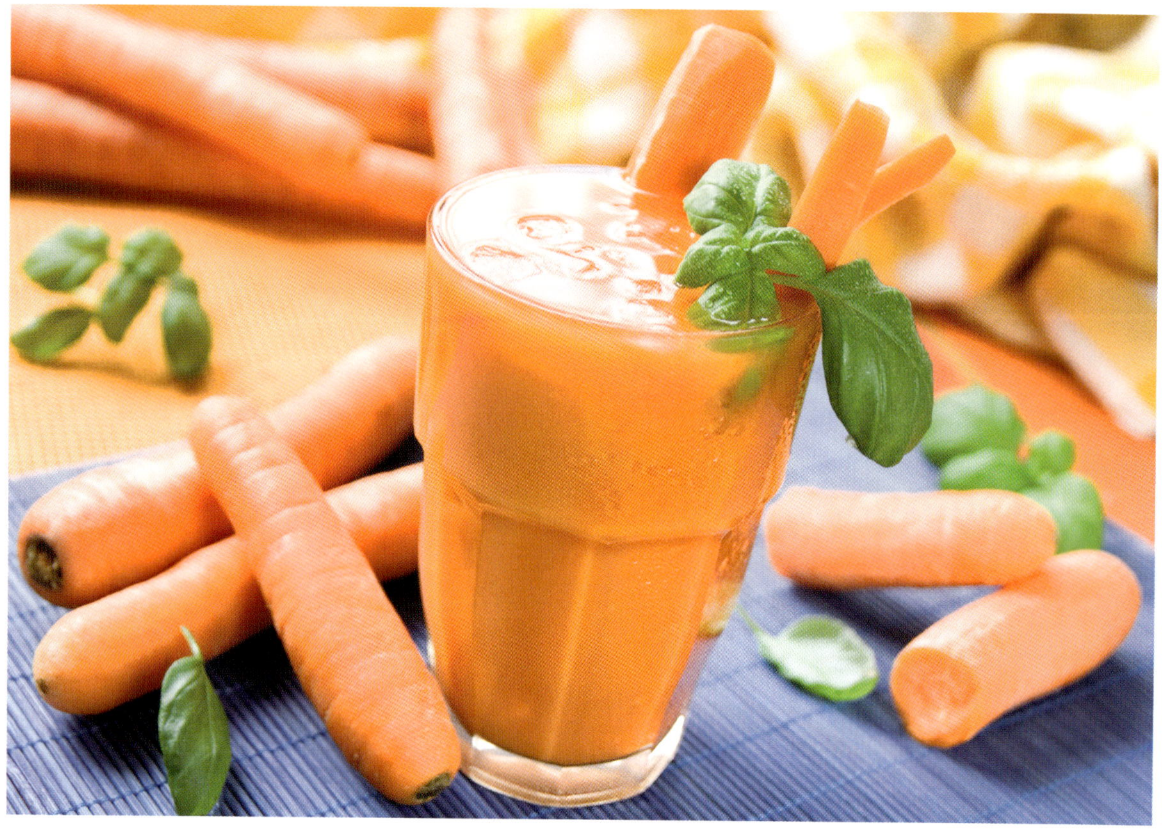

Vitamina A. Vitamina liposoluble descubierta en 1911 y relacionada con un déficit visual conocido como ceguera nocturna, ya estudiado por los antiguos egipcios. Su presencia en el organismo produce efectos beneficiosos para la visión, pero también para la piel y las mucosas. El organismo humano la necesita para que la retina se adapte a la penumbra del anochecer o a los lugares oscuros, de ahí que su carencia origine la llamada ceguera nocturna. Sin embargo, la vitamina A no aumenta la agudeza visual ni corrige problemas como la miopía, etc. Es también necesaria para la regeneración de las células de las superficies mucosas de los bronquios, glándulas sudoríparas, conjuntiva e intestinos.

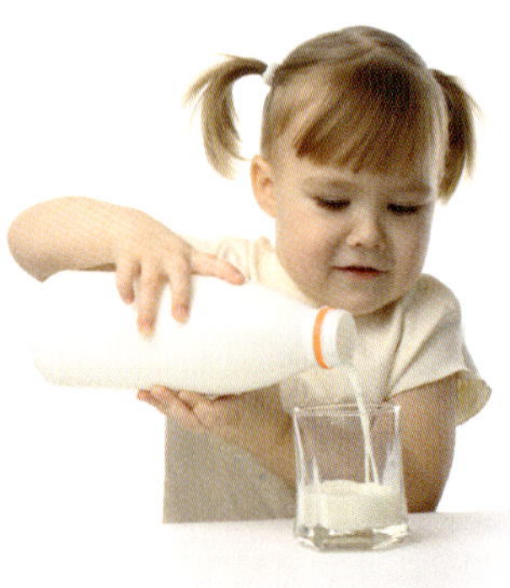

La leche entera es otro de los muchos alimentos que contienen vitamina A, indispensable para regenerar las células de la piel y las mucosas.

Se encuentra en alimentos como la leche entera, la mantequilla, los quesos grasos y el hígado del bacalao, del cordero y de la vaca; la yema de huevo y muchas verduras, sobre todo, en la zanahoria; y en frutas como el mango, el níspero y el melón. Pero hay que tener en cuenta que las vísceras de los animales (hígado, etc.) suelen contener muchos productos químicos, motivo por el cual no se aconseja su ingesta.

Un consumo excesivo de esta vitamina tiene sus riesgos. Suele aparecer en niños cuyos padres, en un exceso de celo, les dan demasiados suplementos vitamínicos. El ácido retinoico aumenta la sensibilidad de la piel a los rayos del sol, actuando con un efecto opuesto al de los protectores solares. Más peligroso que todo ello es el exceso de vitamina A en madres embarazadas, por la posibilidad de que se generen malformaciones congénitas en el feto. Los síntomas que produce una intoxicación aguda de vitamina A se manifiestan en forma de dolor de cabeza, vómitos, somnolencia y trastornos de la piel. Si la intoxicación es crónica produce pérdida de apetito, irritabilidad, descamación de la piel, pérdida de cabello, inflamación de las mucosas de la boca, etc.

Existen algunas variedades de esta vitamina que se conocen con los nombres de betacaroteno (provitamina A), retinol (vitamina A_1), 3-deshidrorretinol (vitamina A_2) y ácido retinoico (tretinoína). El consumo de estas sustancias varía con la edad y el sexo, por lo que se recomienda seguir siempre las indicaciones del médico.

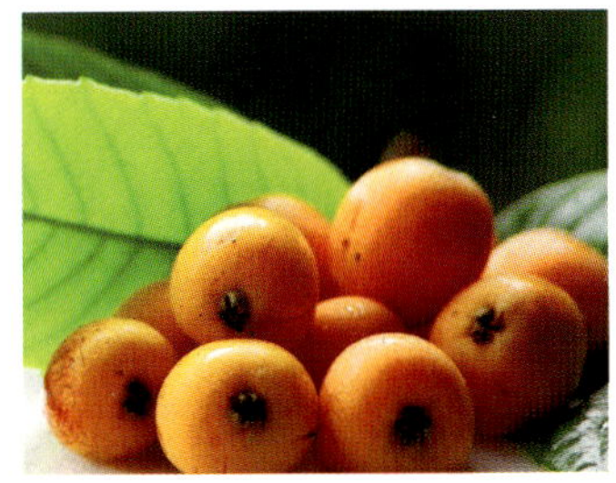

Los nísperos son una fruta rica en vitamina A, sustancia que el organismo requiere en pequeñas cantidades.

Vitamina B_1. Conocida también como tiamina, fue la primera que se descubrió de las once vitaminas hidrosolubles que componen el grupo B. La historia de su descubrimiento se prolongó entre 1880 y 1936. La primera fecha marca el punto de partida tras la decisión tomada por el almirante japonés, Takaki, de mejorar las raciones de carne, pescado y verduras de sus hombres para atajar la epidemia de beriberi que los diezmaba. La segunda corresponde a la identificación definitiva de su estructura química.

La ingesta adecuada de esta vitamina protege contra la enfermedad del beriberi, una patología que apenas existe en la sociedad occidental y que se manifiestan mediante debilidad muscular, insuficiencia cardíaca y trastornos digestivos. En nuestro entorno la causa más frecuente de falta de esta vitamina se debe a un alcoholismo crónico ya que los alcohólicos comen poco y mal y carecen de múltiples nutrientes. Estas carencias les provocan trastornos del movimiento y problemas neurológicos y mentales. Para paliarlos, se les administra vitamina B_1 y con frecuencia se corrigen.

Es importante no excederse en el consumo de preparados vitamínicos y abastecerse de estas sustancias a través de los alimentos.

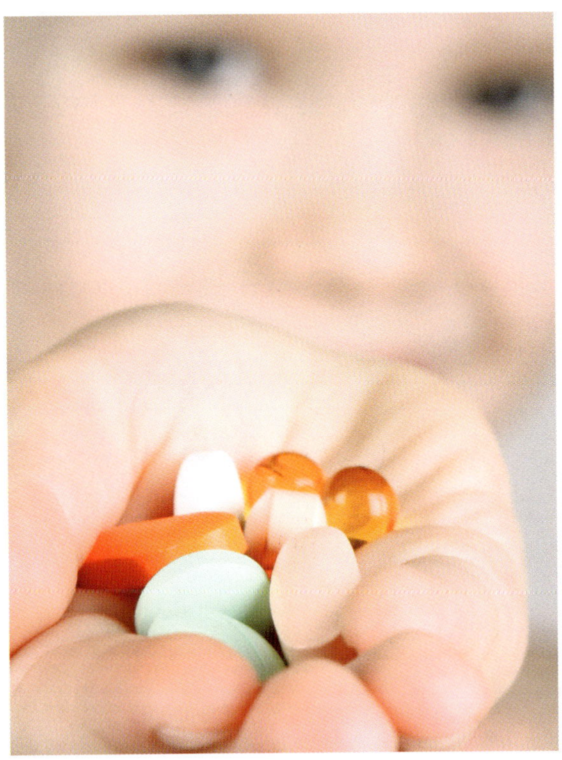

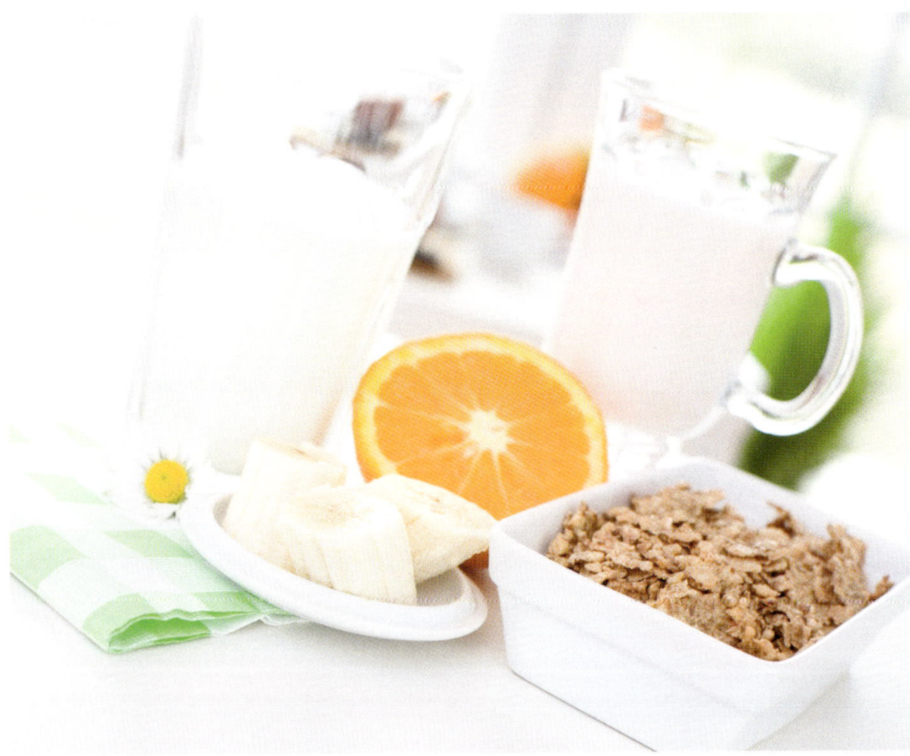

Gracias al atún desmigado, esta ensalada aporta al organismo una buena cantidad de nutrientes, entre ellos vitamina B_1.

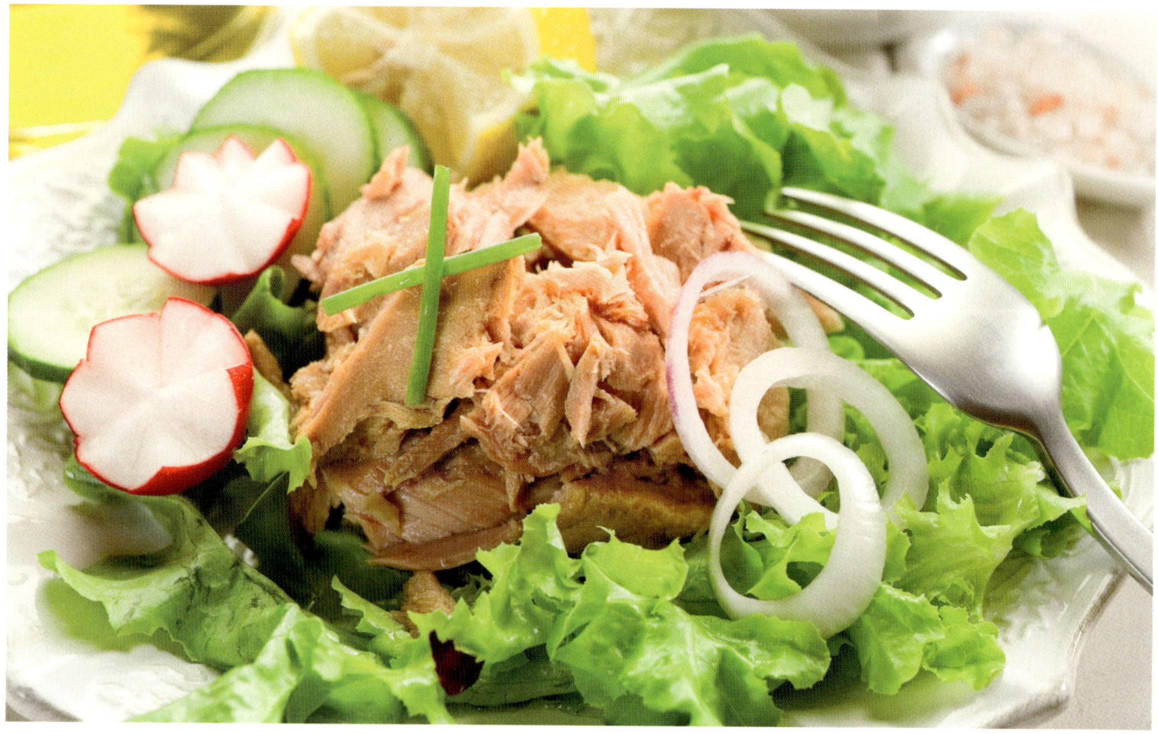

El organismo humano precisa cantidades muy reducidas de vitamina B_1 (0,3 miligramos por cada 1.000 kilocalorías de alimento). Pero esta proporción es algo más elevada si se trata de personas ancianas, mujeres embarazadas o lactantes.

Entre los alimentos con mayor contenido de vitamina B_1 destacan los cereales integrales de avena, cebada, trigo y arroz, al igual que los garbanzos, habas y judías; frutos secos como las avellanas, cacahuetes y piñones, también muy ricos en tiamina, así como la harina de soja; la mantequilla fresca y las carnes, particularmente la de cerdo. Entre los animales marinos, el atún, el bonito y el calamar frescos son los que más vitamina B_1 contienen.

Muy nutritivas y energéticas, las avellanas son también ricas en vitaminas, entre ellas diversas del grupo B, como la B_2.

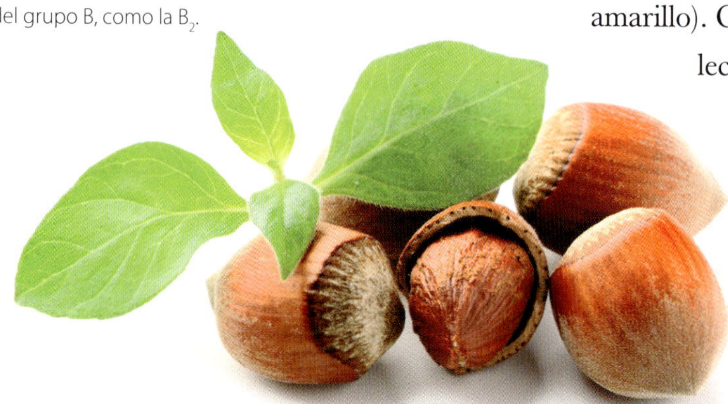

Vitamina B_2. Es una vitamina hidrosoluble que se conoce también como riboflavina. Su molécula está formada por la unión de ribosa (un hidrato de carbono) y una flavina (pigmento de color amarillo). Capaz de resistir temperaturas elevadas sin alterar su estructura molecular, fue identificada en 1933. El producto, inicialmente denominado lactoflavina, fue posteriormente sintetizado de forma artificial y se le denominó riboflavina.

Aunque suele acompañar otras carencias vitamínicas, su déficit se asocia con diversas lesiones en la piel y las mucosas que se manifiestan con inflamación de la faringe, los labios y la lengua, dermatitis seborreica en la piel de la cara y del tronco, etc. Si la deficiencia se acentúa, surge una anemia. Algunas personas con

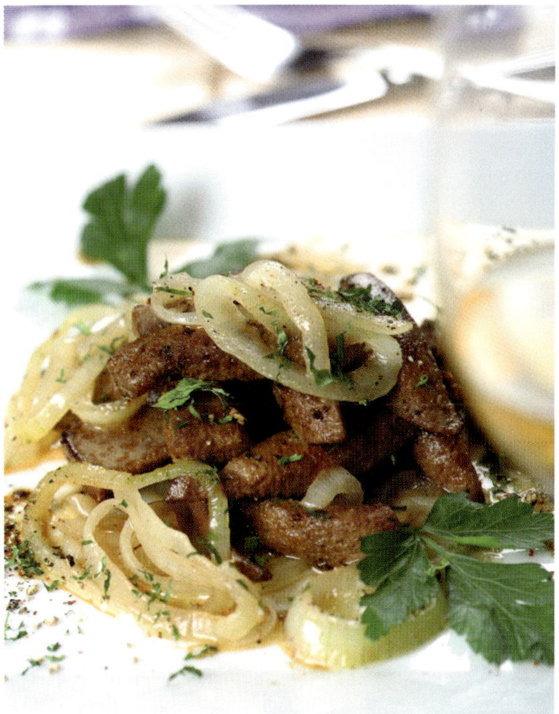

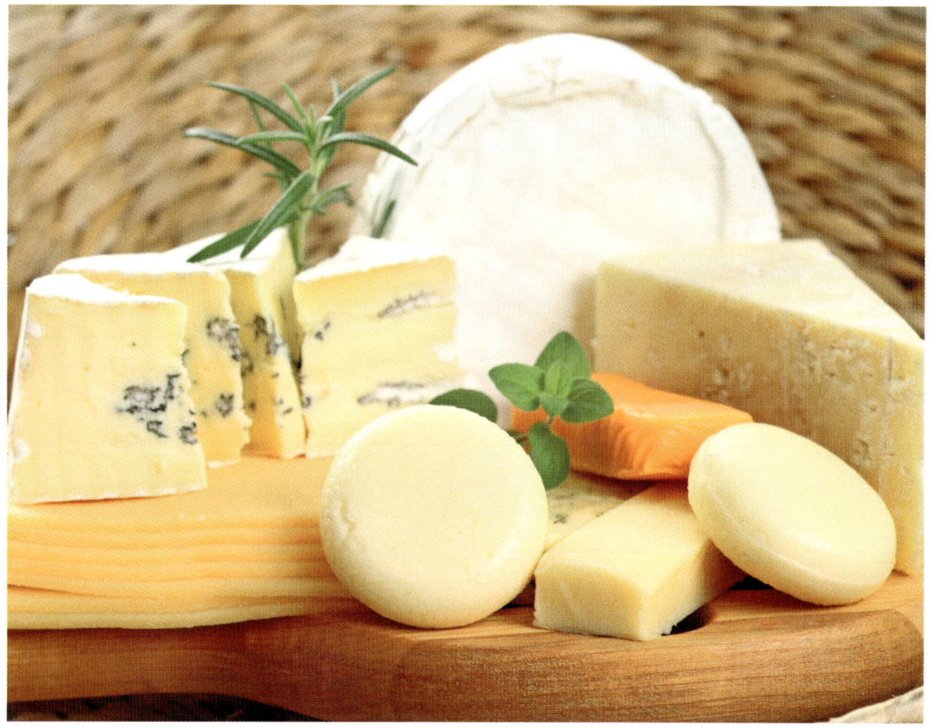

El consumo de hígado de ternera o de queso aporta al organismo las dosis de vitamina B_2 que precisa.

carencia de vitamina B_2 pueden padecer también cataratas. Afortunadamente, esta situación es rara en los países occidentales. Pero, al igual que sucede con otras carencias vitamínicas, las personas con mayor riesgo de sufrir los trastornos mencionados son los alcohólicos crónicos de escasos recursos económicos cuya alimentación es muy insuficiente. Una alimentación sana y equilibrada debe asegurar la ingesta de 1 miligramo diario como mínimo de riboflavina. Esta dosis oscila con la edad y el sexo de modo que se recomienda la ingesta de 1,6 miligramos para el hombre adulto y de 1,2 para la mujer adulta y las personas ancianas. El aporte lo proporcionan el hígado de ternera, cordero, cerdo, etc. También son ricos en esta sustancia la leche, los quesos y los huevos, así como la almendra, la avellana y el cacao o la soja, los nabos, las espinacas y el perejil, entre los productos vegetales frescos.

Vitamina B_6. Se trata de una vitamina hidrosoluble, como todas las pertenecientes al grupo B, que se conoce también como piridoxina, piridoxal o piridoxamina, tres sustancias relacionadas y con idéntica función biológica. Las tres se destruyen con el calor, si bien la piridoxina es la más resistente. Tras numerosas investigaciones científicas que asociaban ciertas lesiones de la piel con una alimentación carente de determinadas sustancias, en 1936 se aisló el compuesto responsable de estas lesiones, que recibió el nombre de vitamina B_6 y en 1939 se identificó su estructura química.

El maíz es uno de los cereales que tienen un mayor contenido en vitamina B_6.

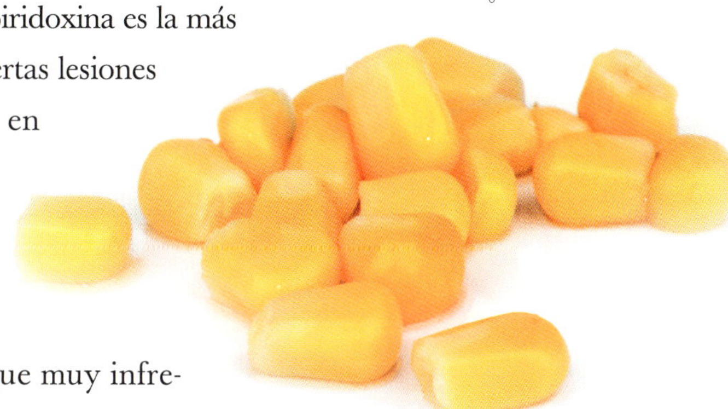

Su carencia produce lesiones cutáneas (dermatitis) en el ser humano, localizadas en las comisuras de la boca, en la lengua, etc. Aunque muy infrecuentes, también se han descrito crisis convulsivas en recién nacidos y lactantes por

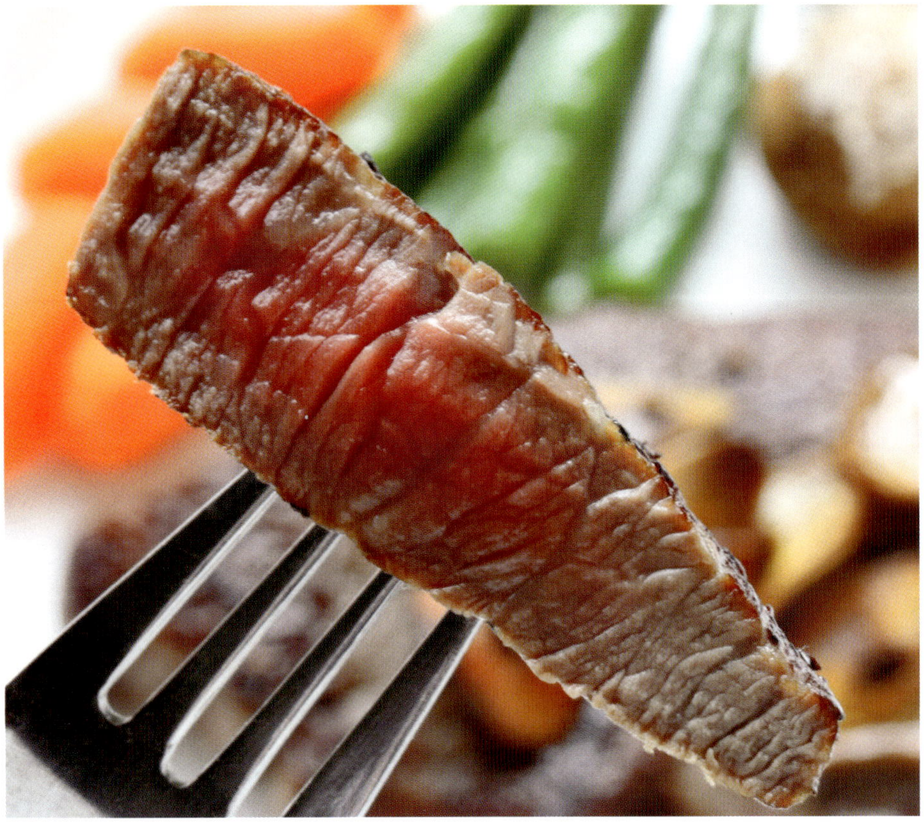

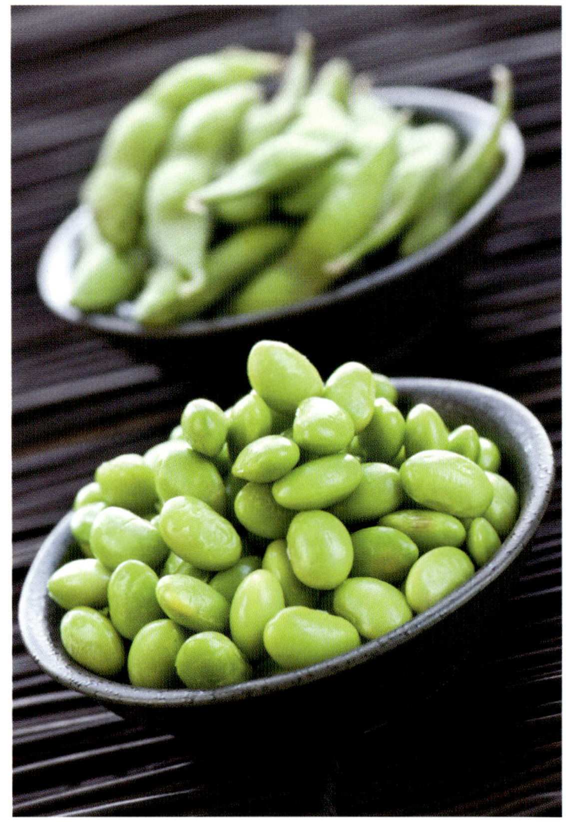

La carne de ternera y la soja son alimentos ricos en vitamina B_6, una sustancia que interviene en la formación de glóbulos rojos y anticuerpos.

esta causa. Estas patologías desaparecen con la administración de vitamina B_6 o piridoxina. Por otra parte, aunque es una sustancia poco tóxica puede también provocar una cierta adicción en personas que han abusado de su ingesta.

Es poco recomendable en pacientes aquejados de la enfermedad de Parkinson pues la piridoxina puede reducir la eficacia de alguno de los medicamentos utilizados en el tratamiento de esta dolencia neurológica. Esta vitamina se administra también como tratamiento complementario en embarazadas, cuando se utilizan anticonceptivos orales con estrógenos y en procesos tuberculosos. Para evitar problemas como los indicados, es preciso que el organismo reciba una dosis diaria de unos 2 miligramos. Fuentes naturales con las que abastecerse de vitamina B_6 son la carne, el hígado y cereales como el maíz y la soja.

Vitamina B_{12}. Esta vitamina hidrosoluble se conoce también con el nombre de cianocobalamina. Su ingesta permite combatir la anemia perniciosa progresiva, una enfermedad descubierta en 1824 por dos médicos, James S. Combe y Thomas Addison, que sin embargo atribuyeron las causas a trastornos digestivos.

Pero todavía se tardó más de un siglo en conocer la sustancia que permitiría tratar con éxito a los pacientes anémicos. Era la vitamina B_{12} y, a Dorothy Hodgkin, que identificó su estructura química, se le concedió el premio Nobel.

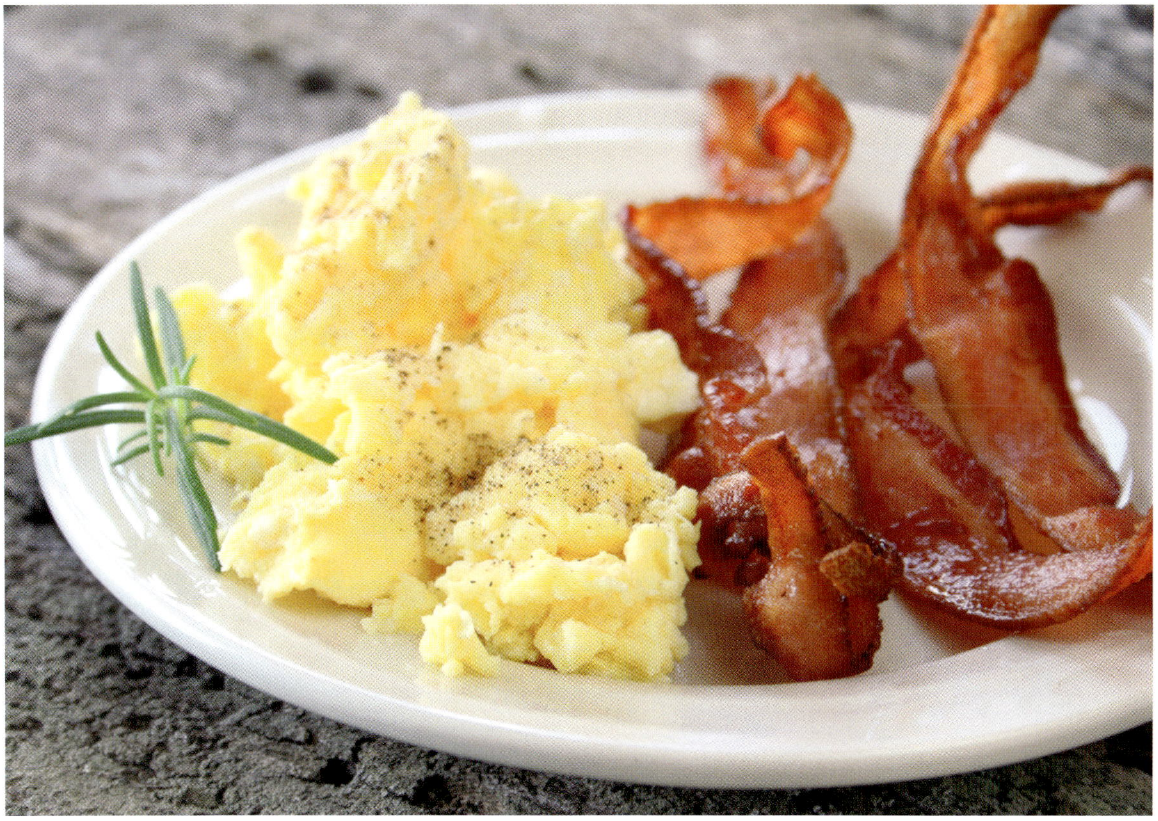

Los huevos y los productos cárnicos son dos de las fuentes naturales de que la humanidad dispone para abastecerse de vitamina B_{12}.

Durante algún tiempo, la vitamina B_{12} fue considerada un reconstituyente general de forma equivocada, aunque en realidad sólo permite tratar las anemias perniciosas y las enfermedades neurológicas que se derivan de su carencia.

La falta de esta vitamina impide la producción de glóbulos rojos y afecta también al sistema nervioso, dando lugar a múltiples síntomas que van desde la pérdida de memoria o cuadros de psicosis hasta trastornos del sentido del tacto. Imprescindible para la multiplicación de las células, el déficit de esta vitamina es más notorio allí donde las células se multiplican con mayor rapidez, es decir, en la médula ósea.

Nuestro organismo necesita una ingesta de 3 a 5 miligramos diarios de esta vitamina. De forma natural el ser humano puede obtenerla consumiendo carne, leche, huevos o hígado. Pero, al contrario de lo que sucede en otros animales, el ser humano precisa en algunas ocasiones (parásitos intestinales, falta de acidez gástrica, etc.) un aporte exógeno de vitamina B_{12}, ya que no asimila la que de forma natural produce su intestino grueso.

Vitamina C. Denominada también ácido ascórbico, la vitamina C se emplea desde finales del siglo XVIII para tratar el escorbuto, enfermedad conocida ya desde el tiempo de las Cruzadas y muy frecuente entre los marinos que efectuaban largas travesías con una alimentación carente de frutas y verduras. James Lind, médico de la Marina Real Inglesa, probó en 1747 que el escorbuto

De consumo muy extendido, las naranjas y los limones son, como todos los cítricos, frutas con un elevado contenido en vitamina C.

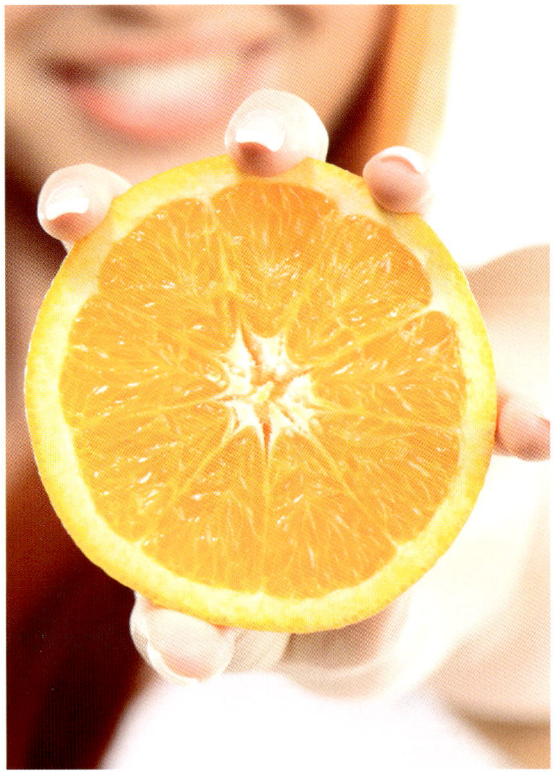

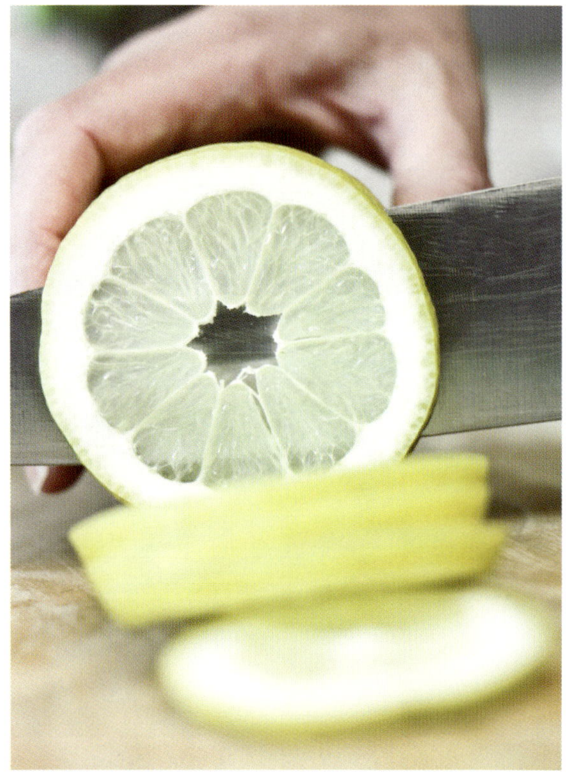

estaba asociado a una dieta desequilibrada. Como prueba administró cítricos a un grupo seleccionado de marineros afectados por la enfermedad y su curación fue inmediata. A partir de entonces el jugo de limón fue ingrediente obligado de la dieta de la marinería británica. En la actualidad, el escorbuto sólo se diagnostica en alcohólicos, drogadictos y ancianos mal alimentados.

El escorbuto, o carencia de vitamina C, se manifiesta con hemorragias, dificultad en cicatrizar heridas, caída de los dientes, inflamación y sangrado de las encías, anemia y especial sensibilidad al dolor. Se cree también que la vitamina C favorece la absorción del hierro y ayuda a prevenir el resfriado común, pero no hay comprobaciones científicas al respecto.

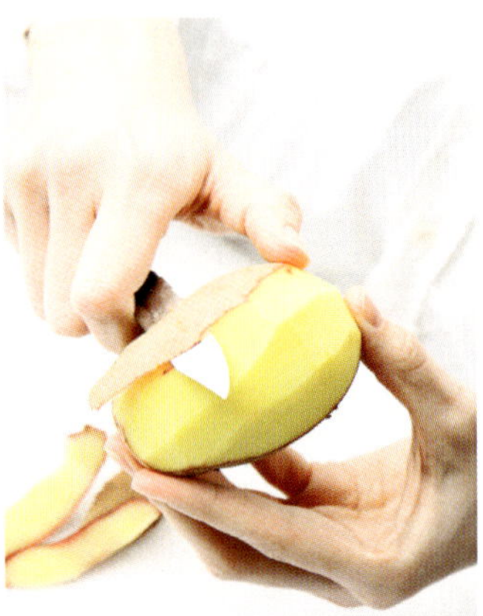

La patata es uno de los alimentos ricos en vitamina C, sustancia con propiedades antioxidantes, antiinfecciosas y antitóxicas.

Sin embargo, hay que ser cuidadosos con esta vitamina tan popular. Su consumo excesivo favorece la formación de cálculos renales y puede causar escorbuto en los recién nacidos cuyas madres han tomado dosis demasiado altas (parecido al «síndrome de abstinencia» de los hijos de mujeres drogadictas) o en las personas que cesan abruptamente de tomarla tras un consumo muy intenso y prolongado.

El organismo humano precisa una ingesta diaria de 200 miligramos de vitamina C que de forma natural obtiene de los frutos cítricos (limones, naranjas, mandarinas, etc.). Pero también la patata es rica en esta vitamina, así como otros alimentos menos convencionales y consumidos, como algunas hojas de abeto cocidas, utilizadas con éxito por los antiguos pueblos canadienses para tratar el escorbuto.

Vitamina D. Se trata de una vitamina liposoluble que regula el metabolismo del calcio a través de dos sustancias, el ergocalciferol (vitamina D_2) y el colecalciferol (vitamina D_3). Ambas actúan de forma parecida a una hormona, ya que facilitan la absorción intestinal del calcio y evitan sus pérdidas excesivas por la orina, manteniendo la concentración de calcio y fósforo que precisan los huesos del cuerpo humano.

Su descubrimiento significó el fin del raquitismo que sufrían numerosos niños de zonas urbanas poco soleadas. Eso ocurrió en 1920, cuando Edward Mellanby y Kurt Huldschinsky demostraron que tanto la falta de sol como ciertas carencias alimentarias eran la causa de esa dolencia. Desde que la leche, los productos lácteos y otros alimentos son suplementados con vitamina D, prácticamente no hay personas que muestren signos de raquitismo. Tanto en los niños como en los adultos que sufren esta patología, los huesos son frágiles, escasos en calcio y susceptibles de deformarse o romperse con gran facilidad.

Si el sol se toma de forma natural y con mesura, la persona recibe las dosis de vitamina D que precisa. Pero en los países con poco sol o en personas en condiciones especiales (embarazadas, madres lactantes, prematuros, etc.) la dosis diaria recomendada sería de unos 10 microgramos. Un consumo excesivo tiene también sus problemas, que se manifiestan con falta de apetito, dolores

Gracias a los productos lácteos y a los rayos de sol, el cuerpo se abastece de vitamina D.

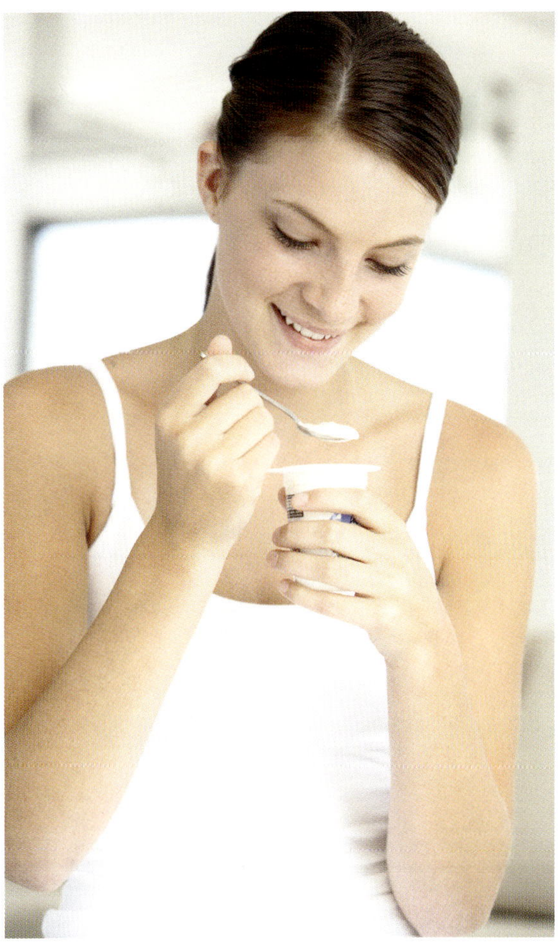

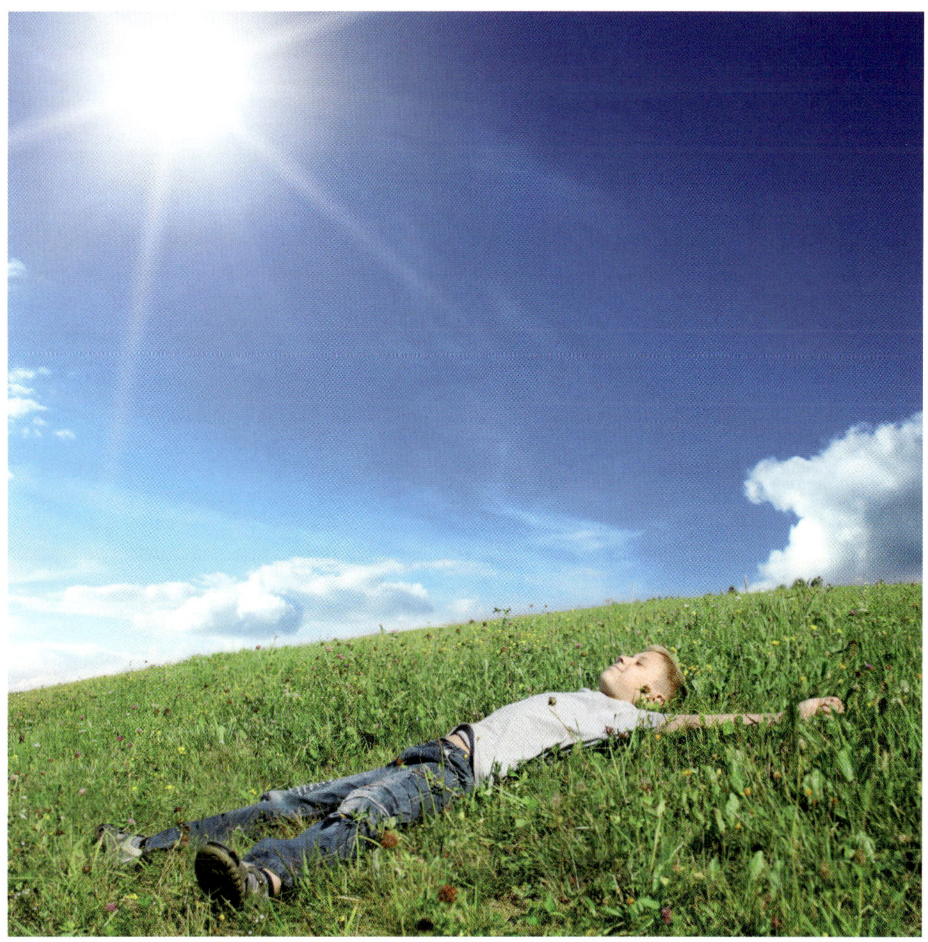

de cabeza, debilidad, vómitos, formación de cálculos renales e incluso retraso del crecimiento. Por lo tanto, hay que seguir siempre las prescripciones de los profesionales de la salud.

Como ya se ha dicho, la principal fuente natural de vitamina D son los rayos solares ultravioletas. El organismo humano cuenta con precursores de esta vitamina en la piel, que la luz solar activa y permite producirla. Además, también puede obtenerse de algunos alimentos, en especial de los productos lácteos, ya que no abunda de forma natural.

Vitamina E. Conocida también con el nombre de tocoferol, es una vitamina liposoluble que actúa como antioxidante. Fue descubierta en 1922 por Herbert Evans y Katherine Bishop, cuyas investigaciones demostraron la necesidad de su presencia para que el organismo lleve a término gestaciones normales. Este factor y la asociación de su carencia con lesiones en los testículos de los animales de experimentación condujeron a que popularmente se conociera como «vitamina de la fertilidad», pero la base científica sobre la que descansa esta calificación no se ha demostrado. Fue utilizada inicialmente para el tratamiento del aborto recurrente o de la esterilidad masculina y femenina, pero no se obtuvieron los resultados esperados.

La principal cualidad de la vitamina E es su papel como antioxidante, o sea eliminador de toxinas. También facilita la integridad de la membrana de los glóbulos rojos, evita su rotura y, por tanto, cierto tipo de anemia. Éste es un problema que pueden sufrir los recién nacidos prematuros y los pacientes de acantocitosis, una enfermedad de la sangre.

Las judías son ricas en vitamina E, una sustancia con efectos antioxidantes para el organismo.

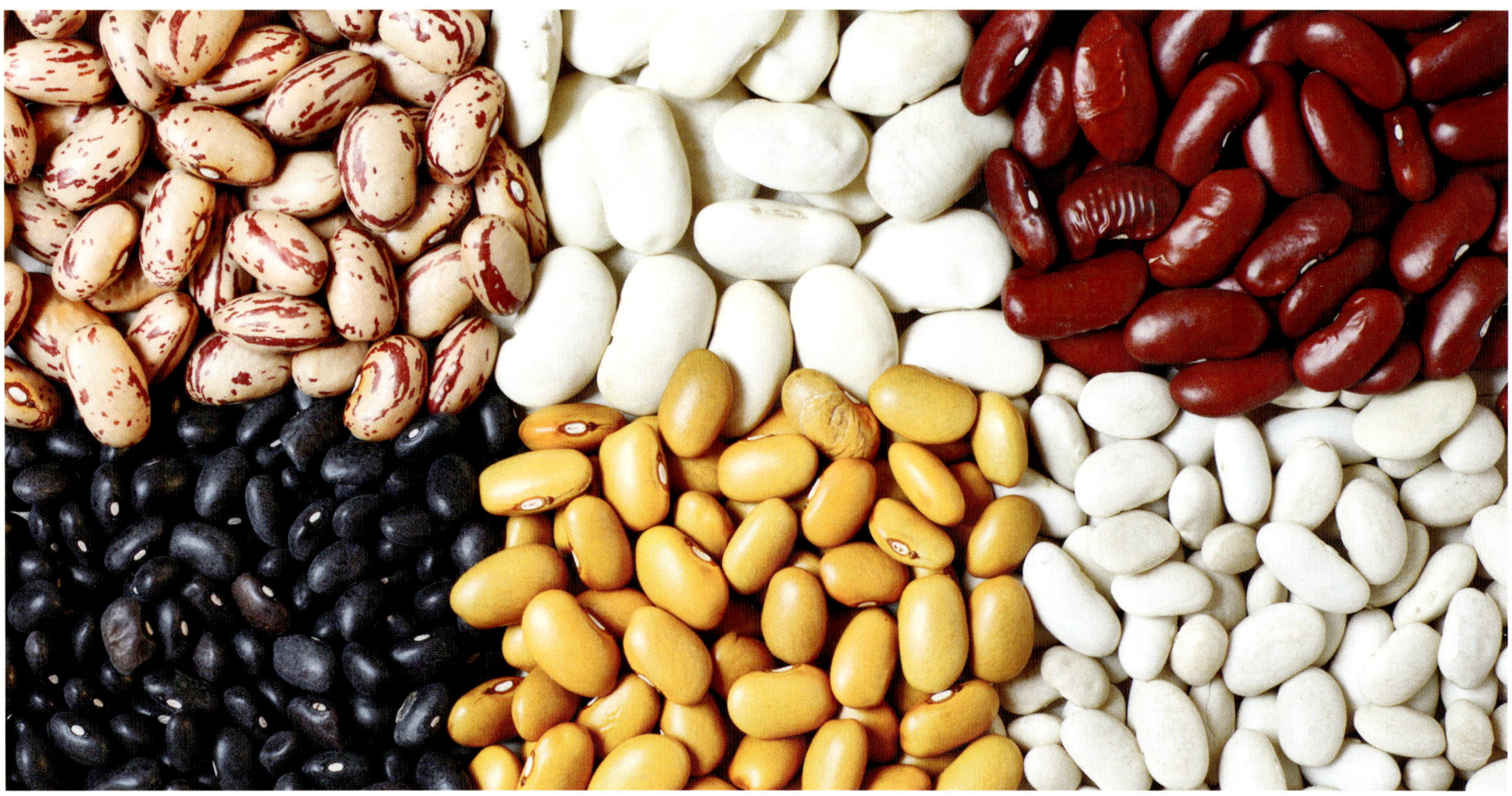

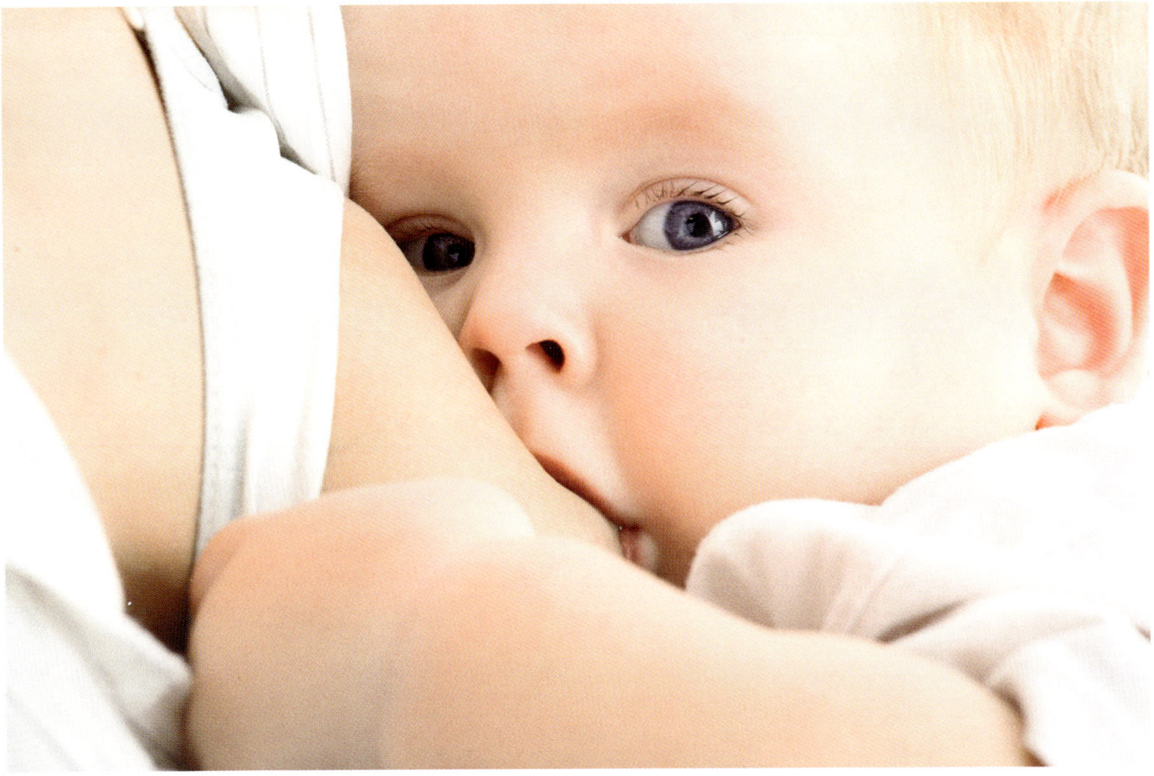

Gracias a la leche materna, el recién nacido recibe el aporte regular que su organismo precisa de vitamina E.

Un adulto cubre sus necesidades de vitamina E con unos 10 miligramos al día, si sigue una dieta normal y equilibrada. Pero, si la alimentación es rica en grasas, la cantidad necesaria debe incrementarse ligeramente. Es una sustancia que contienen los aceites vegetales, como el de germen de trigo, las verduras y las legumbres. Asimismo, la leche materna tiene la cantidad suficiente de vitamina que precisa el recién nacido.

Vitamina K. Se trata de una vitamina liposoluble, esencial para la formación de protrombina y la síntesis hepática de algunas sustancias proteicas que intervienen en la coagulación de la sangre. Es pues básica para cortar las hemorragias, sobre todo si las bacterias intestinales se destruyen por el uso prolongado de antibióticos o por una alimentación escasa, presentándose entonces hemorragias espontáneas por su carencia.

Debe su nombre a la primera letra de la palabra *«Koagulation»*. Fue descubierta en 1929 por Henrik Dam, un investigador en nutrición, intrigado por las hemorragias y sangrado espontáneo que sufrían las aves de corral alimentadas con una dieta carencial. Seis años después su equipo identificó una sustancia, hasta entonces desconocida, que curaba la tendencia a sangrar de sus animales de laboratorio y la que llamaron vitamina K.

Las bacterias del intestino de muchos animales, incluido el del ser humano, sintetizan grandes cantidades de vitamina K. De hecho, esta sustancia se administra de forma rutinaria a los recién nacidos para compensar su déficit por tener un intestino demasiado limpio de bacterias. No obstante,

Los brotes de alfalfa, junto a estas líneas, y el aceite de oliva, a la derecha, son alimentos que aportan vitamina K al organismo.

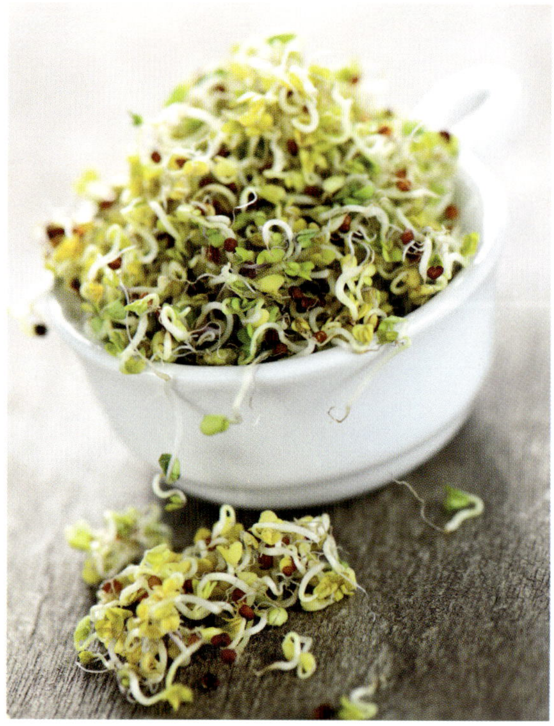

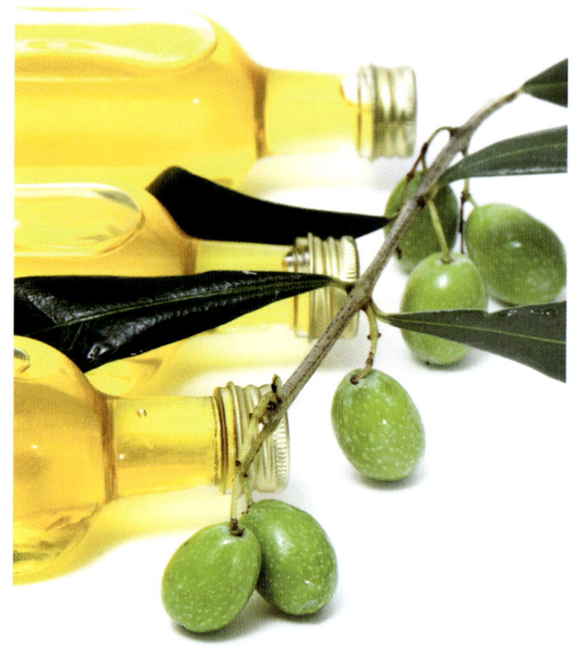

a los pocos días del nacimiento surgen las bacterias intestinales y se inicia la síntesis de esta vitamina. También se compensa si se alimentan con leche materna, que tiene suficiente cantidad de vitamina K. En general, las dosis diarias que requiere el organismo se obtienen con una dieta normal y por la acción de las bacterias intestinales. Pero la vitamina K se encuentra también en las hojas de muchos vegetales, como por ejemplo, la alfalfa, en aceites vegetales y en la grasa del hígado de cerdo.

Los minerales

El organismo humano está formado por un 4 % de minerales, elementos químicos indispensables para su formación y buen funcionamiento. Todos tienen misiones metabólicas específicas, pero el aporte necesario varía notablemente según las sustancias, las edades y el sexo.

Todavía no se han descubierto todas las funciones y necesidades que tiene el cuerpo humano de todos ellos. Pero se sabe que, por ejemplo, algunos intervienen en la constitución de los tejidos, otros proporcionan consistencia al esqueleto o forman parte de la hemoglobina, encargada del transporte del oxígeno a las células del organismo. Son asimismo factores de equilibrio entre los diferentes líquidos de los medios internos, sobre todo entre el agua y la sangre. Además, forman parte de numerosas enzimas o participan en su función. Están presentes, también, en la elaboración y síntesis de hormonas, regulan la permeabilidad de las membranas celulares y la excitabilidad muscular. En fin, sin ellos, muchos procesos metabólicos del cuerpo no funcionarían bien. Desde muy antiguo se conocen enfermedades derivadas de la deficiencia de estos elementos. Una de las más conocidas es quizás el bocio, que se sufre por falta de yodo.

Su clasificación

Hay algunos minerales que el ser humano contiene en grandes cantidades y que su organismo necesita también en abundancia. Son los conocidos como macroelementos o macronutrientes. A este grupo pertenecen, por ejemplo, el calcio, el fósforo y el magnesio. Por el contrario, si las cantidades que el cuerpo contiene y necesita son pequeñas, se habla de oligoelementos o micronutrientes. Un buen ejemplo es el hierro.

Otro grupo de minerales presentes en el cuerpo humano es el de los electrolitos. Lo forman aquellos que se encuentran disueltos en agua en estado iónico, como el sodio, el potasio y el cloro. Por último, los elementos traza son los que se precisan en cantidades pequeñísimas. A ellos pertenecen, por ejemplo, el selenio, el molibdeno o el cinc.

Calcio. Es el mineral más abundante en el organismo humano. Elemento fundamental en la estructura de los huesos y los dientes, está presente también en otros tejidos del cuerpo. Por ejemplo, una persona cuyo peso sea de 80 kilogramos, 1.500 gramos corresponden al calcio. De ellos, el 99 % se localiza en huesos y dientes, mientras que el 1 % restante se encuentra diseminado por el cuerpo cumpliendo otras funciones. Así, el calcio interviene en el mantenimiento de la acidez de la sangre, en el control de la excitabilidad de las vías nerviosas, en la contractilidad muscular, en la regulación del crecimiento corporal y en la coagulación de la sangre. También confiere estabilidad a las membranas celulares, sobre todo a las de los sistemas nervioso y muscular, por lo que está relacionado con el buen funcionamiento del corazón.

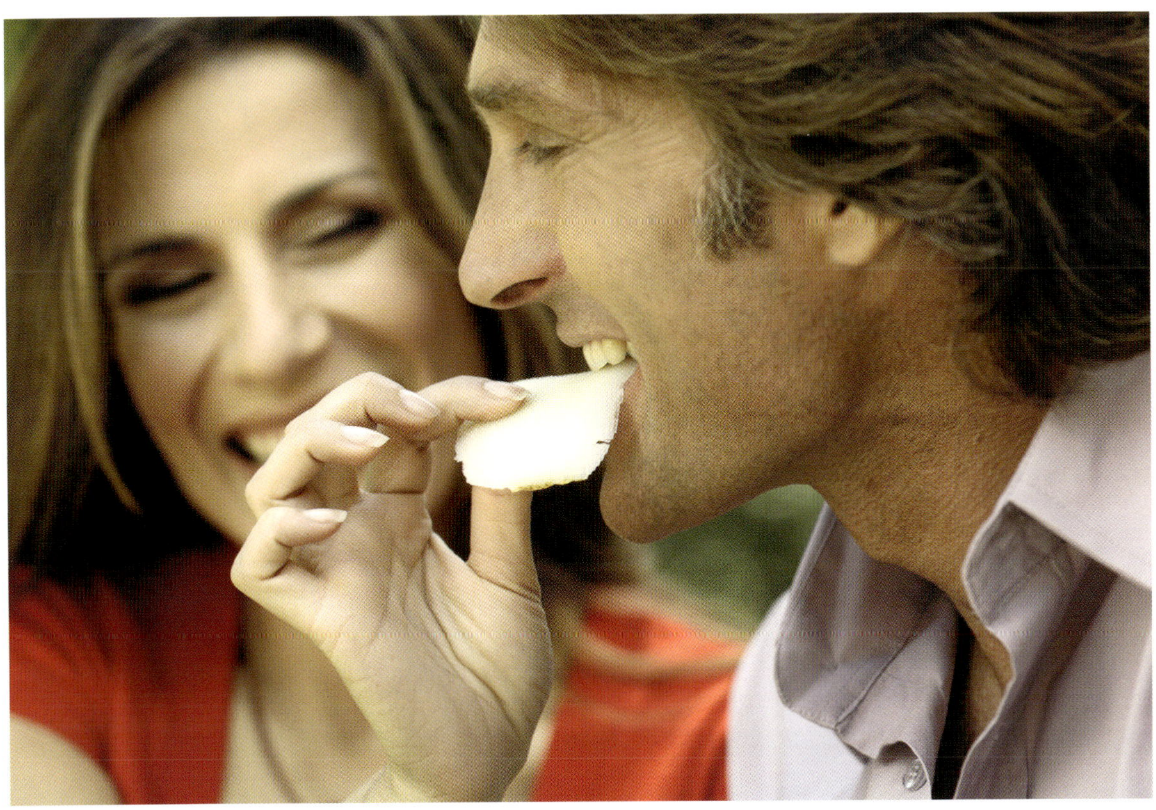

Ricos en calcio, los quesos aportan al organismo este mineral básico en la composición de los huesos y los dientes.

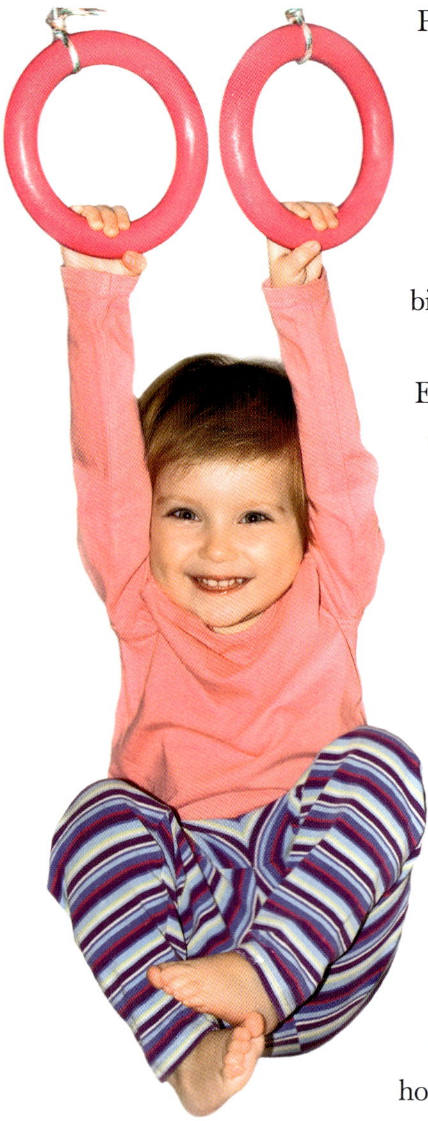

Por otra parte, el esqueleto no sólo constituye el armazón del cuerpo, sino que también actúa como reservorio de calcio: lo almacena y lo libera según las necesidades del organismo. La carencia de calcio origina el raquitismo en el niño y facilita la osteoporosis en el adulto, con la consiguiente fragilidad ósea. Asimismo, puede producir también calambres, espasmos musculares y alteraciones del ritmo cardíaco o dar origen a convulsiones y alteraciones de la coagulación. Pero el exceso de calcio origina una rigidez muscular llamada tetania, también perjudicial, ya que, entre otras cosas, puede provocar la formación de cálculos en el riñón.

El cuerpo humano elimina calcio de forma constante y necesita reponerlo a través de la dieta. La ingesta de este mineral es siempre básica, pero aún lo es más en embarazo, lactancia, infancia, adolescencia y tercera edad, especialmente, las mujeres después de la menopausia y en ambos sexos a partir de los 65 años. Con un consumo adecuado, se evita la osteoporosis o desmineralización ósea y, en consecuencia, las fracturas de los huesos. Además de seguir el tratamiento específico que palía los efectos de la osteoporosis, se recomienda que en esa etapa de la vida la alimentación incluya unos 1.000 miligramos diarios de calcio. Para ello sólo es preciso añadir alguno de los siguientes alimentos a la comida normal, siempre según el estado de cada organismo: 50 o 60 gramos de queso; 100 gramos de frutos secos; 150 gramos de langostinos; una lata de sardinas; dos vasos de leche, entera o desnatada; dos yogures, enteros o desnatados; una tableta de chocolate; una rodaja de sandía, o un plato de espinacas o repollo.

Fósforo. Este mineral, perteneciente al grupo de los macronutrientes, es también un importante componente de los huesos, donde se combina con el calcio. A modo de ejemplo, un hombre de 80 kilogramos de peso, contendría 800 gramos de fósforo en su cuerpo y aproximadamente el 90 % del mismo se encontraría combinado con el calcio formando parte de huesos y

Los niños necesitan ingerir mayor cantidad de calcio, mineral que en el organismo se encuentra combinado con el fósforo y que contienen los frutos secos y las sardinas en lata.

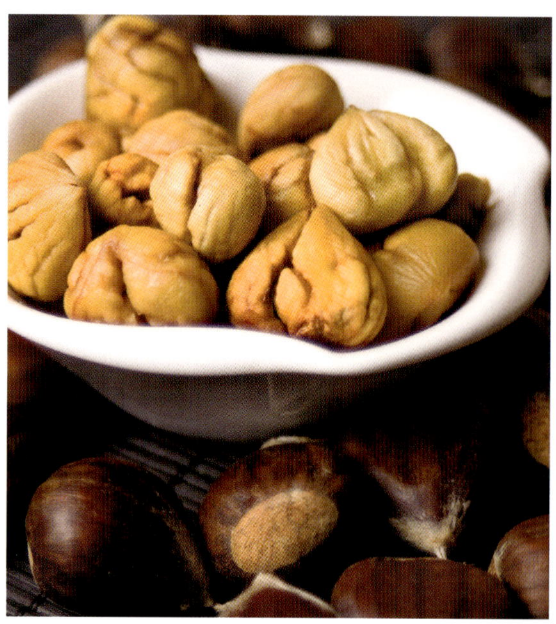

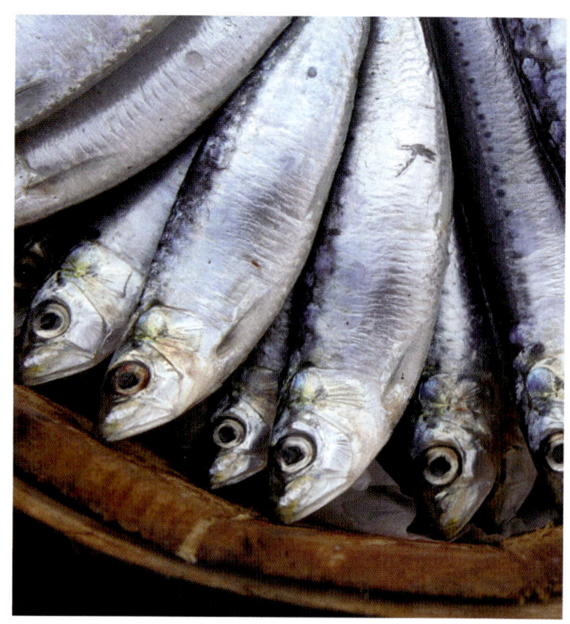

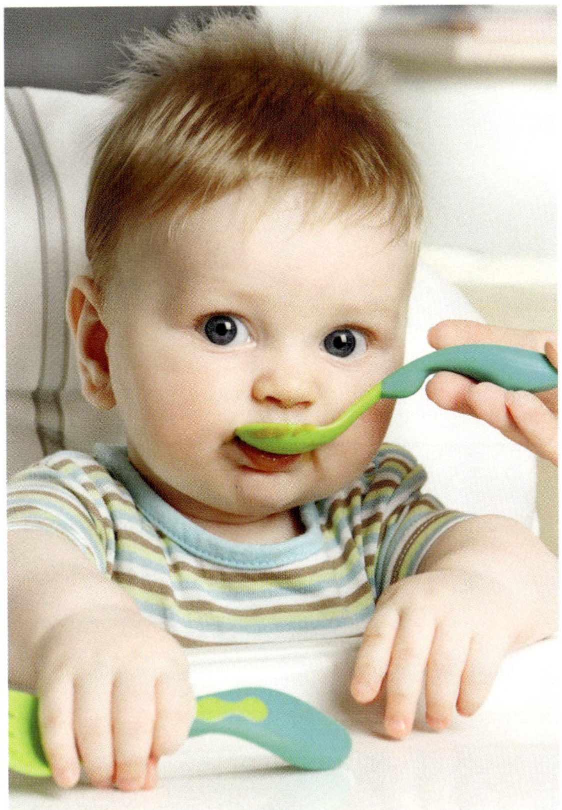

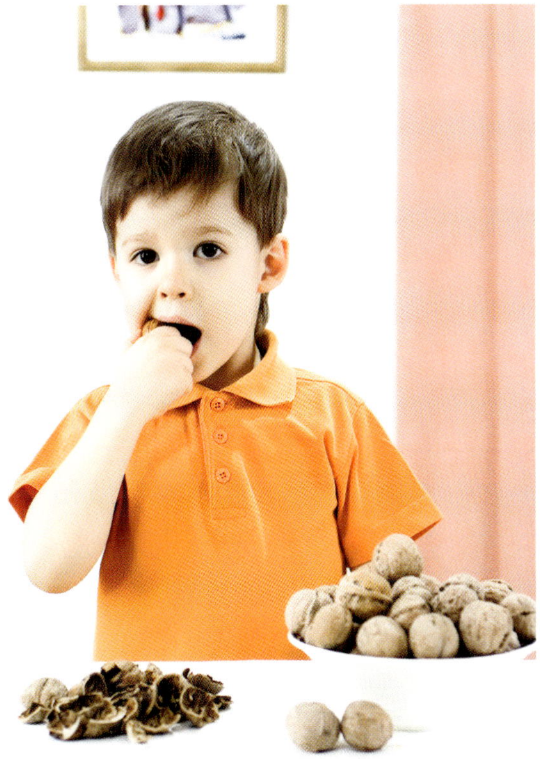

Presente en muchos alimentos, el fósforo es un mineral muy importante en la infancia, por ser parte integrante de la estructura ósea.

dientes. El 10 % restante estaría repartido por otros tejidos, como la sangre, las membranas de las células o el interior de las mismas, formando parte del ADN de los cromosomas. Asimismo, interviene en la obtención de energía, la transmisión de impulsos nerviosos y la contracción muscular. La misión principal del fósforo en el organismo consiste en almacenar y liberar energía procedente del metabolismo de los alimentos en las reacciones químicas celulares. Salvo en enfermedades renales o tiroideas, es muy rara la carencia de fósforo, debido a la abundancia con que se encuentra en los alimentos. Pero, no es extraño que se produzcan excesos en su ingesta, lo que impide la absorción del calcio. A pesar su generalizada presencia en los alimentos, puede producirse un déficit de fósforo en bebés prematuros extremos o en enfermos que precisan ser tratados con ciertos antiácidos, ya que éstos impiden que el intestino absorba correctamente este mineral. Las necesidades de fósforo son aproximadamente la mitad de las de calcio, con el que guarda unas proporciones constantes para mantener en el organismo un equilibrio dinámico y actuar de forma complementaria. También son mayores en las etapas

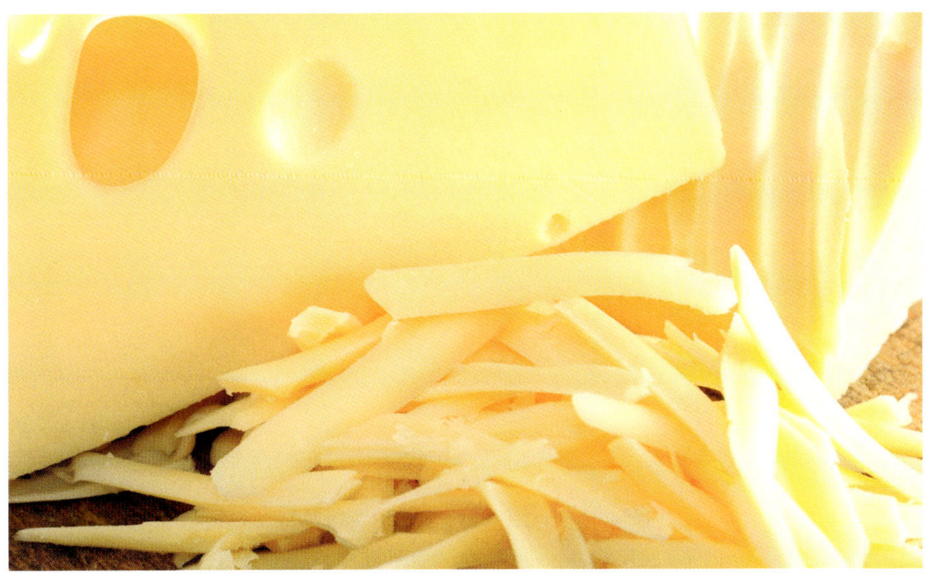

Como todos los productos lácteos, los quesos son una fuente importante de fósforo para el organismo.

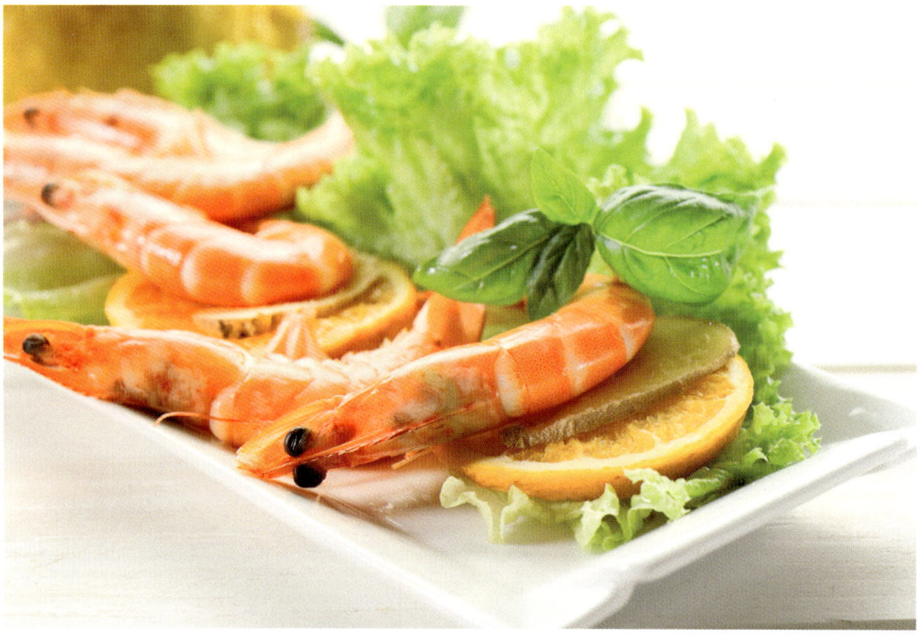

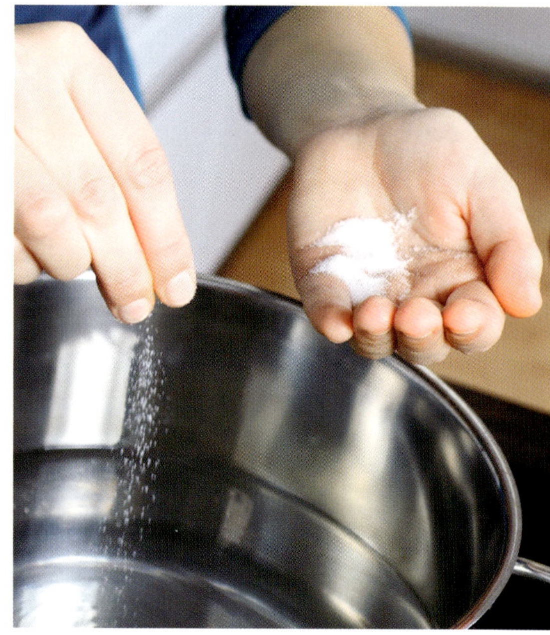

Los langostinos, arriba, son ricos en magnesio, mineral que también contiene la sal que se utiliza para condimentar, a la derecha.

de rápido crecimiento (lactancia, infancia y adolescencia). El ser humano ingiere fósforo con prácticamente todos los alimentos que consume, ya que se encuentra en abundancia en la carne, los derivados lácteos y los frutos secos. Su absorción precisa también de la vitamina D, como ya se ha comentado.

Magnesio. Este elemento químico esencial forma parte de de los macronutrientes que el organismo humano precisa para su funcionamiento. La mitad de las reservas que éste tiene, unos 25 gramos, se acumulan en los huesos y el resto se reparte por diversos tejidos. Interviene en la obtención de energía a partir del metabolismo de los diversos nutrientes, y en la contracción muscular, especialmente la del corazón. También desempeña un papel importante en el mantenimiento de la estabilidad de las membranas celulares, por lo que participa en la prevención de las enfermedades coronarias y de los efectos nocivos del estrés.

La clorofila de las verduras frescas contiene un átomo de magnesio, sustancia que cumple diversas funciones en el organismo.

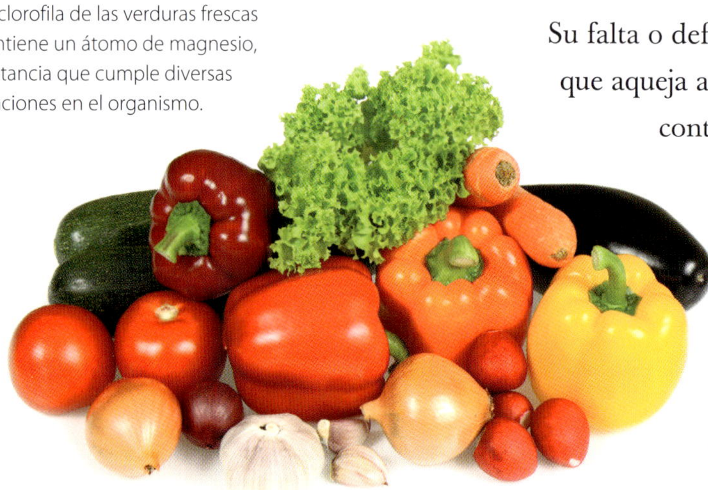

Su falta o deficiencia provoca irritabilidad neurológica, tetania (una afección que aqueja a la musculatura), convulsiones y desorientación. Pero es raro encontrar carencias de magnesio en una persona sana. Con frecuencia la causa de su aparición se debe a la existencia de enfermedades gastrointestinales, como diarreas crónicas, al alcoholismo acompañado de alimentación deficitaria, al uso descontrolado de medicamentos diuréticos o a complicaciones en algunas enfermedades del riñón.

El exceso de magnesio puede producir, también, problemas, que se manifiestan con debilidad muscular, hipotensión, disminución de los reflejos y desequilibrios nerviosos. Suele aparecer en pacientes con insuficiencia renal o en personas que consumen antiácidos por rutina y sin control médico.

El organismo humano precisa tomar unos 300 a 350 miligramos diarios de magnesio, que recibe simplemente con una alimentación variada sazonada con sal. Pueden aportárselos también los frutos secos, el cacao, los productos integrales, las verduras frescas, los cereales, el plátano, los crustáceos y la leche.

Hierro. Es el oligoelemento más importante del organismo, en el que forma parte de numerosas enzimas que participan en su metabolismo. También es un componente básico de la hemoglobina, encargada de transportar el oxígeno desde los pulmones hasta los tejidos.

El conocimiento de su importancia para la salud humana se remonta a varios siglos. Thomas Sydenham, un médico inglés, escribía en 1681 sobre los beneficios que reportaba tomar hierro a las personas que habían padecido sangrías, una de las terapias tradicionales de la época, o a las adolescentes con menstruaciones abundantes.

La carencia de hierro produce anemia, que se traduce en una mala oxigenación de la sangre y de los tejidos, un mayor esfuerzo del corazón para acarrear suficiente aporte de oxígeno a los tejidos, palidez y diversas lesiones en la piel y en las mucosas.

Normalmente, el ser humano obtiene el hierro que necesita a través de los alimentos, sobre todo, del hígado, la yema del huevo y las ostras. También la carne, el pescado, las verduras y los cereales contienen cantidades razonables de este mineral. Las necesidades diarias suelen cubrirse bien ya que, salvo en caso de hemorragias o enfermedades intestinales, se pierden pocas

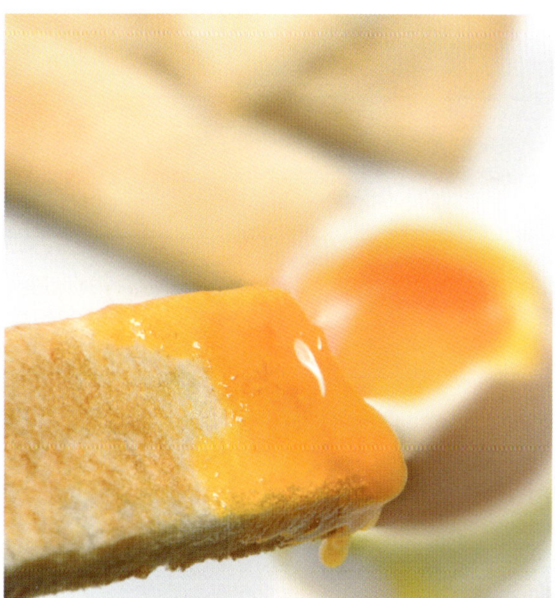

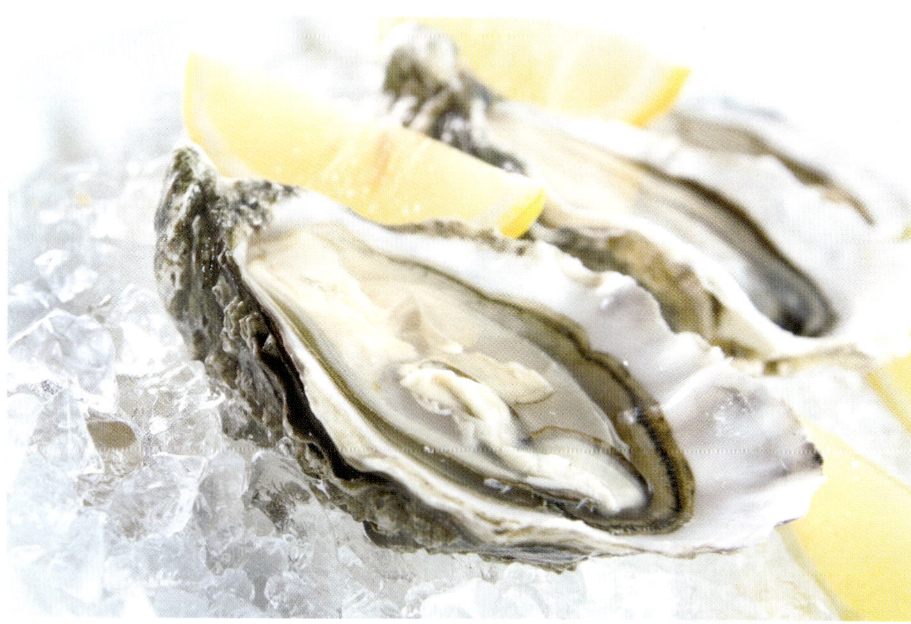

La yema del huevo y las ostras son alimentos muy ricos en hierro, mineral cuya carencia produce anemia.

cantidades. El hombre adulto necesita aproximadamente 1 miligramo al día, mientras que la mujer adulta precisa aproximadamente 1,5 miligramos diarios a causa de la menstruación, dosis que debe aumentarse durante los últimos meses de embarazo, para que la madre pueda aportar el hierro necesario a su hijo.

Si el hierro no se tolera, causa dolores de estómago, acidez, estreñimiento o diarrea. Por otra parte, la intoxicación por hierro es muy peligrosa, especialmente en la infancia, por lo que si algún adulto de la familia toma suplemento de hierro, es esencial mantener este producto fuera del alcance de los niños.

Flúor. El cuerpo humano necesita este elemento químico esencial del grupo de los oligoelementos en pequeñas cantidades. Pero el aporte es fundamental para mantener la resistencia dentaria a la caries y para evitar la desmineralización ósea, ya que participa en el metabolismo cálcico de los huesos. En su estado natural, el flúor como tal es un gas muy tóxico, pero existe combinado en forma de fluoruros en el agua del mar, ríos y manantiales. Químicamente se conoce desde el siglo XVIII, pero su importancia en la prevención de las caries dentales no se descubrió hasta el siglo XX.

Tanto su falta como el exceso producen problemas. Si su carencia puede originar caries y desmineralización, su exceso puede alterar el metabolismo del yodo y el funcionamiento de la glándula tiroides. Las necesidades diarias de flúor varían en función de si la persona precisa prevenir la ca-

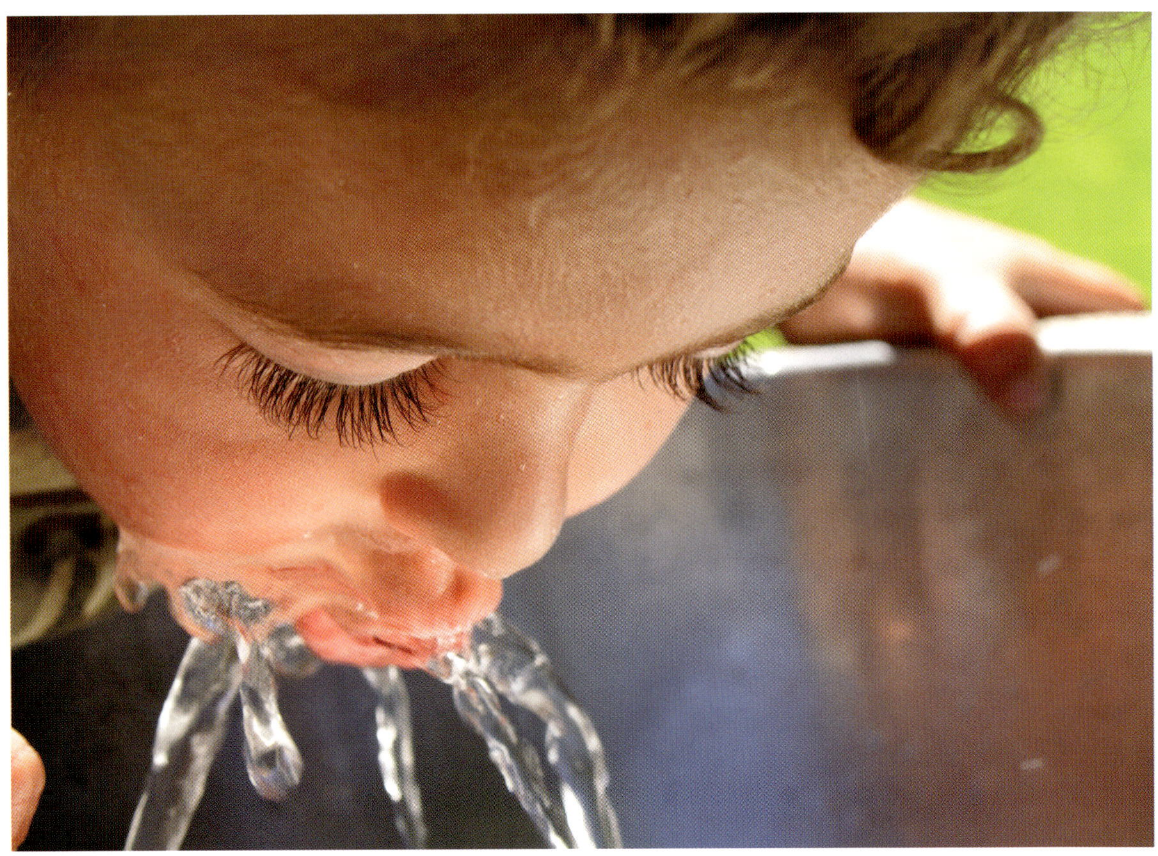

Imprescindible en cantidades muy reducidas, el flúor es un mineral que suele estar presente en las aguas de las redes públicas.

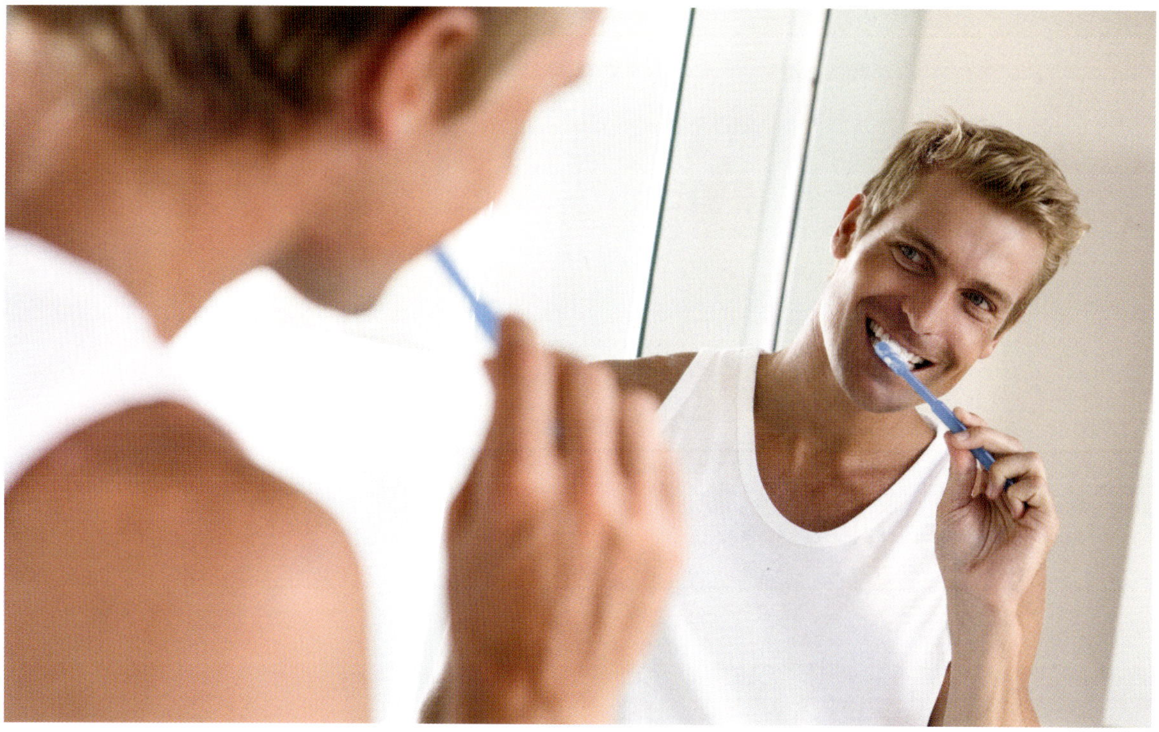

Importante en la prevención de las caries, los efectos del flúor pueden mejorarse con el empleo de pastas dentífricas que lo contengan.

ries y de la composición de las aguas potables que consuma. En general, las aguas de las redes públicas suelen tener flúor en cantidades suficientes para que, salvo excepciones, no se precisen suplementos que, por otra parte, deben tomarse con moderación. Además del agua, el té y el pescado de agua salada son también importantes fuentes de flúor. Se encuentra, asimismo, en algunas plantas como el diente de león y la col verde, y en los huesos y en los dientes de los animales.

Yodo. Es un elemento que se halla en el organismo humano en cantidades muy pequeñas, aunque es imprescindible para el funcionamiento de la glándula tiroides, situada en la parte anterior del cuello y que regula diversas funciones metabólicas, el crecimiento y la maduración del sistema nervioso central.

Estrechamente relacionado con el funcionamiento de la glándula tiroides, el yodo puede obtenerse de las algas marinas.

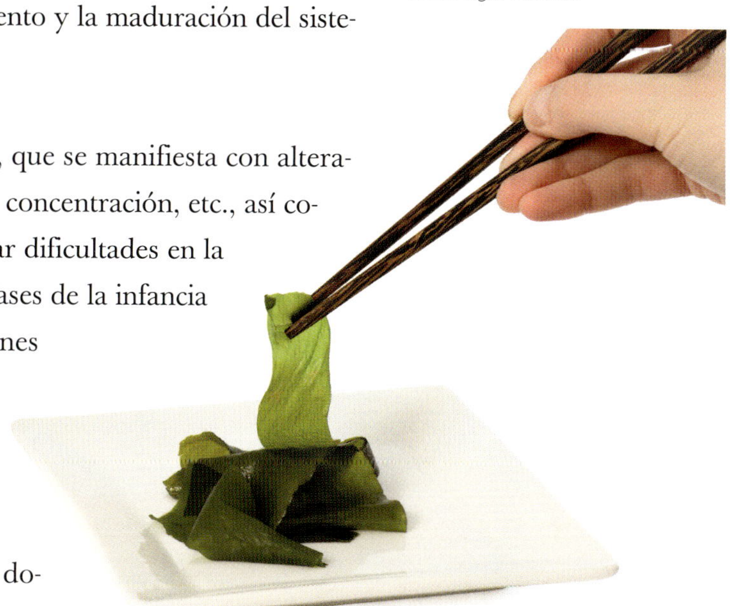

Su deficiencia produce una enfermedad grave, el hipotiroidismo, que se manifiesta con alteraciones del metabolismo, fatiga, abatimiento general, dificultad de concentración, etc., así como bocio o hinchazón de la glándula tiroides, que puede provocar dificultades en la respiración y molestias en el cuello. Si se padece en las primeras fases de la infancia produce además cretinismo, una patología que provoca alteraciones del crecimiento y déficit en el desarrollo intelectual. Es más frecuente en algunas zonas geográficas pobres en yodo, donde se aconseja cocinar con sal yodada.

Un exceso o intoxicación por yodo provoca irritación intestinal, dolor de cabeza y síntomas semejantes al catarro o resfriado, entre otros.

Como otros productos del mar, los mariscos presentan un contenido elevado de yodo.

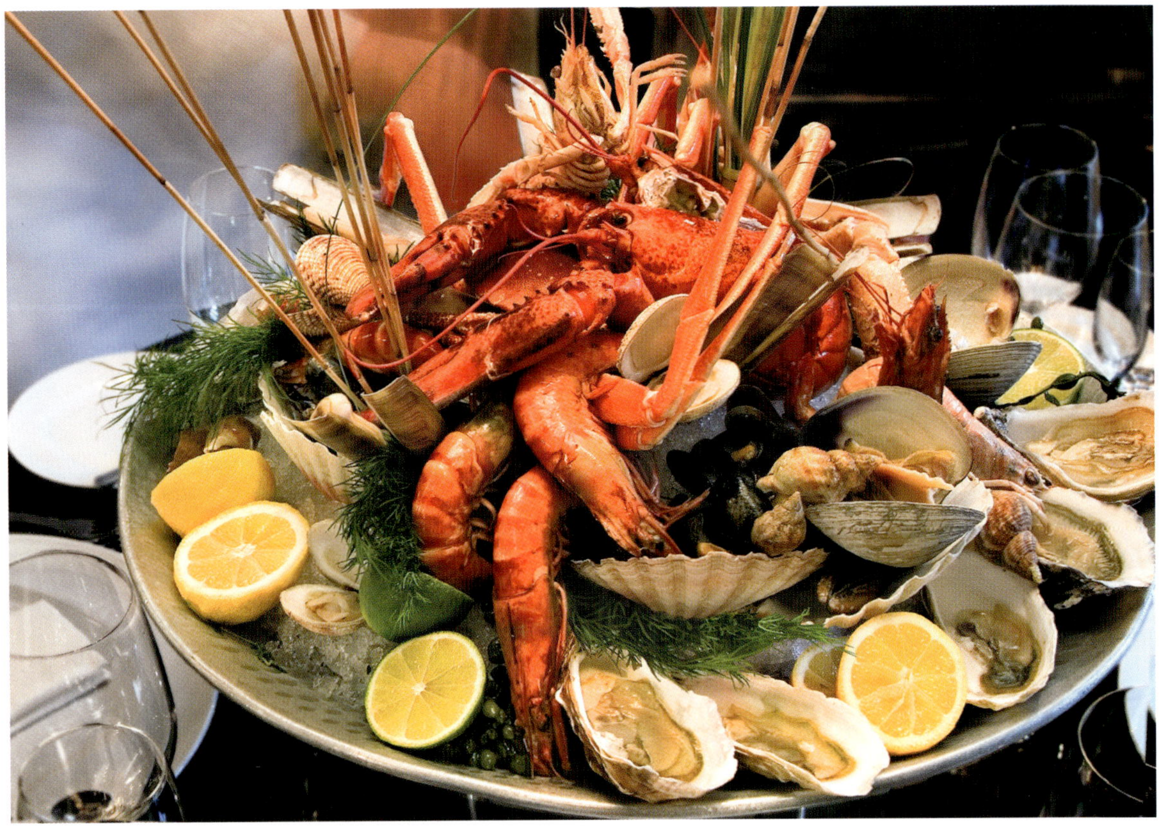

Todos estos síntomas desaparecen al cesar la ingesta de yodo. Puede ocasionar también reacciones alérgicas, aunque son poco frecuentes.

Se estima que las necesidades diarias de yodo se satisfacen con unos 20 a 50 microgramos por cada 1.000 kilocalorías de alimento ingeridas. El pescado marino y el marisco son las fuentes principales de yodo, alimentos ambos que se recomienda consumir unas dos veces por semana.

La coliflor es rica en sodio, mineral que el ser humano debe reponer de forma constante.

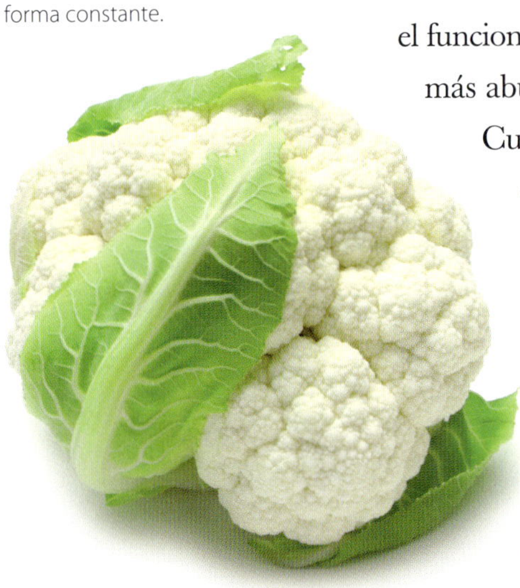

Sodio. Perteneciente al grupo de los electrolitos, forma parte de la sal común y es esencial para el funcionamiento del cuerpo humano. De todos los elementos presentes en forma iónica, es el que más abunda en el plasma sanguíneo, en el sudor y en otros líquidos corporales extracelulares. Cumple numerosas funciones metabólicas en el cuerpo humano. La principal consiste en controlar el equilibrio del volumen de agua del organismo. Es decir, evitar la pérdida excesiva de agua manteniendo la presión osmótica extracelular. También interviene en la regulación del equilibrio acidobásico, pero con la colaboración del cloro y otros elementos.

Si la cantidad de sodio no se ajusta a la que el organismo necesita, surgen trastornos diversos. La deshidratación o ciertas enfermedades metabólicas pueden provocar la presencia excesiva de sodio en la sangre, algo que también sucede cuando se ingiere demasiada cantidad de sal. Ello causa un aumento de la presión arterial y un incremento de peso a expensas de la retención de agua. También induce a que el riñón trabaje con mayor intensidad, ya que el sodio sobrante se elimina a través de la orina. En caso contrario, es decir, si la cantidad de sodio es deficitaria, hay que investigar si existe insuficiencia renal. Sin embargo, el cuerpo humano, cuando está sano, cuenta con los mecanismos precisos que le permiten controlar estos desequilibrios. El más importante es el que ejerce el riñón como regulador, eliminando el sobrante a través de la orina.

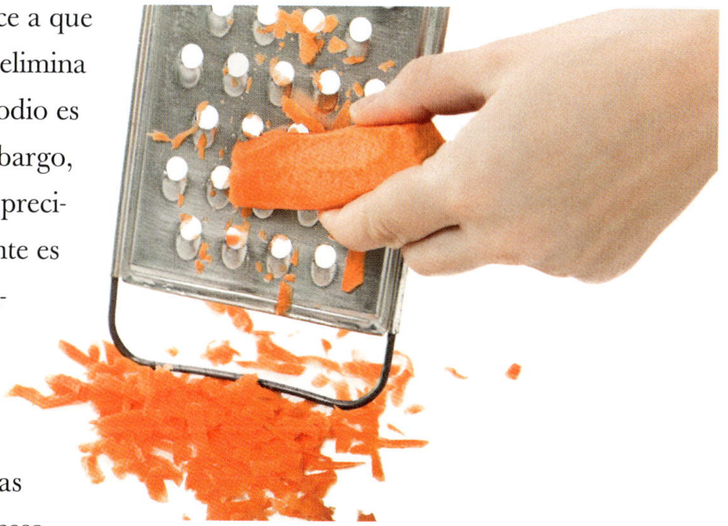

Muy sabrosas, las zanahorias crudas aportan al organismo minerales como sodio y potasio.

Puesto que el sodio se elimina de forma natural en el sudor y también en la orina, diariamente deben restaurarse estas pérdidas ocasionadas por las actividades de las personas. Las cantidades necesarias son pues muy variables y oscilan entre 185 miligramos y 5 gramos. Si la actividad ejercida obliga a beber unos cuatro litros de agua (deportistas con entrenamientos intensivos, trabajos con mucho esfuerzo físico o a temperaturas elevadas), se recomienda incrementar los aportes de sodio. Además de la sal, pueden aportar sodio al organismo otros alimentos como pan, queso, moluscos, cereales, zanahorias, coliflor, apio, huevos, espinacas, etc.

Potasio. Así como el sodio es el principal ión del medio extracelular, el potasio lo es del interior de las células. Interviene en funciones vitales tan importantes como el metabolismo celular, la síntesis de las proteínas y los glúcidos y el buen funcionamiento de los músculos, en particular del músculo cardíaco.

A través del intestino, el ser humano absorbe el potasio que le proporcionan los alimentos. Buena parte se localiza en el tejido nervioso y los músculos, siendo el riñón el órgano encargado de

Los deportistas deben consumir más sal para que sus niveles de sodio sean correctos.

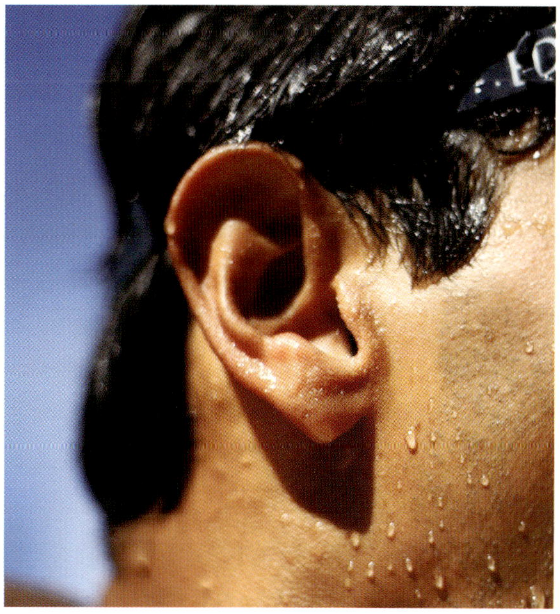

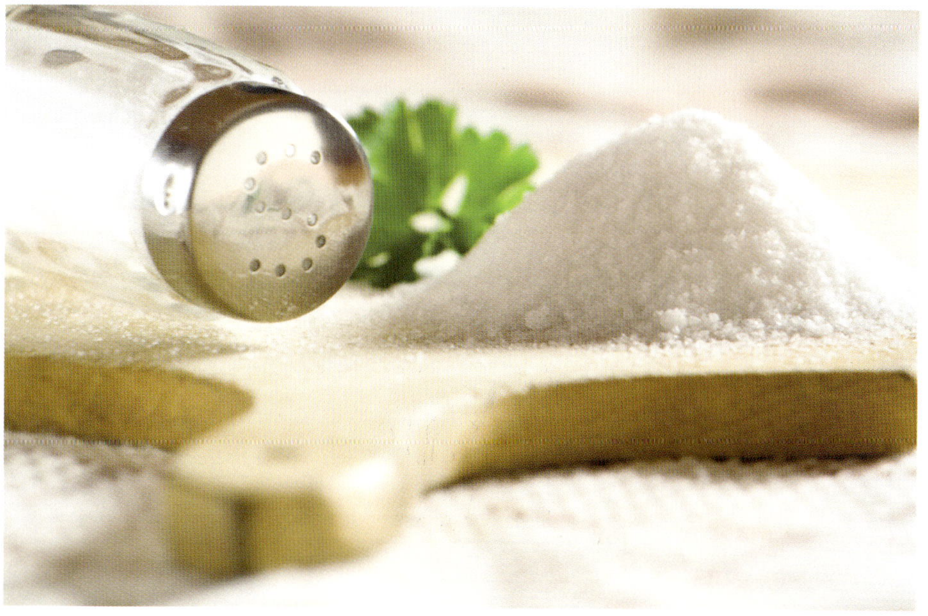

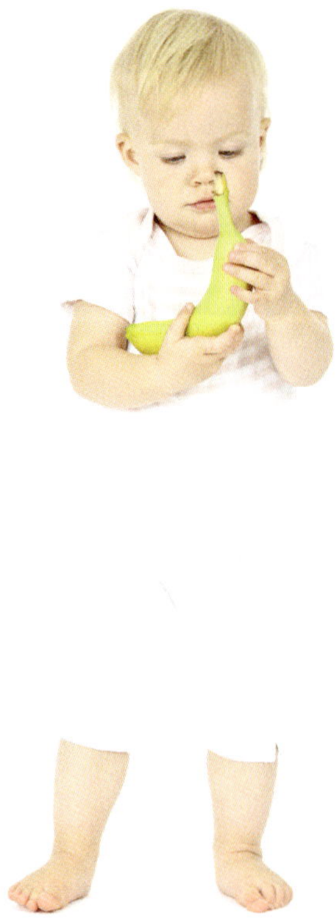

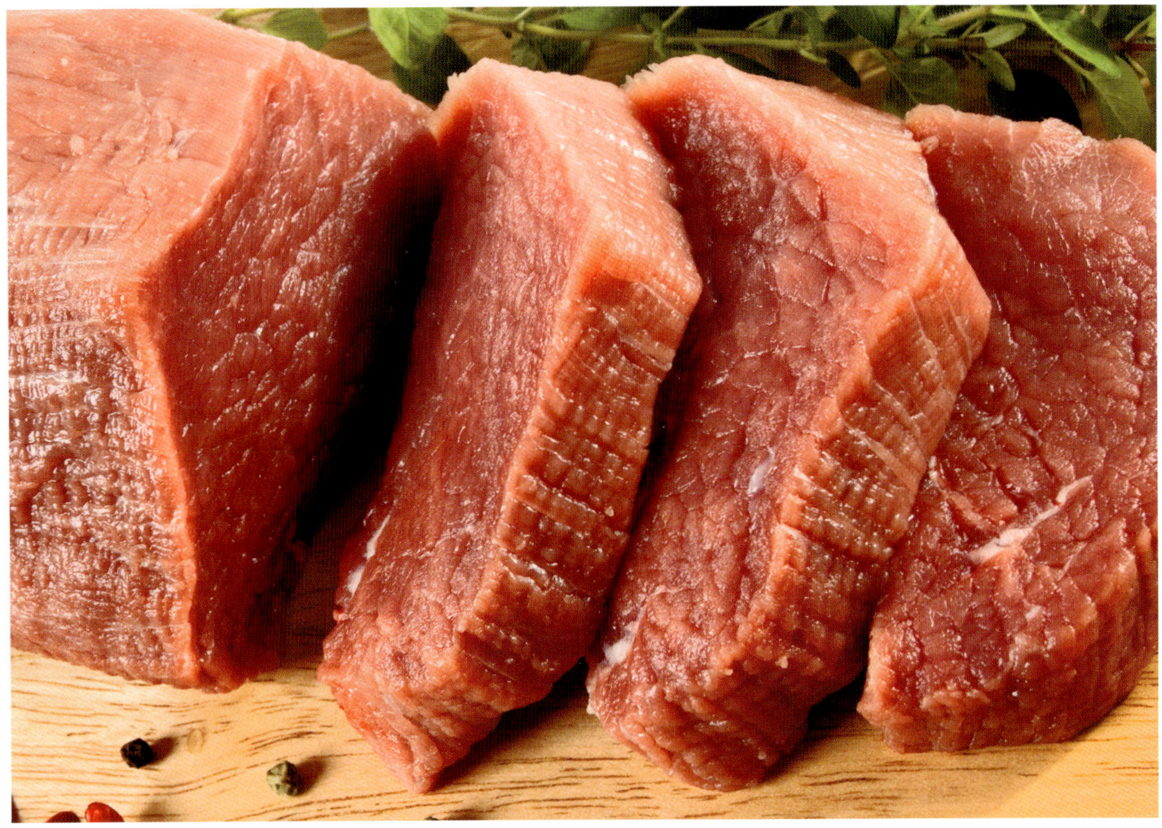

El plátano y la carne de ternera son algunos de los alimentos que se caracterizan por su alto contenido en potasio.

regular la concentración adecuada y de eliminar el exceso a través de la orina. También las hormonas de las glándulas suprarrenales intervienen en la regulación del potasio.

Tanto el exceso como el déficit en la concentración de potasio en la sangre provocan problemas de salud, aunque, en general, los trastornos de este metabolismo se dan casi únicamente por motivos de enfermedad renal o endocrinológica. En realidad, las carencias de potasio son muy raras, ya que casi todos los alimentos lo contienen. Sin embargo, el déficit puede aparecer causado por vómitos o diarreas que no remiten, manifestándose mediante debilidad muscular, irritabilidad, parálisis y taquicardia, que si se agrava puede ocasionar incluso la dilatación del corazón.

El exceso de potasio pueden sufrirlo los pacientes de insuficiencia renal aguda, hemólisis, o insuficiencia de las glándulas suprarrenales. Los principales síntomas que produce son bradicardia (ritmo cardíaco lento), hipotensión, colapso circulatorio y ocasionalmente paro cardíaco. Presente como ya se ha dicho en casi todos los alimentos, se encuentra especialmente concentrado en verduras como el brócoli, las patatas y las coles de Bruselas, en frutas como el plátano, la naranja, la mandarina, el albaricoque y el melocotón, y en las carnes de ternera, pollo, buey y cerdo.

Cloro. Es, junto con el sodio y el potasio, uno de los tres iones esenciales que regulan la distribución del agua y la acidez de la sangre del organismo humano. Esta última es una función metabólica tan precisa y exacta que si sufre percances provoca serios trastornos en el cuerpo. La

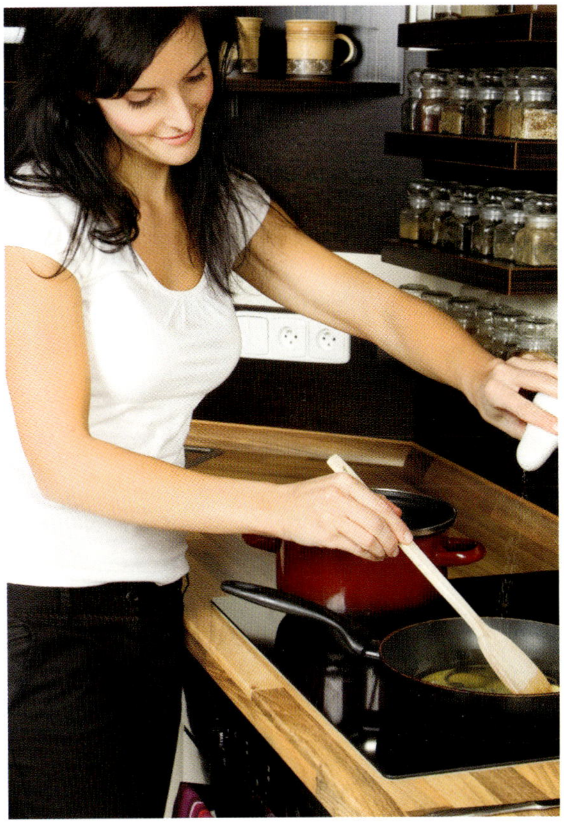

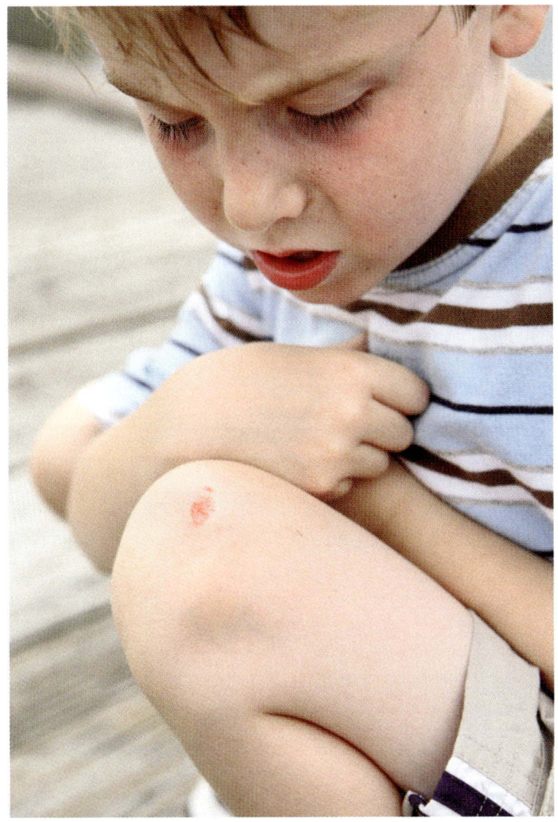

Gracias a la adición de sal a las comidas, el organismo obtiene el cloro que precisa, mientras que el cinc le ayuda a cicatrizar las heridas.

absorción, eliminación y funciones del cloro están estrechamente vinculadas a las del sodio. Es, además, un elemento presente en el sudor y en el jugo gástrico en forma de ácido clorhídrico. Por esta particularidad es posible conocer la existencia de fibrosis quística, una enfermedad que se caracteriza por trastornos pulmonares y digestivos, pero que se diagnostica gracias a la presencia de cantidades excesivas de cloro en el sudor.

La carencia de cloro puede presentarse en caso de sudoración extrema o vómitos prolongados. Pero cuando la persona está sana, el déficit de cloro suele ser raro. En general, las necesidades de cloro diarias, entre 1 y 5 miligramos, se abastecen con una dieta equilibrada, gracias al cloruro sódico o sal común que se utiliza para condimentar los alimentos. Asimismo, carnes, huevos y leche son productos ricos en cloro.

Cinc. Forma parte del grupo de elementos traza, por lo que las necesidades que el organismo tiene de cinc son muy reducidas. Sin embargo, es imprescindible para el crecimiento normal del organismo y otras muchas funciones. Por ejemplo, interviene en el proceso de cicatrización y curación de las heridas; forma parte de muchas enzimas que controlan el metabolismo humano; ayuda a mantener la concentración adecuada de vitamina A en la sangre, y realiza importantes funciones en la retina ocular. El déficit de cinc causa retraso en la cicatrización y curación de las heridas, alteraciones en el sentido del gusto, anorexia, crecimiento lento en los niños, así como problemas de la piel. Si la carencia es crónica y acusada puede provocar enanismo y esca-

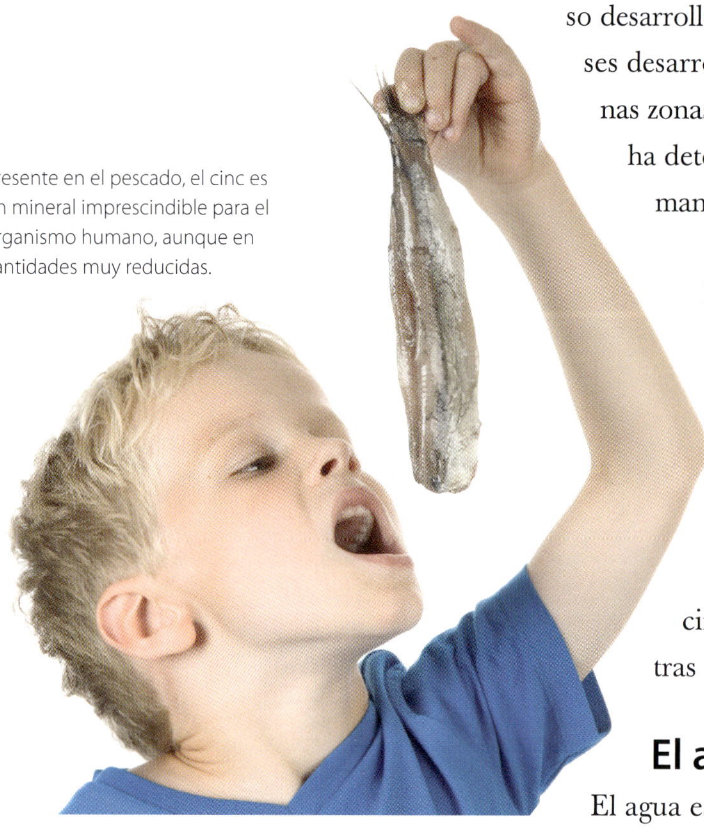

Presente en el pescado, el cinc es un mineral imprescindible para el organismo humano, aunque en cantidades muy reducidas.

so desarrollo genital. Es difícil que estas patologías se diagnostiquen en los países desarrollados, donde la dieta es variada, aunque, por ejemplo, hay algunas zonas de Estados Unidos cuyas tierras son pobres en cinc, por lo que se ha detectado en sus habitantes carencias parciales de este mineral que se manifiestan con diarreas crónicas y mala absorción intestinal.

De los 1,4 a 2,3 gramos de cinc que contiene el organismo humano, parte se concentra en los huesos, dientes, espermatozoides, próstata y piel. Al parecer, las personas adultas necesitan un aporte de entre 8 y 10 miligramos diarios para que su organismo tenga las dosis que precisa. Estas cantidades se obtienen con una dieta equilibrada en la que no falten carnes, huevos, leche, cereales, legumbres, pescados y mariscos. La absorción del cinc se realiza a través del duodeno, una parte del intestino, mientras que se elimina por las heces.

El agua

El agua es un líquido incoloro, inodoro e insípido fundamental para el desarrollo de la vida. Es el elemento predominante en todos los seres vivos, representando incluso el 99 % en algunas medusas. Es también esencial para la especie humana que la contiene entre el 75 % (un recién nacido) y el 60 % (una persona adulta). Más de la mitad del agua del organismo humano se localiza en el interior de las células, mientras que el resto se reparte

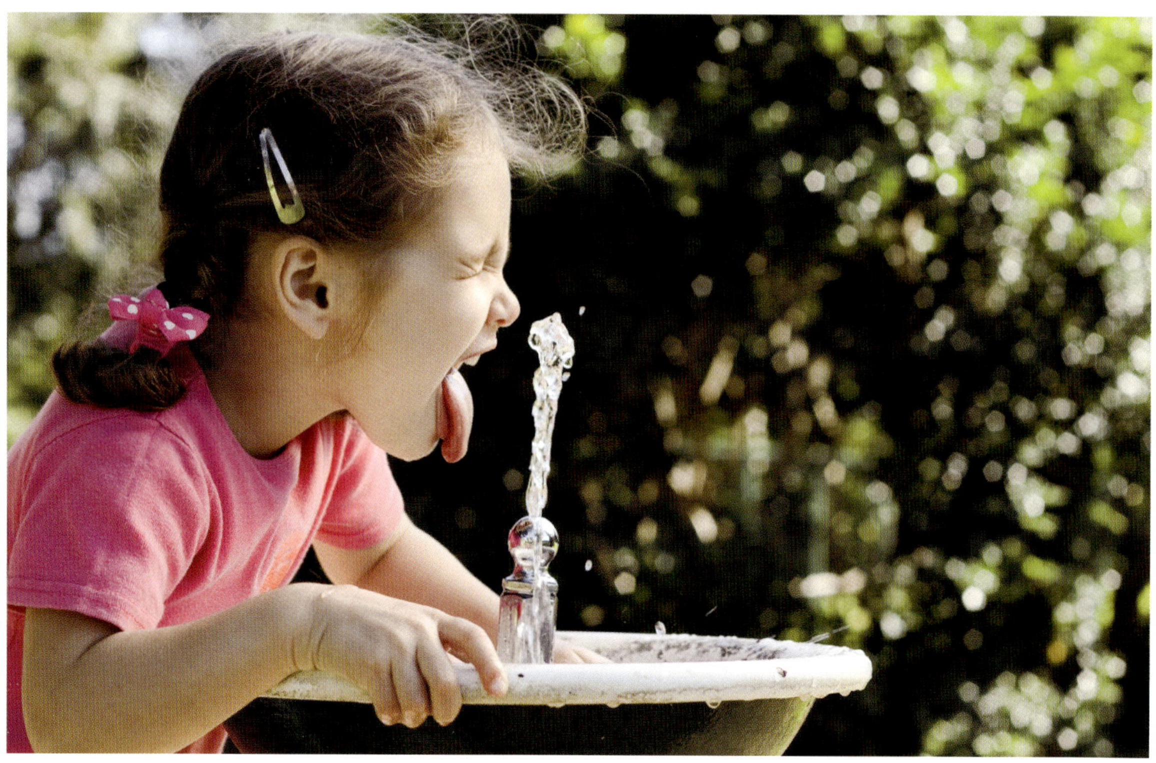

El ser humano no puede prescindir de beber agua, el elemento más abundante de todos los que componen su organismo.

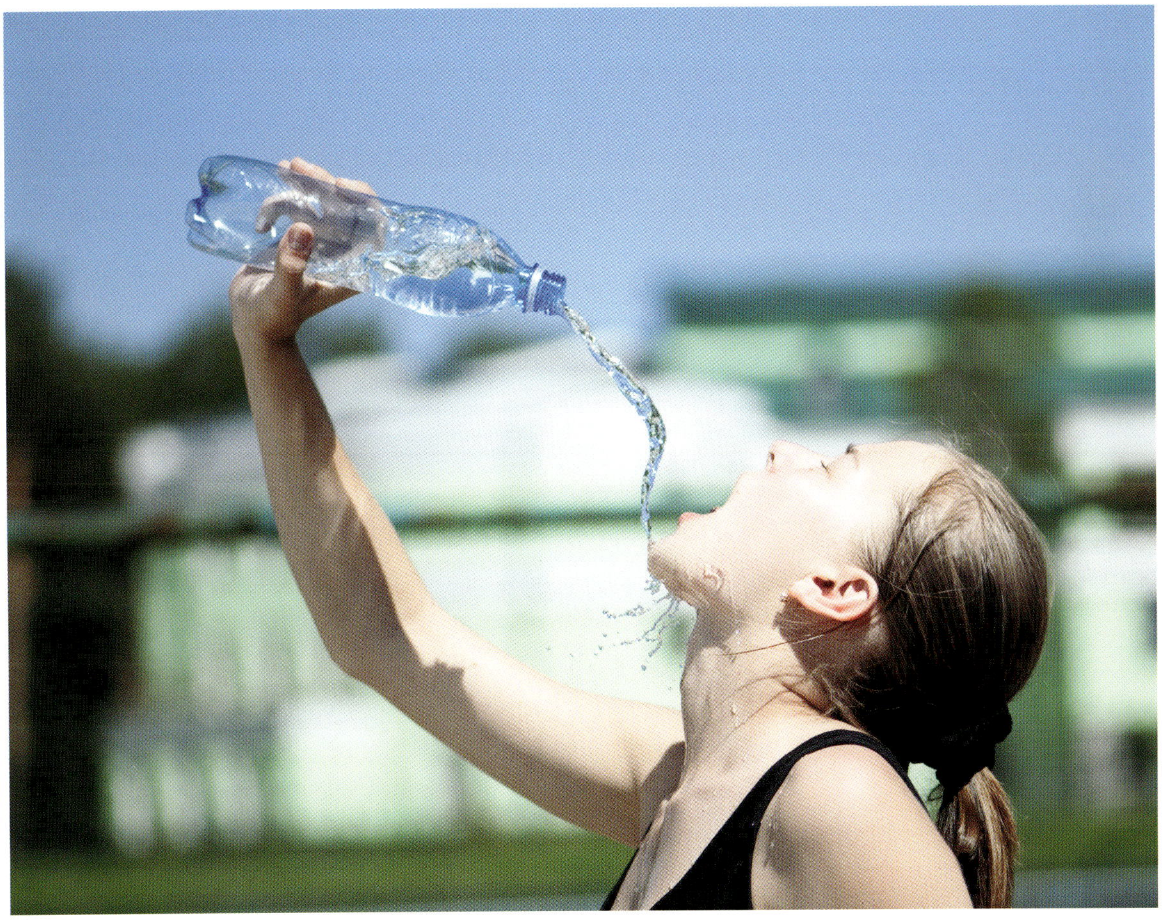

Cuanto más intenso es el ejercicio físico, mayor es la cantidad de agua que precisa el organismo humano para compensar su eliminación.

por los tejidos y la sangre. Con el paso de los años, se producen las alteraciones fisiológicas propias de la vejez, una de las cuales es la deshidratación de los tejidos. De ahí que el contenido en agua sea entonces más bajo.

El agua es un nutriente indispensable, ya que apenas se vive unos pocos días careciendo totalmente de ella. El agua se ingiere directamente como tal, o formando parte de otras bebidas, y con los alimentos. Aunque, a veces, puede contener sales minerales, no es un nutriente que se ingiera con este fin ni para la obtención de vitaminas o energía. Las necesidades del aporte de agua son, sin embargo, paralelas a las de energía: entre 1 y 1,5 centímetros cúbicos de agua por cada kilocaloría alimentaria.

Su composición

En estado químicamente puro, el agua es una sustancia inorgánica compuesta por dos gases, hidrógeno y oxígeno (H_2O). Pero en la naturaleza siempre se la encuentra mezclada con otras sustancias que le proporcionan los terrenos de donde procede o por donde circula. Así, el agua de consumo no es pura, sino que contiene disueltas diversas sustancias, como sales minerales y gases (dióxido de carbono, sulfato de calcio, cloruros, sales de magnesio, hierro, cobre, etc.). También puede contener derivados orgánicos procedentes de las capas biológicas, vegetales o animales.

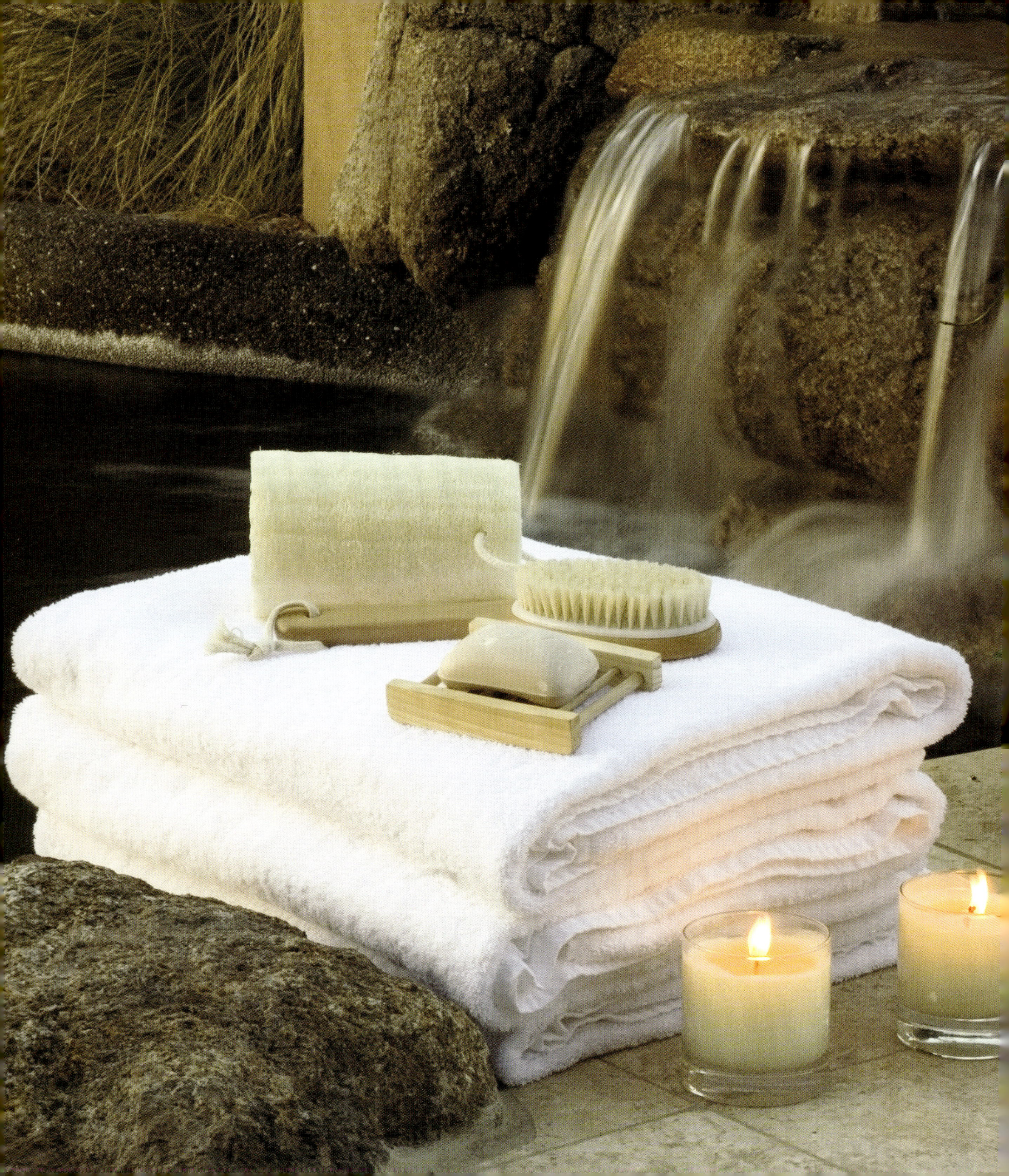

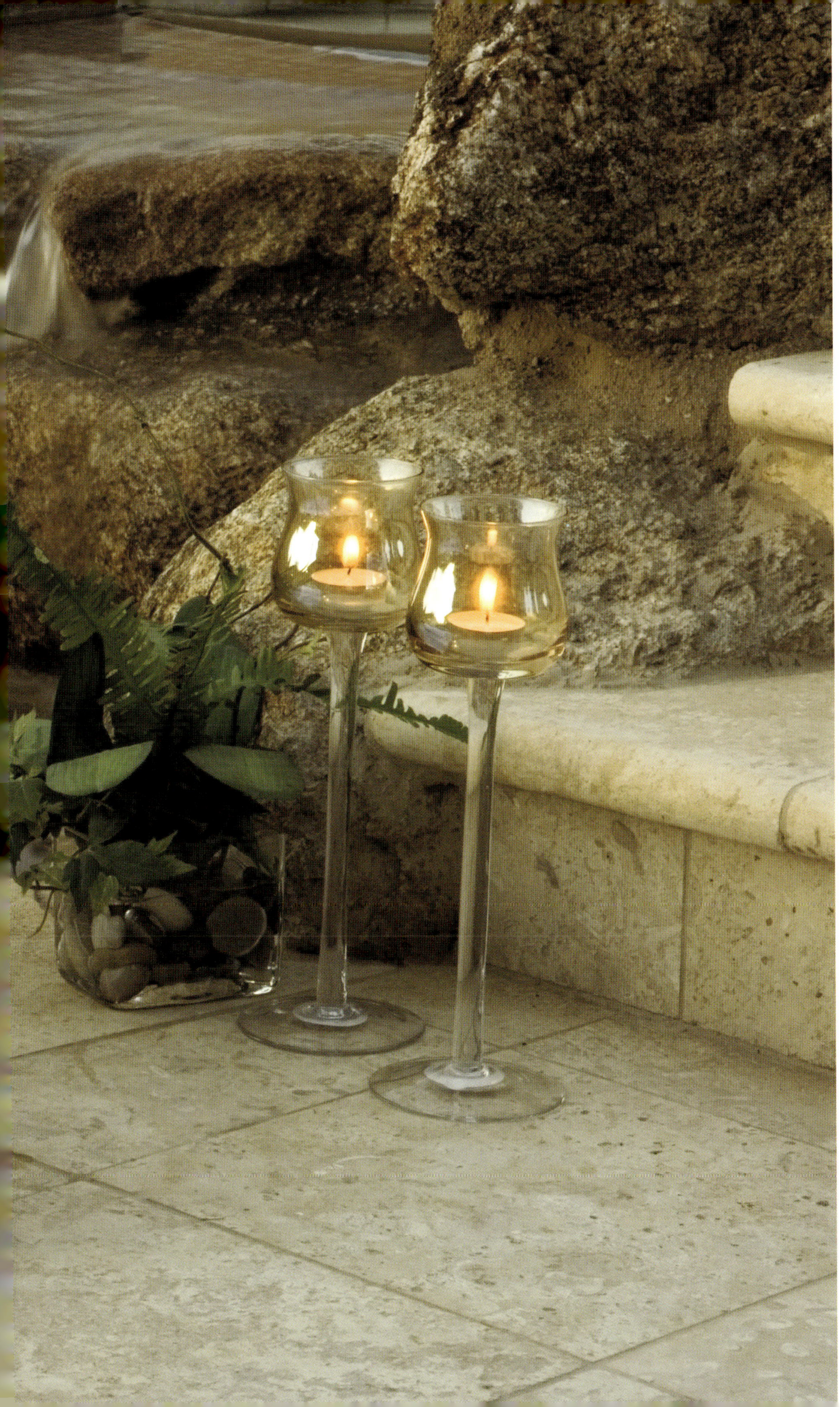

Además de sus componentes básicos, el agua contiene también sales minerales, por lo que se aprovecha en los centros termales con fines terapéuticos.

La cantidad de agua que cada persona precisa para sobrevivir varía en función de su peso.

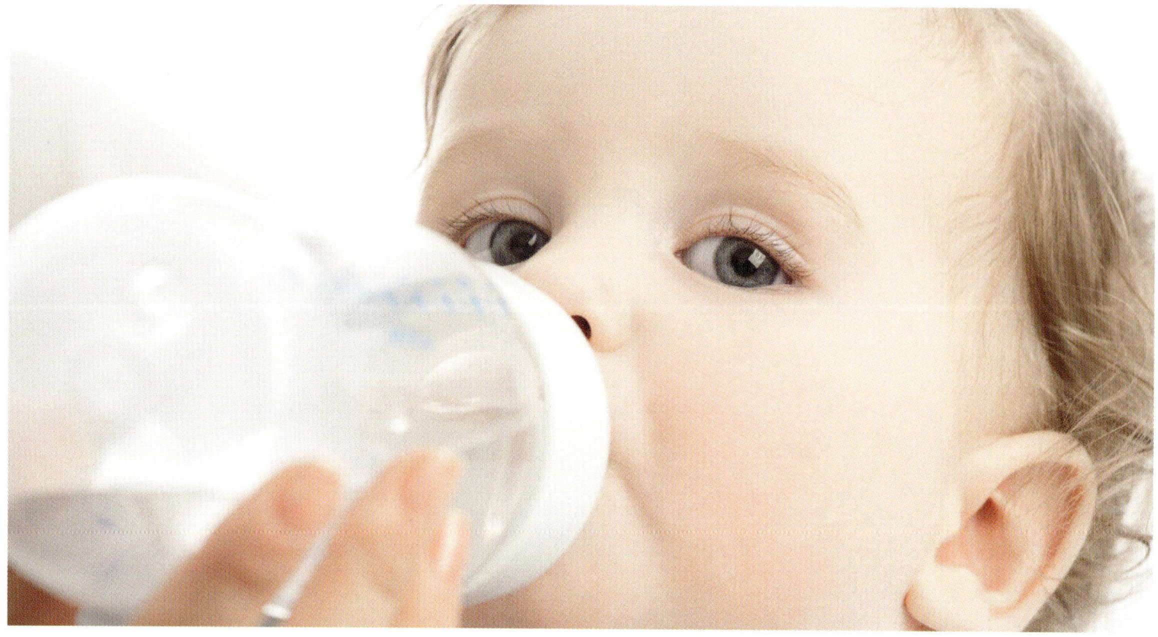

Estas sustancias pueden resultar beneficiosas o dañinas para el ser humano. Por ejemplo, si contienen flúor son excelentes para la salud dental, por su capacidad de prevenir las caries dentales. En cambio, las aguas muy alcalinas disuelven con facilidad el plomo de las tuberías (las instalaciones con este material está prohibidas por la Unión Europea y en España ya no se utilizan desde 1975) y ello puede ocasionar intoxicaciones por este metal. Pero, en general, las concentraciones de los elementos minerales disueltos en el agua (calcio, magnesio, carbonatos, silicatos, etc.) suelen ser pequeñas y por tanto se consideran inocuas.

También forman parte integrante del agua algunas bacterias, hasta tal punto que la calidad del agua potable se mide en función del número que contiene. Sin embargo, sólo se acepta la potabilidad del agua cuando está libre de gérmenes nocivos.

Sus funciones

Una de las funciones fisiológicas más importantes del agua es ser el medio donde se producen las reacciones bioquímicas de los seres vivos. Sin agua no existe vida activa, y las enzimas, que son proteínas, precisan un medio acuoso para poder intervenir en el metabolismo. Asimismo es el medio en el que se establece comunicación entre las células. La sangre, un medio acuoso, transporta oxígeno y nutrientes a los tejidos, retirando materiales de desecho. La filtración renal, el fraccionamiento de los nutrientes en el intestino, la fecundación de las células reproductoras y la eliminación de los productos de excreción se realizan asimismo en el agua. Y en definitiva, casi todas las funciones celulares y orgánicas se realizan en medios acuosos.

Otra de sus funciones consiste en regular la temperatura corporal. Y, por supuesto, se utiliza con fines terapéuticos. Es esencial en el tratamiento de las gastroenteritis para paliar la deshidratación que amenaza con causar graves problemas. Mezclada con sales (sodio, cloro) y azúcar permite reponer, bebiendo, la cantidad que se pierde a través de las heces. En ciertos pacientes con deshidrataciones muy importantes, el agua que necesitan y las sales mencionadas se les administran por las venas. También se utiliza para aliviar el dolor de las inflamaciones, de los traumatismos o esguinces aplicándola en forma de hielo. En cambio, para aliviar las congestiones nasales, una buena fórmula consiste en calentarla y aspirar su vapor.

Una medida muy saludable es procurarse un aporte diario de agua en abundancia, uno o dos litros, en función de la temperatura ambiente. En cambio, se recomienda beberla con moderación durante el transcurso de las comidas, ya que la ingestión de líquidos lentifica el proceso de la digestión. Hay que tener en cuenta que una ingesta abundante de agua ayuda al buen funcionamiento del riñón y, en consecuencia, a una más fácil eliminación de las toxinas.

Buena muestra de la importancia del agua es que algunas de sus propiedades físicas se han utilizado para establecer los patrones de medida de las temperaturas y los pesos. Por ejemplo, los 0 °C corresponden a la temperatura a la que se congela el agua, mientras que los 100 °C es la temperatura a la que hierve. Por otra parte, un kilogramo de peso es definido como el peso de un litro de agua destilada, mezcla pura de oxígeno e hidrógeno (H_2O), sin ningún material disuelto en ella. En cambio, según su contenido en minerales, las aguas pueden ser oligometálicas, de mineralización muy débil, débil, media o fuerte, o marina cuando la concentración es parecida al agua de mar. Estas aguas naturales pueden brotar frías o calientes (termales) y, según su composición, el agua puede ser: acidulada, amarga, arsenical, estróncica, ferruginosa, litínica, boratada, bromurada, fluorada, yodurada, sulfurosa y radiactiva.

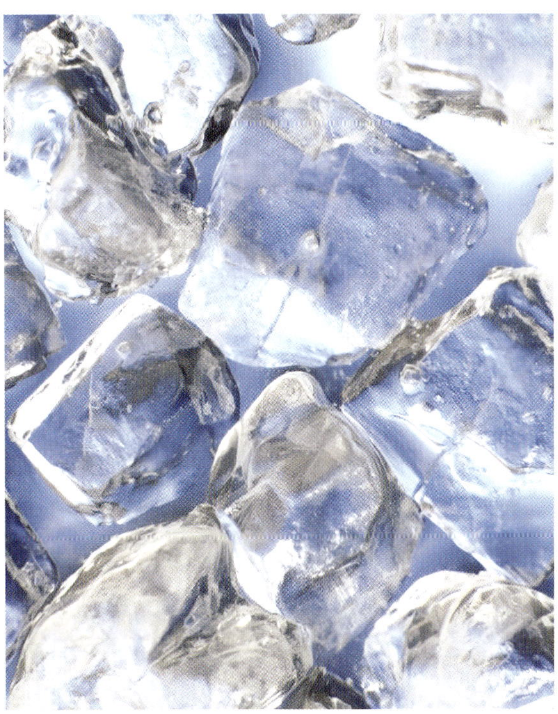

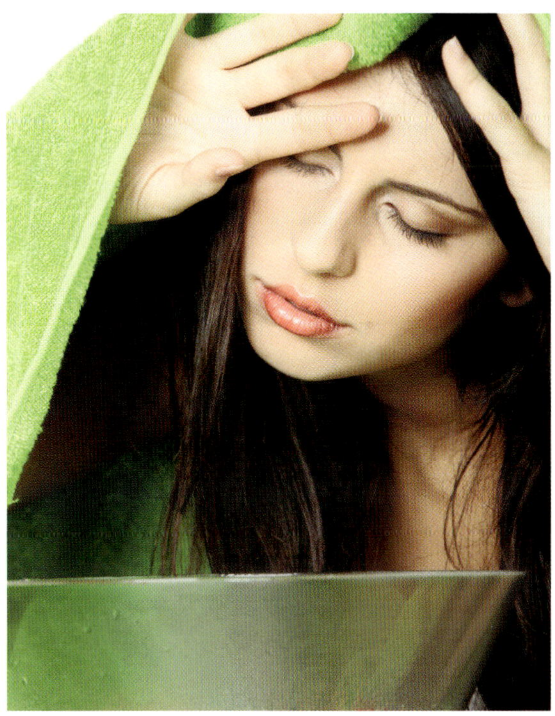

Entre sus muchas aplicaciones terapéuticas, el agua alivia inflamaciones cuando está helada, o remedia congestiones nasales con su vapor.

Como mínimo hay que reponer el agua que diariamente se elimina para mantener el equilibrio del organismo. Cada día entran en el cuerpo, por término medio, entre 1 y 1,5 litros de agua con las bebidas y 1 litro con los alimentos, mientras que las reacciones metabólicas producen unos 300 centímetros cúbicos. Por otro lado, cada día se eliminan 1,5 litros por la orina, 0,5 litros a través de la transpiración por la piel, de 100 a 200 centímetros cúbicos con las heces, y 350 centímetros cúbicos con la respiración.

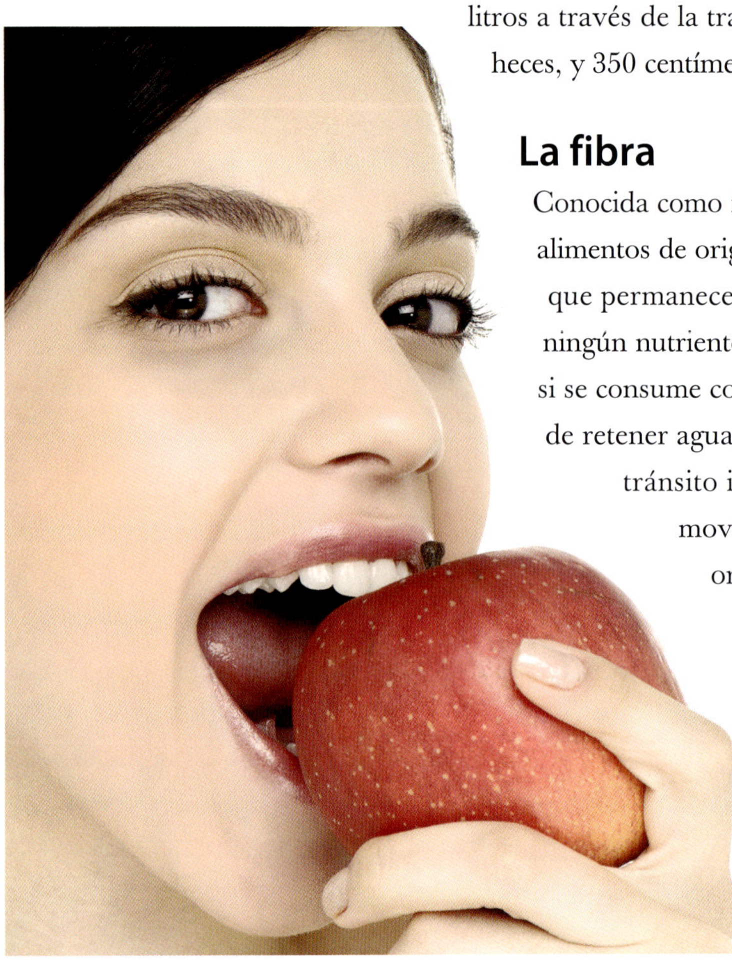

Si se comen con piel, las frutas aportan mayor cantidad de fibra vegetal, nutriente que estimula el movimiento intestinal y favorece el proceso digestivo.

La fibra

Conocida como fibra vegetal, dietética o alimentaria, es el componente de muchos alimentos de origen vegetal que el organismo humano no absorbe ni digiere. Aunque permanece inalterable ante la acción de las enzimas digestivas y no aporta ningún nutriente al organismo, tiene propiedades muy beneficiosas para la salud, si se consume con regularidad. Entre sus muchas cualidades, destaca la capacidad de retener agua, gracias a lo cual aumenta el volumen de las heces y favorece el tránsito intestinal del bolo digestivo, ya que provoca un incremento del movimiento del intestino. También facilita la absorción de materiales orgánicos, elementos iónicos metálicos, como el sodio, el potasio, el calcio y el magnesio, y otras sustancias, como el colesterol, ácidos biliares y diversas toxinas que pueden acompañar a los alimentos, colaborando además a que el organismo elimine el exceso de grasas y azúcares. En suma, limpia el intestino y, por ende, el organismo.

En la actualidad, se considera que la fibra puede ayudar a prevenir algunas enfermedades muy habituales en los países industrializados, como el estreñimiento, el cáncer de colon, la diabetes y algunas patologías cardiovasculares. Una medida muy saludable consiste en ingerir al menos unos 30 gramos de fibra al día. El organismo puede obtenerla de las legumbres, las verduras y las frutas con piel, alimentos todos ellos con un considerable contenido en fibra.

Su composición y tipología

Por su composición química, las fibras dietéticas son, molecularmente hablando, hidratos de carbono, es decir, azúcares, pero con la particularidad de que muchos no se absorben ni se digieren. Son polisacáridos (celulosa, hemicelulosa, pectina, lignina) no digeribles.

Existen diferentes tipos de fibras. Algunas son insolubles en agua y no fermentan con las bacterias intestinales, mientras que otras sí son solubles y las fermentan las bacterias del colon. Las primeras no se modifican durante el tránsito intestinal y se eliminan tal como se han ingerido. De marcado efecto laxante, son excelentes para combatir el estreñimiento. Las segundas producen abundantes

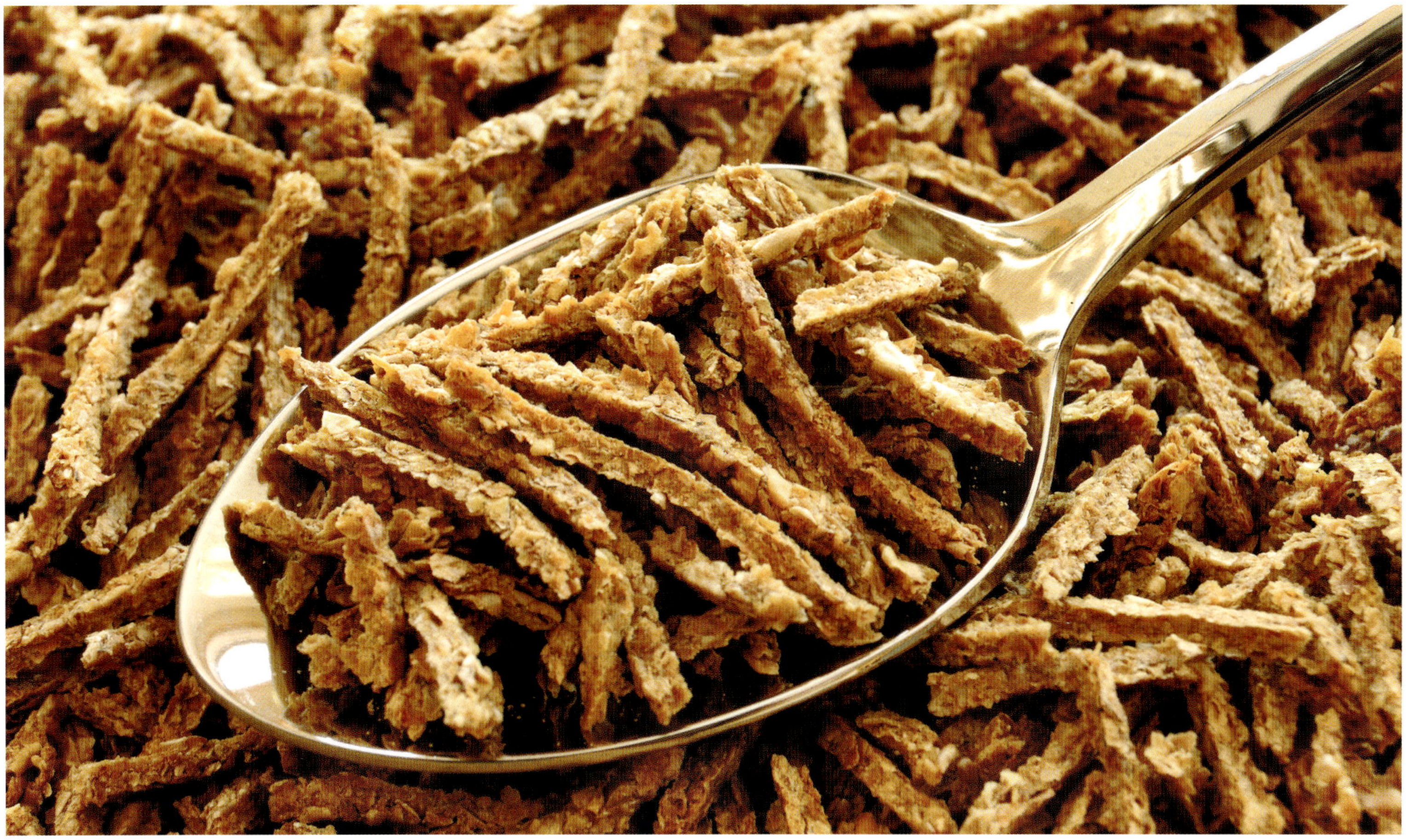

Muy rico en fibra vegetal por mantener las capas externas del cereal una vez refinado, el salvado de trigo es muy útil para paliar los problemas de estreñimiento.

gases y con ellas el organismo regula la absorción de azúcar y grasas. Constituyen pues un tratamiento natural contra el exceso de azúcar y de grasas en la sangre.

Aplicaciones terapéuticas

Existen numerosas aplicaciones terapéuticas naturales de la fibra dietética. Una de las más conocidas y eficaces es la regulación intestinal y la prevención o tratamiento del estreñimiento, mediante la ingesta de salvado de trigo, por ejemplo. También la obesidad se trata con fibra, ya que ésta aumenta la sensación de saciedad y disminuye la absorción de grasas y azúcares. En consecuencia, reduce de forma natural el contenido calórico de la dieta. La fibra se usa, asimismo, para prevenir el cáncer de colon, porque reduce la absorción de las grasas y evita el estreñimiento, de modo que las heces y sus sustancias tóxicas no mantienen un contacto tan prolongado con las paredes y células del intestino grueso. En cuanto a la diabetes, las fibras solubles frenan la absorción de los hidratos de carbono presentes en los alimentos. Se recomienda pues a las personas diabéticas incluir fibras solubles en sus dietas para intentar controlar el incremento de su glucemia después de las comidas.

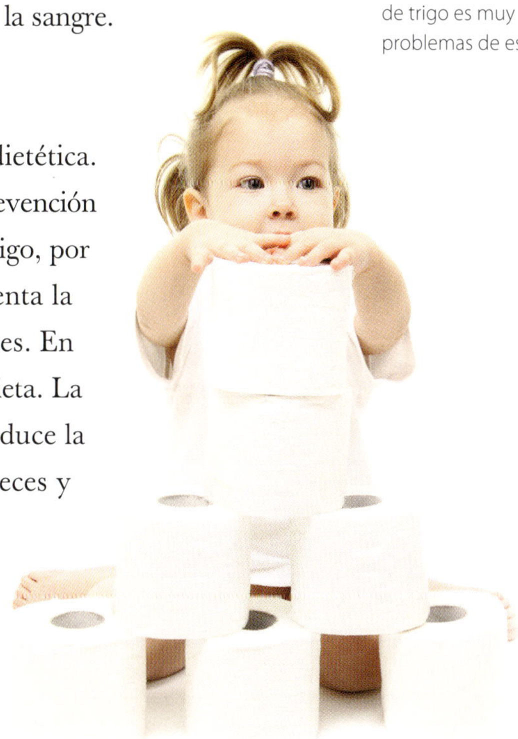

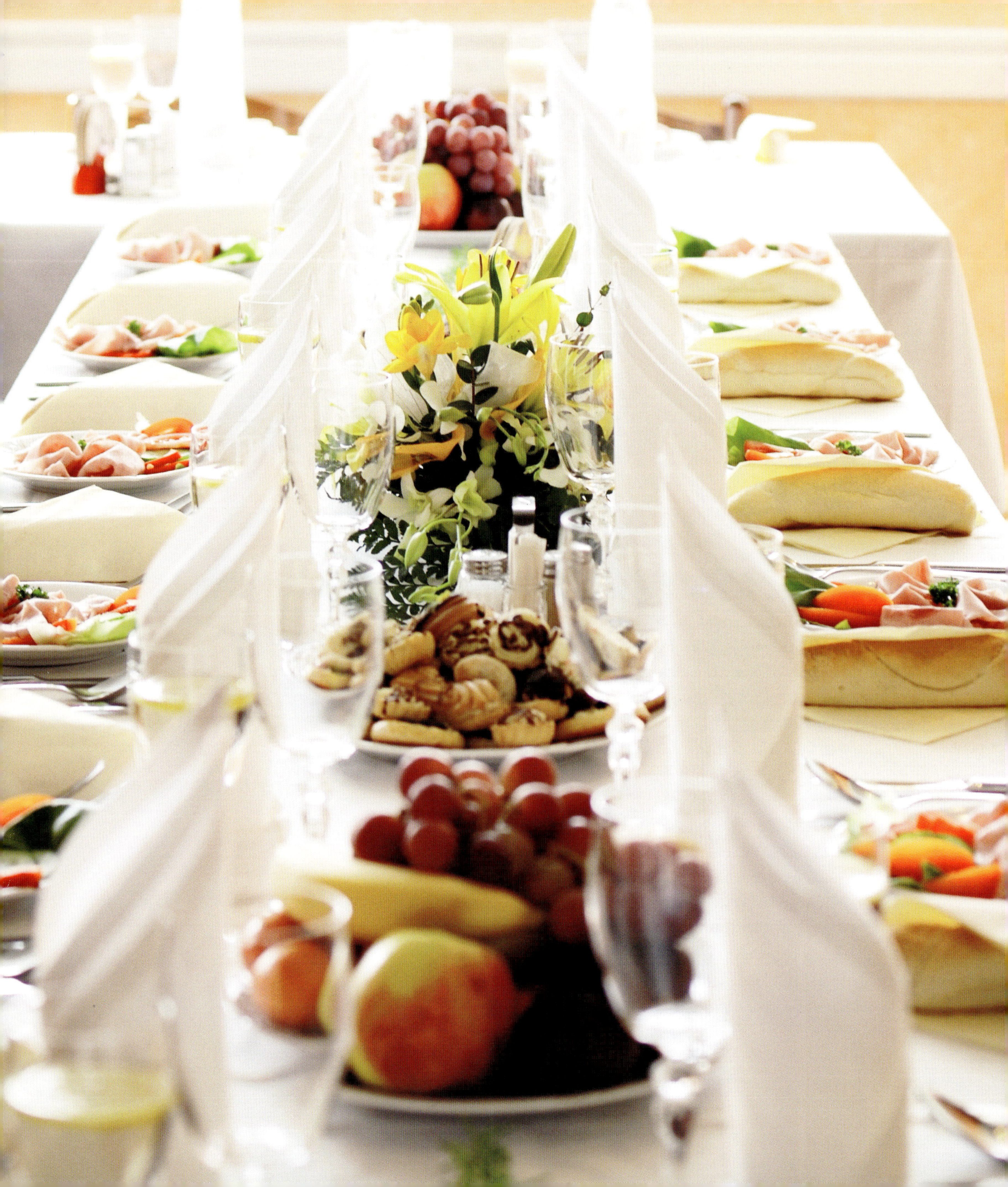

Los alimentos
fuente de energía y regeneración

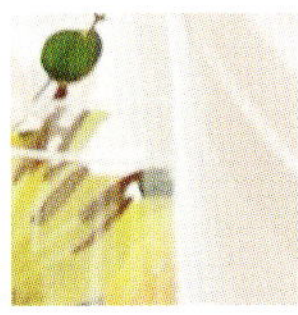

Los alimentos son aquellas sustancias naturales o transformadas que el ser humano ingiere y que, una vez absorbidas y asimiladas por su organismo, compensan su constante desgaste energético y le ofrecen la posibilidad de crecer y regenerar sus células. Esta renovación constante de las estructuras corporales del ser humano es, por otra parte, muy variada y precisa ritmos diferentes según las distintas etapas de la vida y la actividad cotidiana de cada persona.

Imprescindibles, pues, para el normal desarrollo de las funciones vitales de los seres vivos, son pocos los alimentos que, como la sal o el azúcar, contienen un solo tipo de elemento nutritivo. La mayoría se componen de una amplia y variada gama de sustancias nutritivas y rara vez un único alimento satisface todas las necesidades nutricionales. Si se conocen las características nutritivas de los alimentos, puede elegirse entre los que poseen propiedades complementarias y elaborar una alimentación personalizada que sea convenientemente nutritiva y satisfaga el paladar.

A lo largo de la historia, la búsqueda y obtención de los alimentos sido fundamental para la supervivencia de la humanidad. Su importancia ha sido tal, que se le tiene como uno de los motores principales de su evolución y adaptación al medio. Pero, actualmente, en los países desarrollados el placer vinculado a la gastronomía ha adquirido importancia frente a la necesidad fundamental de la nutrición. Es un error, sin embargo, pensar que el ser humano ha dejado por ello de precisar los alimentos básicos que le permiten cubrir la función nutritiva. Al contrario, una alimentación va-

En la página izquierda, mesa dispuesta para un banquete, fórmula social para compartir los alimentos.

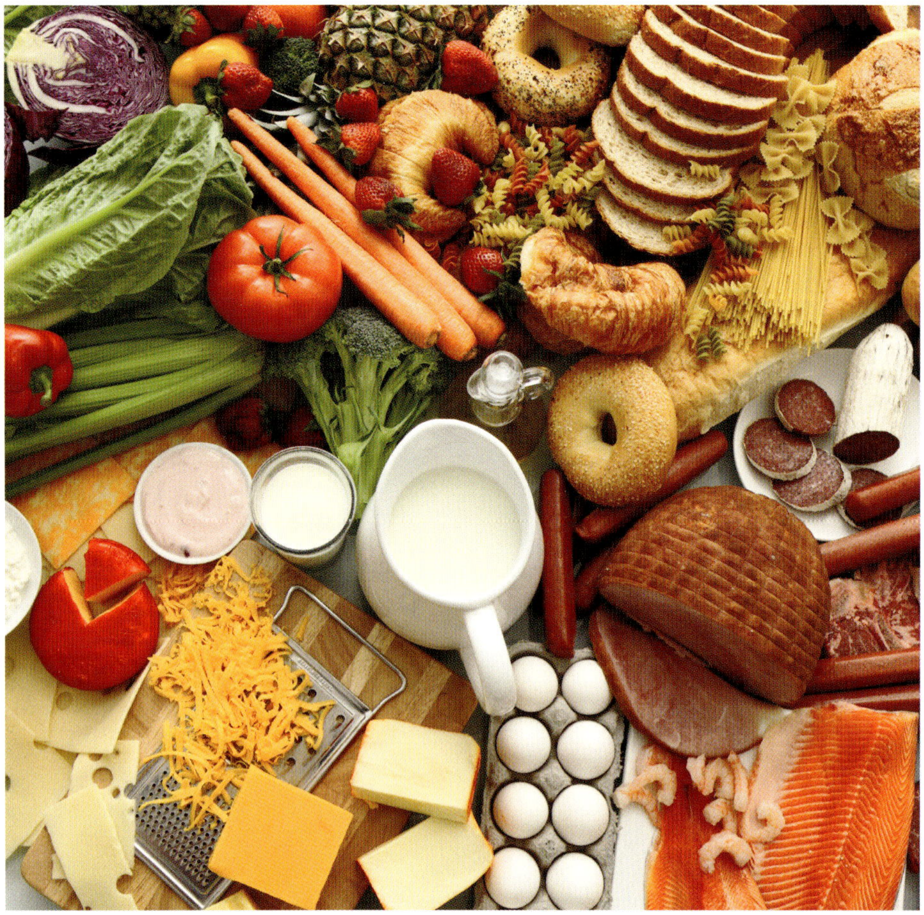

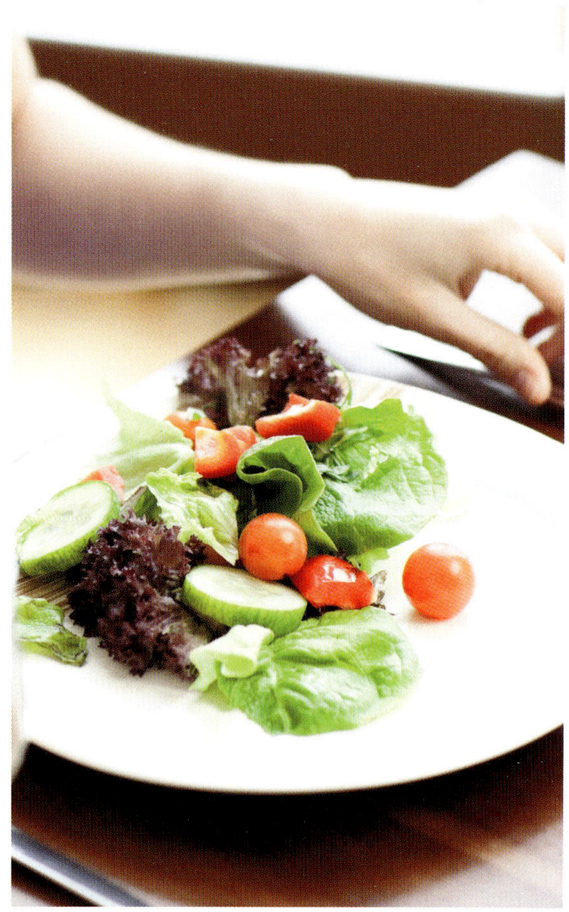

La mejor forma de mantener la salud consiste en practicar una alimentación lo más variada y equilibrada posible.

riada, en el sentido más amplio, favorece la obtención del equilibrio nutritivo que necesita el organismo humano y le permite mantenerse en un buen estado de salud.

Tipos de alimentos

Los alimentos se presentan en la naturaleza en forma sólida o líquida. Procedentes tanto del reino animal como del vegetal, pueden clasificarse de muchas maneras, en general, agrupados por diferentes características: origen, composición, tratamiento industrial, etc. Una vez ingeridos, los alimentos progresan por el tubo digestivo donde, gracias al proceso metabólico, ceden sus nutrientes que son absorbidos por el organismo.

Las uñas crecen gracias a las proteínas que aportan al organismo los alimentos plásticos.

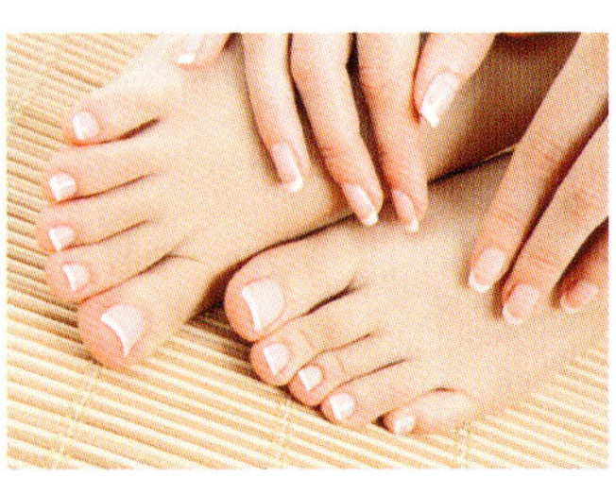

Según la misión que cumplen, pueden establecerse tres grupos de alimentos diferentes. Uno de ellos corresponde a los alimentos plásticos. Formadores y reparadores de los tejidos corporales, están compuestos básicamente por proteínas, aunque también los acompañan otros nutrientes, por ejemplo, algunos minerales como el calcio, el fósforo o el hierro.

El segundo grupo corresponde al de los alimentos energéticos o combustibles orgánicos. Lo forman aquellos alimentos que aportan, gracias a su combustión, el calor y la energía que precisa el organismo. A él pertenecen los compuestos mayoritariamente por hidratos de carbono, como los azúcares, cereales, patatas, leguminosas, etc. Los alimentos reguladores forman el tercer grupo. Muy heterogéneos, suelen definirse como acalóricos y se trata de aquellos que contienen vitaminas, minerales, fibra y agua.

En función de una mayor presencia de los diferentes nutrientes, los alimentos se reúnen en los grupos que a continuación se examinan: carnes, pescados, huevos, leche y derivados lácteos; legumbres, cereales y tubérculos; verduras; frutas; aceites y grasas; bebidas refrescantes, estimulantes y alcohólicas; azúcar y edulcorantes; sal y condimentos. Para conseguir una dieta equilibrada, los cinco primeros deben ser parte integrante de la alimentación diaria.

Carnes, pescados, huevos y leche

Este grupo está integrado por alimentos en apariencia muy diferentes, pero muy similares en cuanto a cualidades nutritivas. Todos tienen gran proporción de albúminas y otras proteínas de elevado valor biológico, a la par que contienen grasas, vitaminas y minerales en diferentes proporciones, y nutrientes no energéticos, como el agua, presente tanto en las carnes como en el pescado y los huevos. De todos los nutrientes compartidos, la grasa es la sustancia cuyas proporciones varían más considerablemente en los alimentos de este grupo. Suelen estar constituidas de forma mayoritaria por ácidos grasos saturados, menor proporción de ácidos grasos insaturados y ciertas cantidades de colesterol, como en todos los productos de origen animal. Una salvedad es el pescado graso o azul, que contiene cantidades variables de ácidos grasos poliinsaturados, lo que le otorga un especial interés nutritivo. Y, por lo que respecta al huevo, su contenido graso se localiza exclusivamente en la yema.

Los alimentos ricos en glúcidos proporcionan al cuerpo la energía para realizar sus funciones, mientras que la carne le abastece de proteínas para desarrollar y reparar sus tejidos.

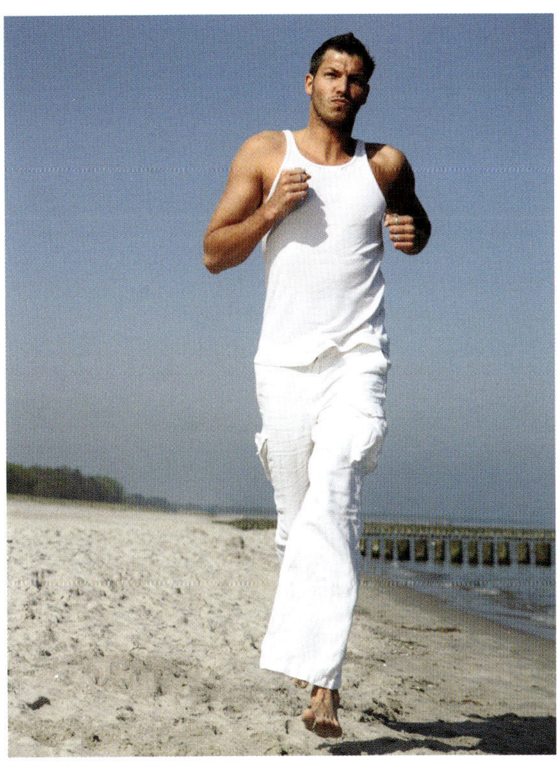

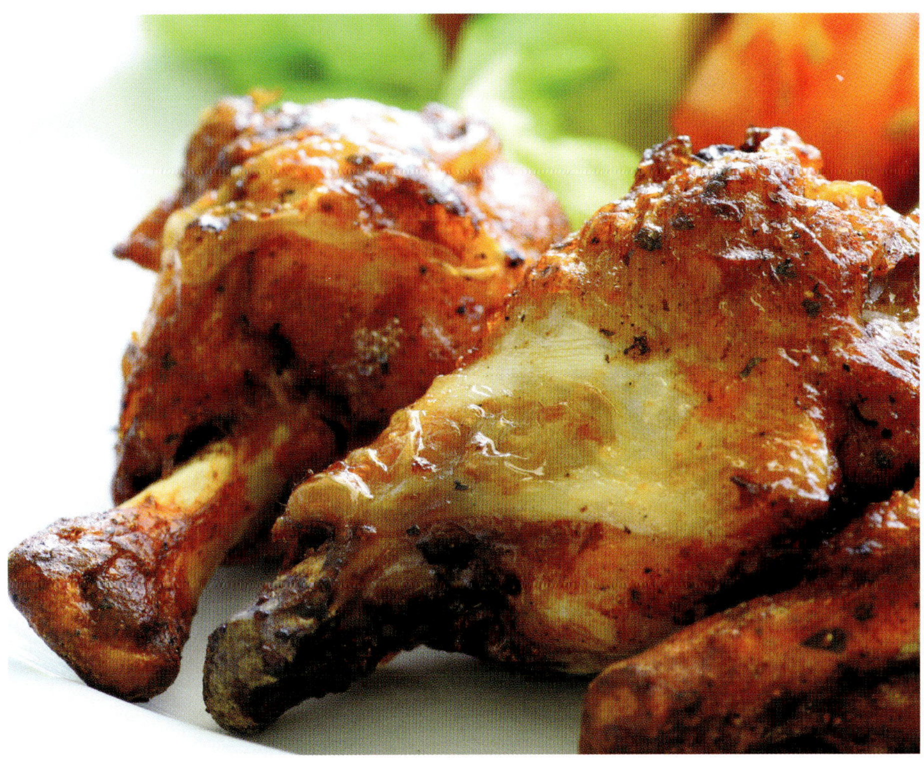

Las carnes

Constituyen el alimento proteico por excelencia. En concreto se trata de las partes blandas comestibles de las aves y el ganado bovino, ovino y porcino. Incluyen el tejido muscular y las vísceras (hígado, riñones, encéfalo, corazón, etc.). Sus propiedades digestivas son muy amplias, puesto que se trata de un alimento casi por completo digerible. Además de su alto contenido en proteínas (20 % de media) de elevado valor biológico y agua (del 65 al 80 %), tiene importantes cantidades de grasa rica en ácidos grasos saturados y pobre en insaturados (con más o menos colesterol). Asimismo, contiene numerosas vitaminas, en particular del grupo B, y minerales tan importantes como hierro, fósforo, potasio, calcio y magnesio.

Suelen diferenciarse en rojas o blancas en función de su pigmentación y con independencia de que varíe la cantidad de proteínas entre unas y otras. También se distingue entre carnes magras o grasas atendiendo a su contenido en lípidos, que oscila entre el 4 y el 25 % de unas carnes a

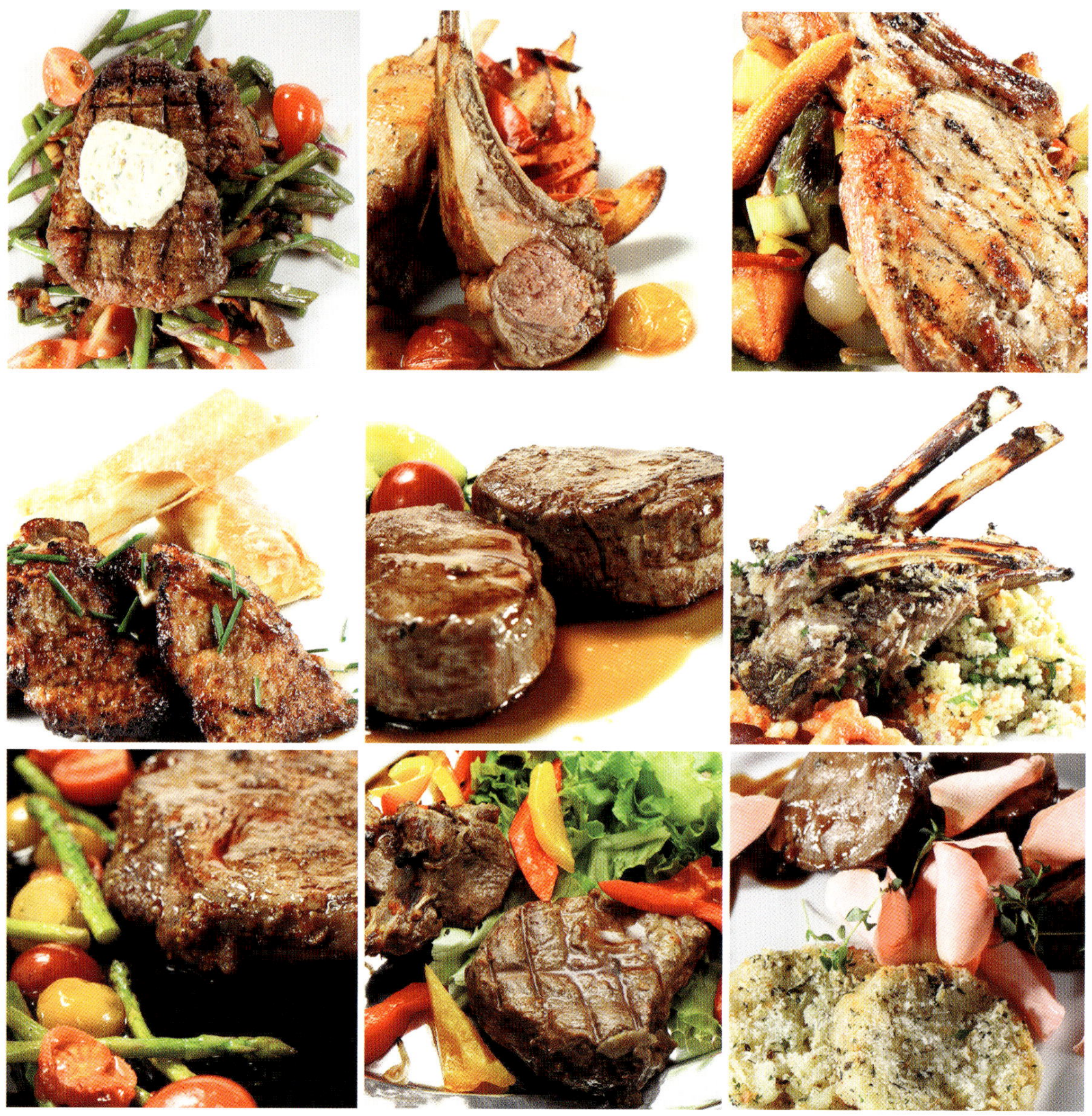

Ricas en grasas, proteínas, vitaminas y minerales, las carnes son alimentos tan variados como los animales de las que se obtienen.

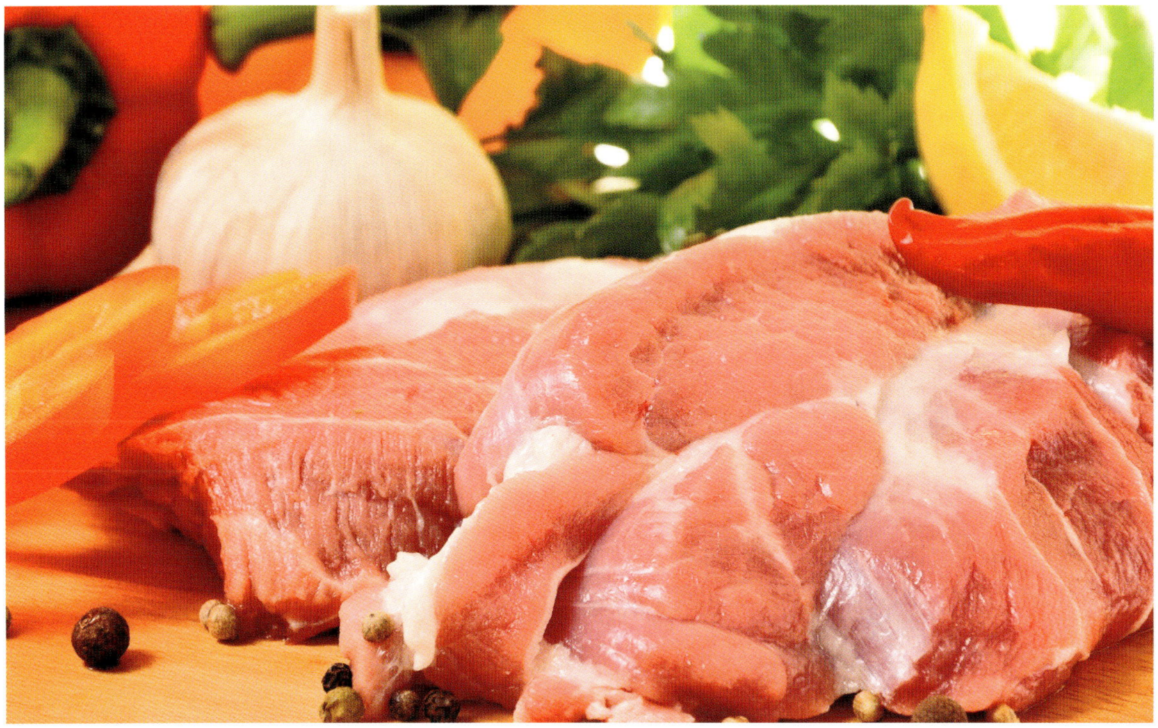

Por su elevado contenido en grasas y colesterol, la carne de cerdo debe consumirse con moderación para evitar las enfermedades cardiovasculares.

otras. Entre las más grasas se encuentran la del cerdo y algunas aves, mientras que la de ternera, caballo y conejo son las menos grasas, y la del buey y algunas piezas de cordero se sitúan en un término medio. Precisamente gracias a este contenido en lípidos o grasas, las carnes tienen capacidad calórica y son tiernas y sabrosas. Por lo que respecta a las aves, la grasa se localiza bajo la piel, por lo que no hay más que quitársela para que la carne se convierta en magra.

En cuanto a las vísceras, o partes no estructurales de los animales, están constituidas por fibras más cortas que las de los tejidos musculares, por lo que resultan más fáciles de masticar. Pueden dividirse, asimismo, en rojas, como el hígado, el riñón y el corazón, y blancas, como la médula o tuétano, los sesos y las criadillas o turmas. Las primeras son tan proteicas como las carnes y contienen también importantes cantidades de hierro y vitamina B_{12}, pero su concentración de colesterol y vitaminas liposolubles es algo más alta. En las segundas el contenido de grasa y colesterol es muy elevado y su tradicional popularidad como alimento muy nutritivo se debe a su importante contenido en fósforo. En la actualidad, sin embargo, las vísceras casi han desaparecido de los menús a causa de algunas enfermedades como la encefalopatía espongiforme bovina, más conocida como enfermedad de las vacas locas. También, el hecho de que el hígado y el riñón sean los encargados de eliminar y filtrar las toxinas ha frenado su consumo en relación con la alimentación, no siempre de calidad, que recibe el ganado estabulado.

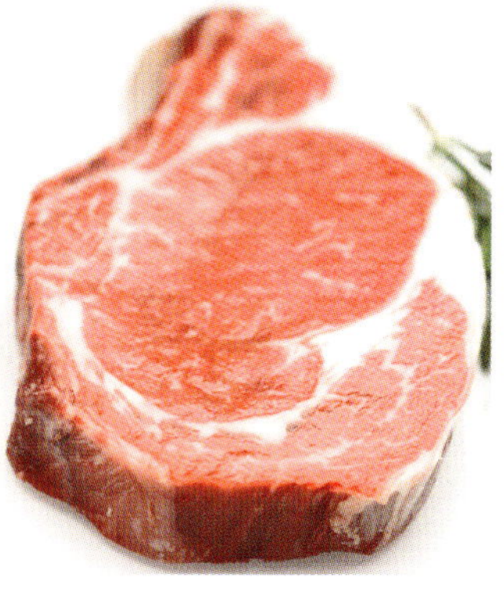

Muy nutritiva y con proteínas de alto valor biológico, la carne de vacuno es una de las más apreciadas y consumidas.

De los derivados cárnicos (tocinos, embutidos, fiambres, patés, etc.) resulta difícil precisar las sustancias nutritivas que los componen, ya que admiten mezclas con un gran abanico de sustancias, todas ellas acordes con la legislación vigente, pero pertenecientes a distintos grupos.

Salados, ahumados, cocidos o adobados, los embutidos y derivados cárnicos suelen ser ricos en grasa y sales de sodio y potasio.

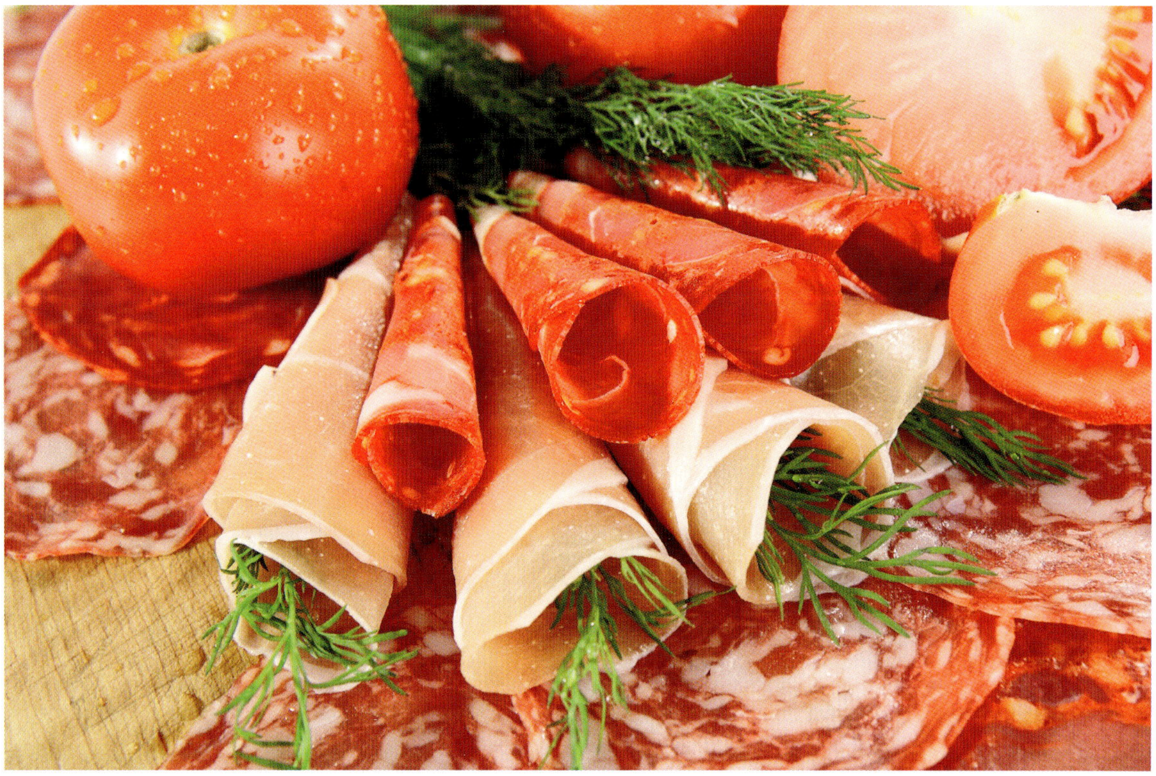

En general y de forma sintetizada, suelen incluir grasa, harina de trigo o soja, sales de sodio y potasio, aromatizantes, nitratos, fosfatos, ácido ascórbico y otros aditivos además de la carne. Sean salados, ahumados, adobados o cocidos, todos ellos han sido tratados con el fin de prolongar su conservación, pero el contenido proteico depende de su origen y el de grasas suele ser superior a este.

El pescado

En este grupo se incluyen tanto los peces de agua dulce y de mar como los mariscos y los mamíferos marinos. Pero el interés nutritivo de estos últimos se circunscribe a los países donde tradicionalmente se han consumido. Su composición nutritiva, que no varía entre el pescado fresco y el congelado, es muy parecida a la de la carne, aunque con algunas diferencias. Sus proteínas son de calidad nutritiva y valor biológico similares, pero con un porcentaje algo inferior por su más elevada proporción de agua. En cambio, el contenido en grasas, que varía según las épocas del año, es la principal diferencia nutritiva.

Las mayores proporciones de lípidos o grasas las presentan especies como el atún y el salmón. Popularmente se conocen como pescado azul y tienen un contenido en grasa entre el 5 y el 10 %. En el extremo opuesto, el lenguado, el rape, el bacalao tienen niveles más bajos. Forman el grupo del pescado blanco, cuyos porcentajes en lípidos oscilan en torno al 2 %. Por último, hay especies que presentan valores intermedios y que se conocen como pescados semigrasos, si bien se ha de tener en cuenta que el porcentaje de grasa de algunos pescados varía dependiendo de la época del año, de manera que se convierten en semigrasos.

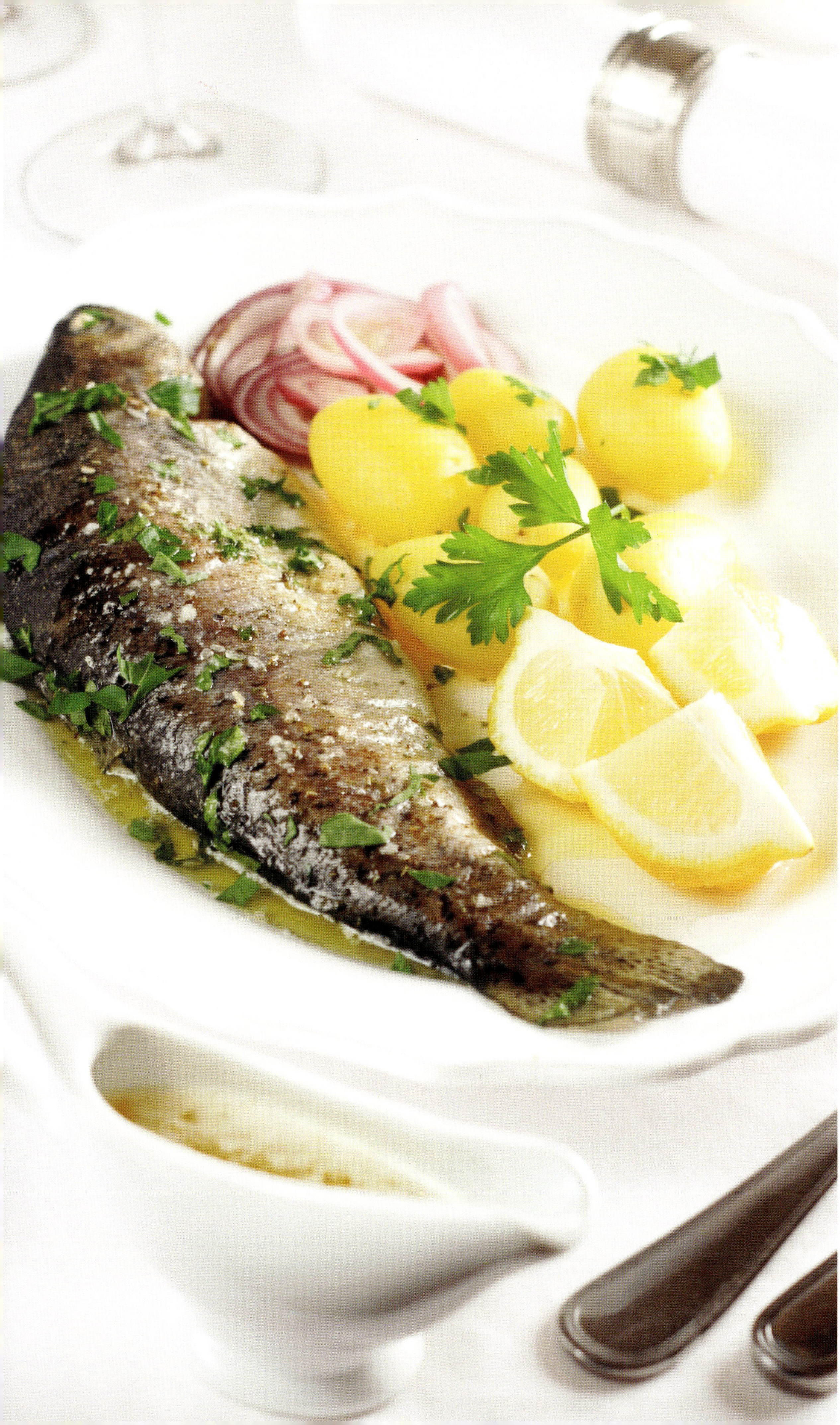

La trucha es un pescado azul cuya grasa, rica en omega 3, es muy beneficiosa para la salud, ya que contribuye a combatir el colesterol.

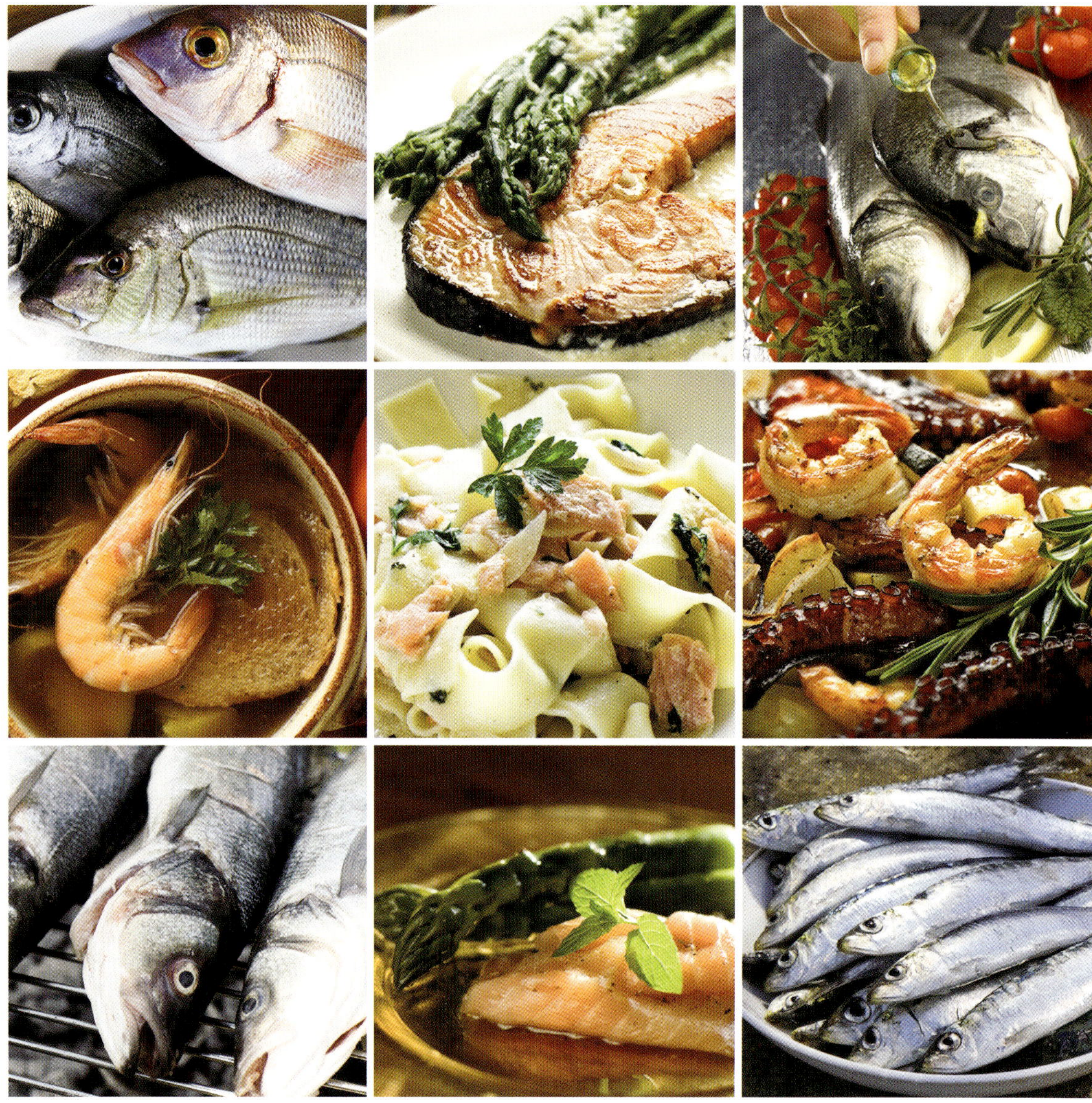

Los pescados y mariscos son productos con características nutritivas muy variadas, pero todos tienen gran proporción de agua.

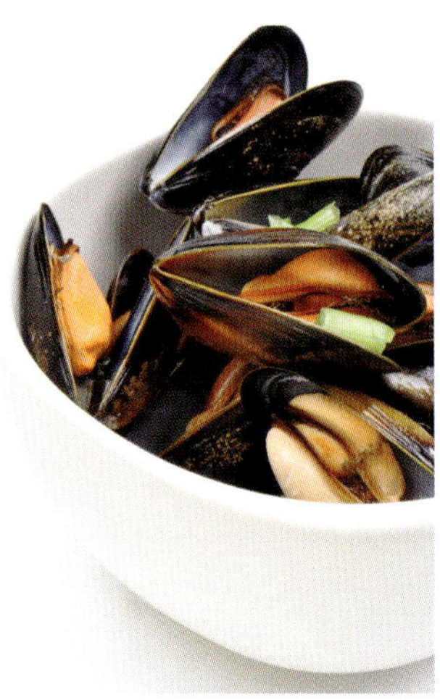

Poco grasos, los mejillones son ricos en vitamina C y contienen importantes cantidades de sales minerales.

El pescado, en general, proporciona escasas vitaminas, a excepción de algunas del grupo B, la A y la D, estas dos últimas contenidas en el hígado. También aporta pequeñas cantidades de sales minerales, sobre todo de calcio, hierro, potasio, azufre, yodo, flúor y fósforo.

En cuanto a los mariscos, más difíciles de digerir que el pescado, están integrados por los moluscos (mejillón, almeja, ostras, etc.), los crustáceos (gamba, cigala, langosta, etc.) y los cefalópodos (calamar, sepia, pulpo, etc.). Todos ellos presentan porcentajes proteicos parecidos al pescado, pero suelen tener una cantidad menos elevada de grasa y más alta de colesterol.

Los huevos

Desde el punto de vista gastronómico, el huevo de gallina es el más consumido, aunque también se comen los de otras aves y animales. Pero no siempre ha sido así, ya que los antiguos egipcios preferían el de avestruz, cada uno de los cuales equivale a dos docenas de los de gallina, y tam-

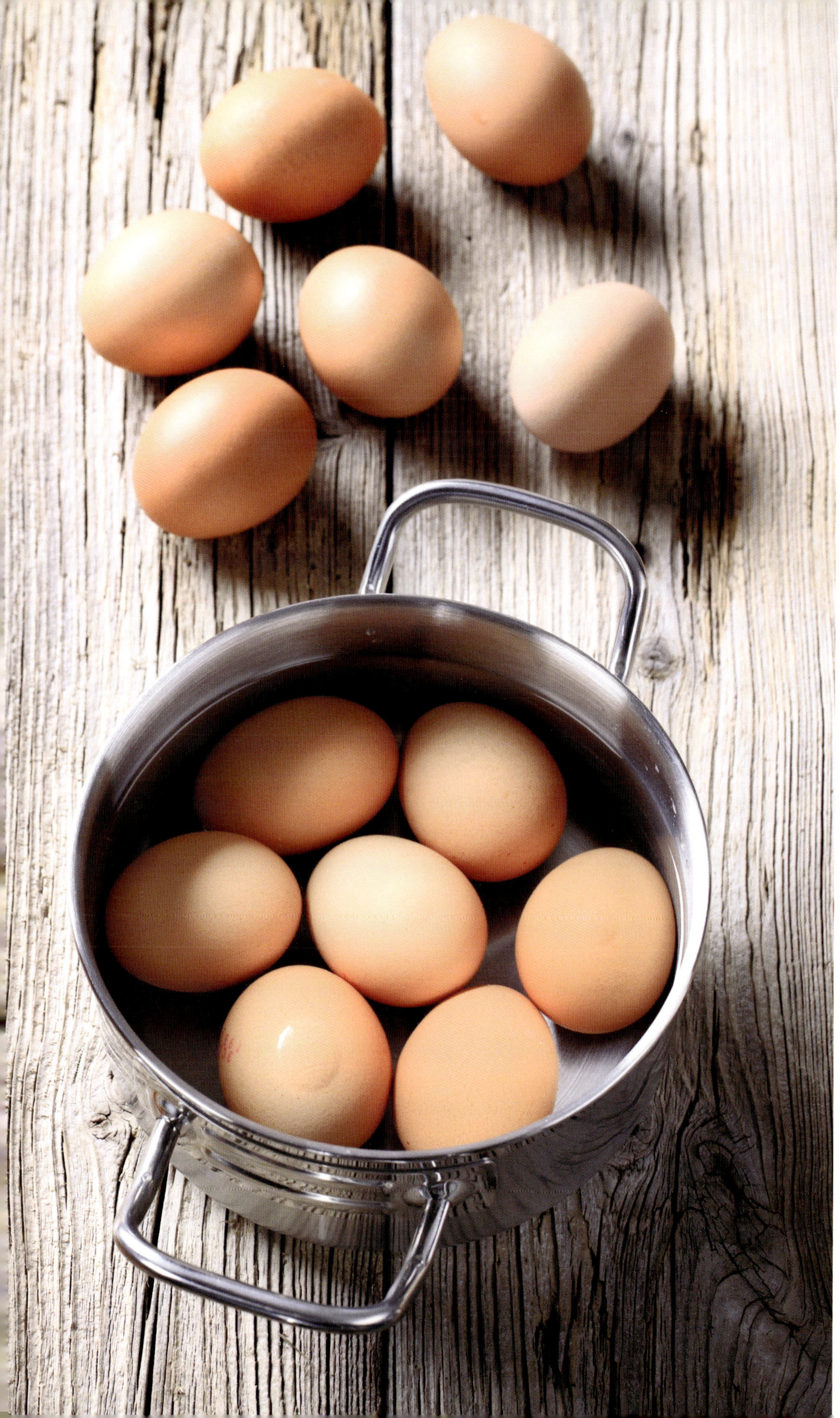

Los huevos son un alimento tan nutritivo y completo que los antiguos griegos los calificaron como «manjar sagrado».

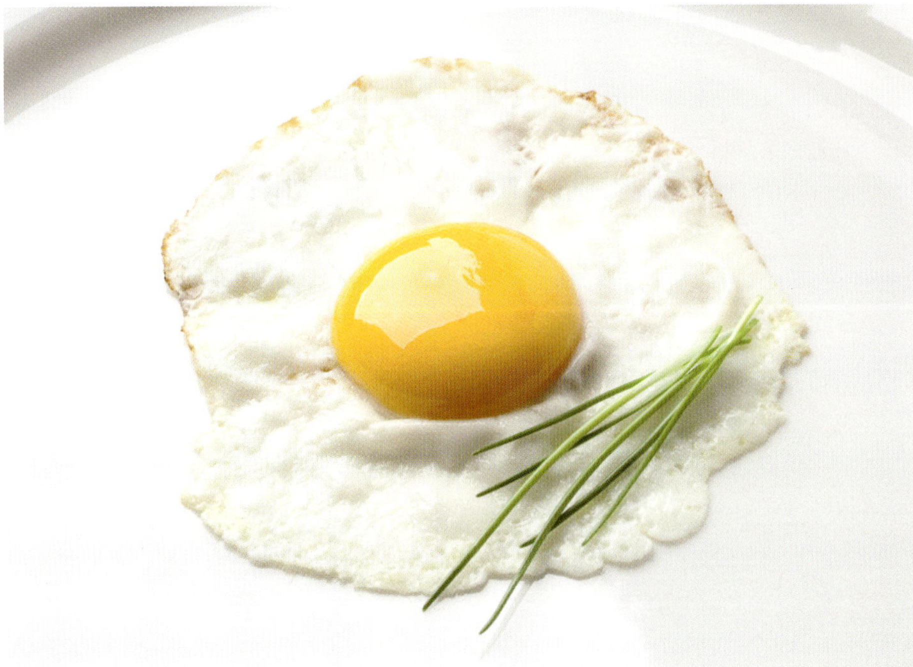

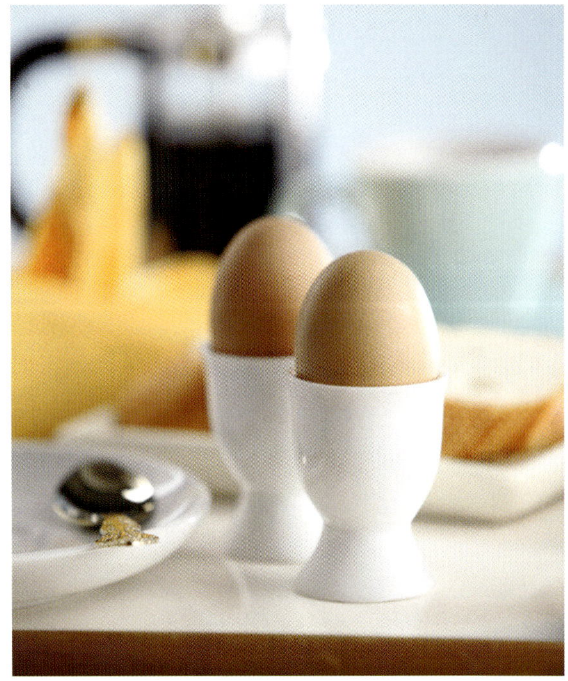

Fritos o hervidos, los huevos aportan al organismo proteínas de alto valor biológico, grasas y hierro, pero también colesterol, por lo que su consumo debe ser moderado.

bién gustaban de los de grulla. Los griegos consideraban el huevo un manjar sagrado por incluir los cuatro elementos básicos, pues para ellos la cáscara representaba la tierra, la clara el agua, la yema el fuego y el contenido entre la cáscara y la clara el aire.

No existen diferencias nutritivas entre los huevos blancos y rubios. Y hay que procurar consumirlos cocidos en vez de crudos, porque estos últimos son menos digestibles. Por otra parte, si se utilizan para preparar salsas como la mayonesa, hay que procurar que no entren en contacto con la cáscara, pues si está contaminada por las heces de las gallinas existe el riesgo de contraer infecciones intestinales. La industria alimentaria utiliza derivados como el huevo en polvo desecado o pasteurizado para preparar las salsas y recetas en las que interviene huevo a fin de descartar esta posibilidad.

El huevo de gallina, fácil de producir en grandes cantidades, es el de consumo más extendido en la actualidad y el que se toma como base del análisis nutricional. Por término medio y excluida la cáscara, un huevo suele pesar unos 50 gramos y contener unos 6,5 gramos de proteínas, 6 gramos de grasas, 1,4 miligramo de hierro y 250 miligramos de colesterol.

Sus proteínas, de alto valor biológico y ricas en aminoácidos esenciales, se localizan tanto en la yema como en la clara, pero sobre todo en esta última, que presenta un alto porcentaje de agua (86 %), además de sodio y vitaminas del grupo B. No obstante, para su total aprovechamiento nutritivo la clara debe consumirse cocida o cuajada, como mínimo para desactivar la avidina y el ovomucoide, sustancias ambas que actúan como antinutrientes. La yema es rica en grasa (especialmente, colesterol, pero también ácidos grasos saturados e insaturados) y aporta además hierro y las vitaminas B_1 y B_2, D y E, así como carotenos y provitamina A.

La leche y sus derivados

La leche es un alimento líquido con un altísimo contenido en nutrientes. Puede considerarse incluso el alimento más completo de la dieta humana. Este líquido procede de la secreción de la glándula mamaria de los mamíferos hembras. Durante los primeros meses de vida, las crías de cada especie se alimentan exclusivamente con la leche de sus madres. La composición química de la leche materna difiere de una especie a otra, pero siempre contiene glúcidos, proteínas, grasas, elementos minerales y vitaminas, además de agua.

La leche de mayor consumo en la nutrición del ser humano es la de vaca, considerada ideal incluso para el adulto, aunque haya personas sanas que presentan dificultades para digerirla o que tienen cierta intolerancia a ella. Con un contenido energético de 68 kilocalorías por cada 100 gramos, la leche entera de vaca tiene aproximadamente, 3,5 gramos de proteínas de elevado valor biológico. Es decir, con una buena proporción de todos los aminoácidos esenciales. Posee asimismo 3,9 gramos de grasa y 4,6 gramos de glúcidos, en particular lactosa, es muy rica en calcio, pero pobre en hierro y contiene cantidades significativas de las vitaminas A, D y B_2 y en menor cantidad de la C. A su vez, la leche descremada posee las mismas cantidades de proteínas, lactosa y vitaminas hidrosolubles que la leche entera, pero casi no tiene grasas (0,1 gramos) y carece de las vitaminas liposolubles (A y D). Estos elementos nutritivos mantienen un equilibrio estable que sólo se rompe cuando se produce un desarrollo bacteriano.

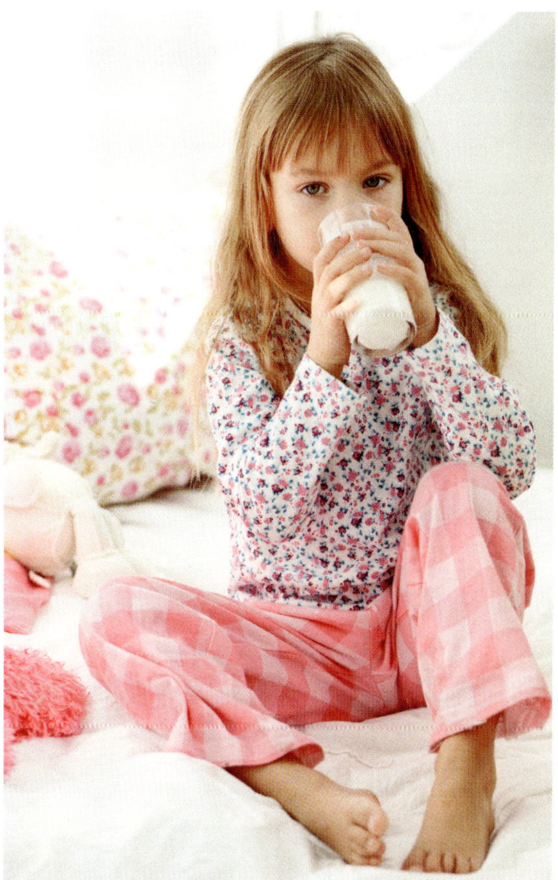

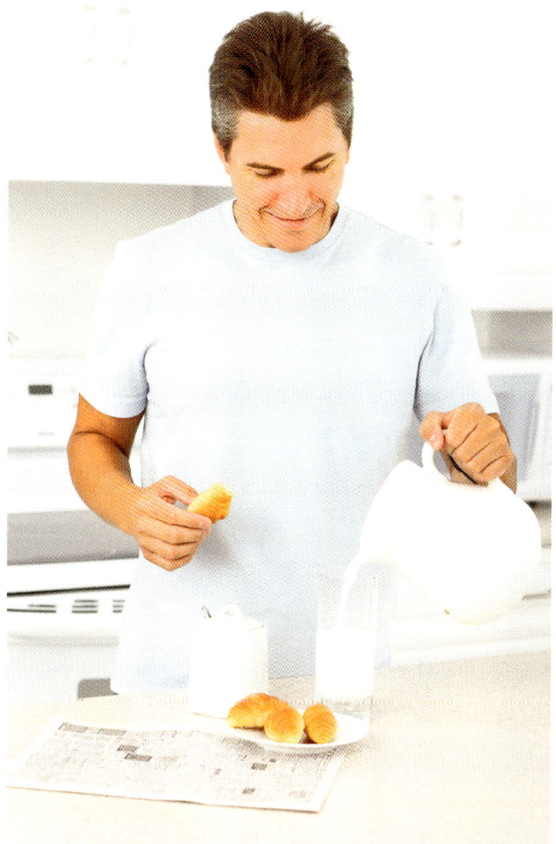

Muy completa en nutrientes, la leche es apta para ser consumida a cualquier edad, a excepción de quienes sufren intolerancia a alguno de sus componentes.

El requesón y los yogures poseen características nutritivas algo diferentes a las de la leche utilizada para producirlos.

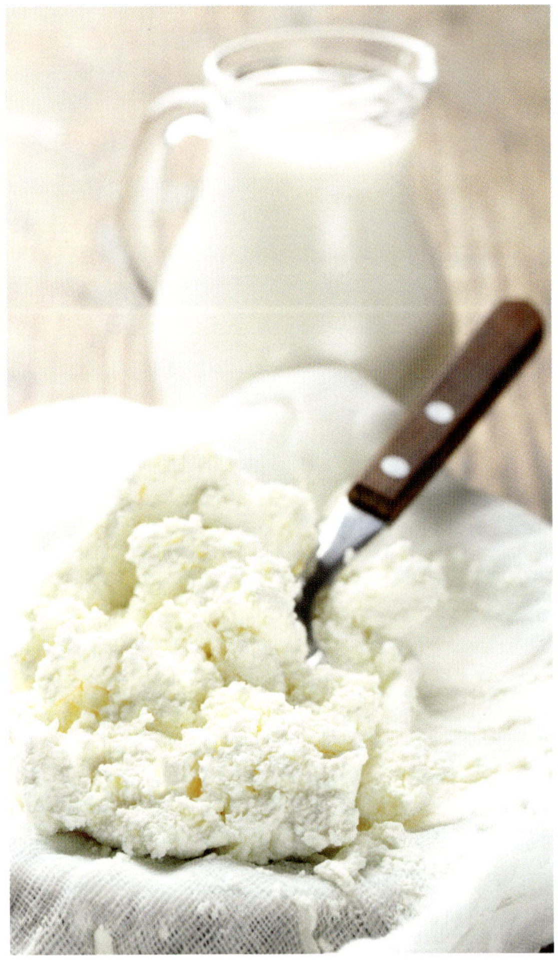

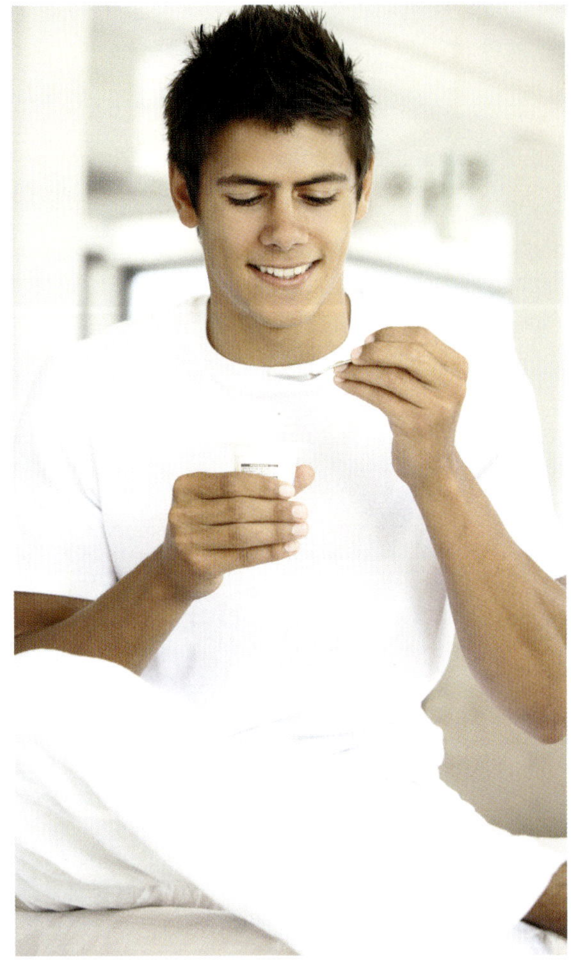

Aunque existe una amplia diversidad de derivados lácteos, los más importantes son los quesos y las leches fermentadas. Los primeros se elaboran gracias a la capacidad que tiene la principal proteína de la leche, la caseína, para coagular en un medio ácido.

Como cualquier producto que ha perdido agua, los quesos poseen una concentración en nutrientes más elevada que la leche. Así, tienen entre un 25 y un 35 % de proteínas, mientras que sus lípidos oscilan entre un 70 % los más grasos y un 20 % los magros. En general, contienen poca

A pesar de los indiscutibles progresos realizados por la industria alimentaria y farmacéutica para mejorar la lactancia de los bebés, la leche materna sigue siendo el alimento más equilibrado que existe y, por ello, es el más adecuado para la alimentación del recién nacido. Se trata además de un alimento que contiene todos los principios nutricionales en las proporciones adecuadas a las necesidades de la primera etapa del ser humano. No obstante, cada mujer tiene una composición particular, lo que subraya el inicio del camino hacia la posterior individualización alimentaria. Además de los diversos aportes nutritivos, la leche materna es un alimento de fácil digestión que suministra también al bebé los anticuerpos adquiridos por la madre, proporcionándole inmunidad frente a los elementos patógenos.

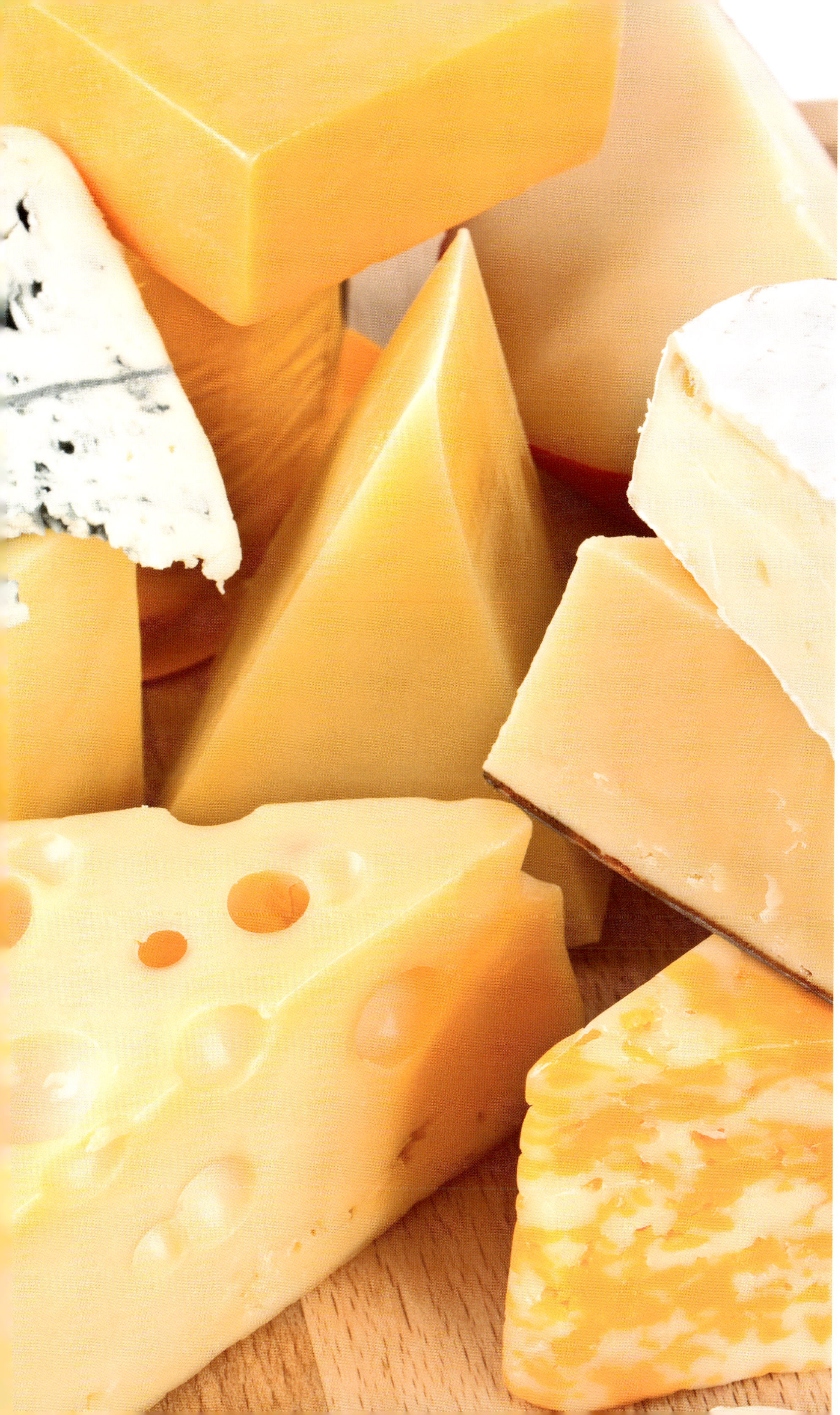

Más o menos grasos, los quesos contienen una proporción de agua y lactosa menor que la leche con la que se elaboran, pero sus nutrientes están más concentrados.

lactosa, localizada en la parte soluble que se separa del cuajo, pero son ricos en sodio, a excepción de los quesos frescos. Estos últimos tienen un mayor porcentaje de agua y se conservan sólo unos pocos días después de su elaboración.

El yogur es la leche fermentada más popular y consumida. El kéfir, que procede de la región del Cáucaso, es también leche fermentada artificialmente. Tanto en un producto como en el otro, la actividad de ciertos microorganismos provoca la transformación de la lactosa en ácido láctico, el cual a su vez facilita la coagulación de las proteínas. El valor nutritivo de ambos es muy parecido al de la leche, con la que se diferencian por las superiores cualidades digestivas que poseen y por conservarse mejor.

Legumbres, cereales y tubérculos

Este grupo está formado por alimentos de origen vegetal cuya principal característica común consiste en ser muy energéticos. Deben esta cualidad a su elevado contenido en glúcidos complejos (almidones y féculas), cuya ingesta puede incluso cubrir la mitad de las necesidades calóricas diarias que precisa el ser humano para el desarrollo de su vida.

Algunos componentes de este grupo, en particular las legumbres, son alimentos que además aportan muchas proteínas vegetales de un alto valor biológico, aunque inferior al de las proteínas animales, ya que cada especie vegetal posee un aminoácido limitante. Así, se trata de un componente esencial de las proteínas representado en cantidades inferiores a las necesidades de síntesis de la proteína humana. Por ejemplo, los cereales son limitados en lisina y las leguminosas en metionina. Pero, si se complementan bien, es decir, se mezclan ambos grupos, su valor biológico se potencia y aumenta. Es de destacar, asimismo, que, a excepción de las patatas, los alimentos del grupo contienen vitaminas del grupo B y hierro.

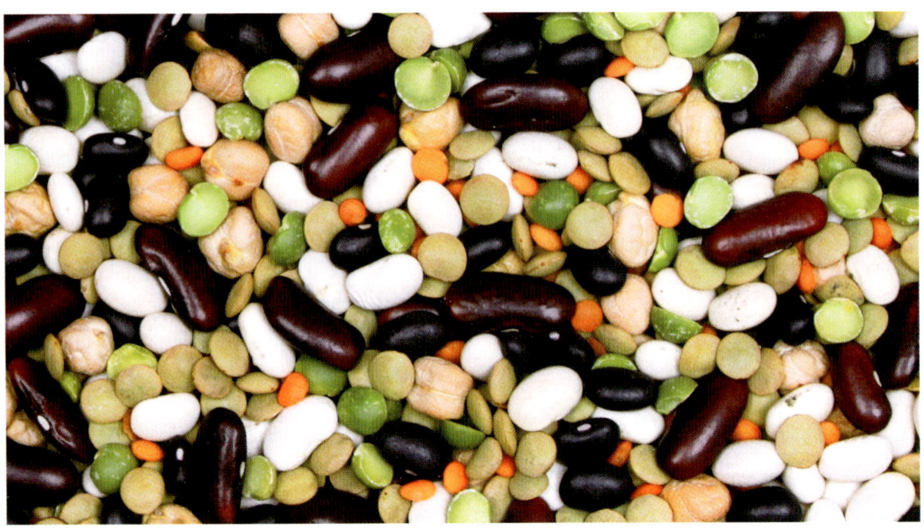

Gracias a su elevado valor nutritivo, las legumbres son un alimento muy completo que se consume desde tiempos inmemoriales.

Las legumbres

Con este nombre se conocen las simientes, granos o frutos comestibles de las plantas denominadas leguminosas. Se presentan por lo general agrupadas en el interior de una vaina, aunque también pueden hacerlo frescas o congeladas, como ocurre con guisantes y habas. Las legumbres más corrientes en nuestras latitudes son las alubias, judías o habichuelas, los garbanzos, las lentejas, los guisantes, las habas y la soja, una de las últimas aportaciones de Oriente y una de las legumbres más consumidas del mundo. Otras, como las judías mung o mungo, también de origen oriental, están ganado popularidad en los mercados occidentales.

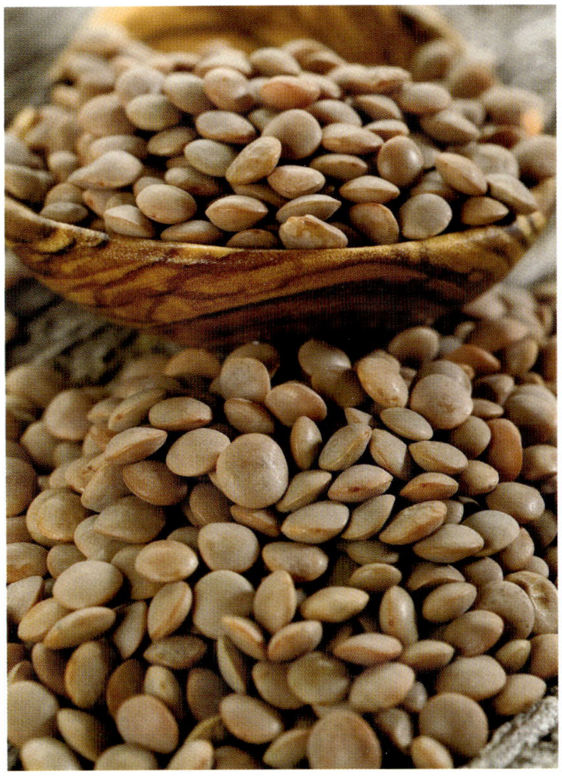

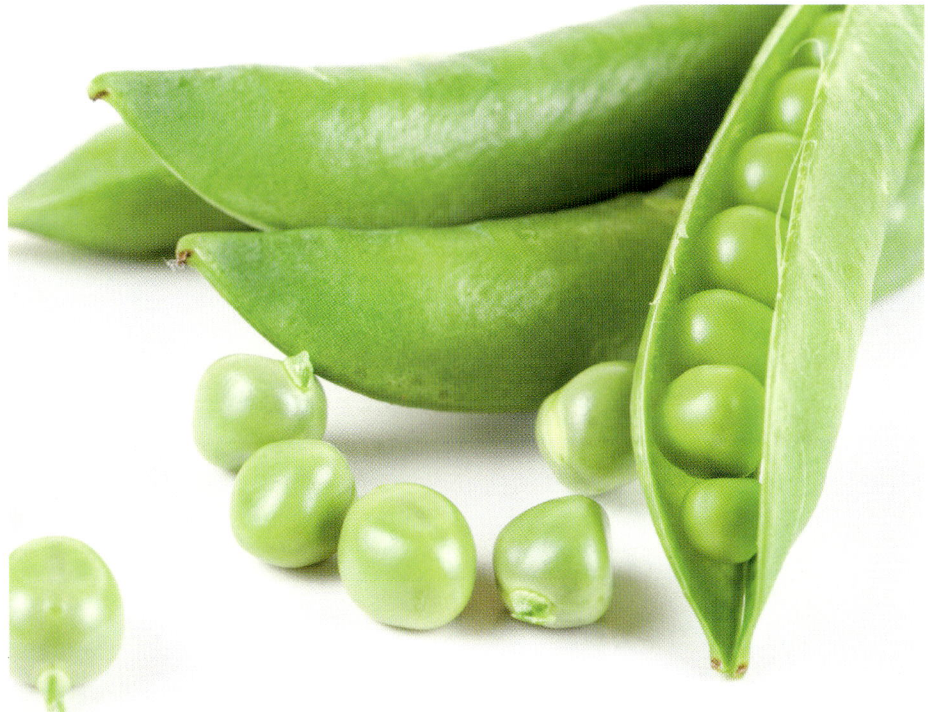

Las legumbres se encuentran en los mercados secas, como las lentejas, a la izquierda, o frescas, como los guisantes, arriba.

Desde la prehistoria las legumbres han formado parte importante de la dieta humana, sobre todo alternadas con los cereales, en una rotación de cultivos que favorecía la regeneración de las tierras. Ello no ha impedido que en ciertos momentos hayan sido injustamente despreciadas. Sin embargo, pocos alimentos tienen tanto valor nutritivo como las legumbres, por lo que son indispensables en la elaboración de una dieta equilibrada.

Las legumbres son extraordinariamente ricas en proteínas. Como término medio, cada 100 gramos las legumbres poseen un 20 % de proteínas, salvo la soja, que puede alcanzar un 35 % e incluso un porcentaje algo superior. No obstante, deben complementarse para obtener un valor biológico más alto. Son también muy ricas en glúcidos (60 a 65 %), que además son complejos y por lo general almidón. Es decir, se trata de hidratos de carbono que se digieren y se aprovechan de forma lenta, favoreciendo el equilibrio de azúcar en la sangre. Son por tanto ideales para proporcionar energía al cuerpo durante todo el día. En cambio, las grasas que aportan las legumbres son insignificantes (1,5 a 5 %), con la excepción de los garbanzos y sobre todo de la soja, que se utiliza para la producción de aceite vegetal. Contienen también vitaminas A, B_1, B_2 y, las judías y guisantes verdes, vitamina C. Las legumbres incluyen asimismo sales minerales como calcio, hierro, fósforo y magnesio.

Los garbanzos, una de las legumbres más grasas, aportan al organismo cantidades importantes de proteínas, minerales y vitaminas.

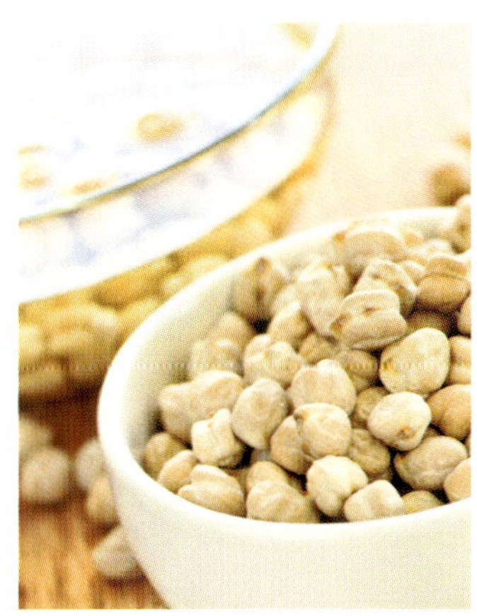

Otro interesante nutriente que aportan es la fibra alimentaria, cuya acción favorece el funcionamiento del tracto digestivo. El contenido de sustancias de lastre o fibras oscila entre los 11 gramos de las lentejas (en cada 100 gramos), los 16 gramos de los garbanzos y los 35 gramos de las judías.

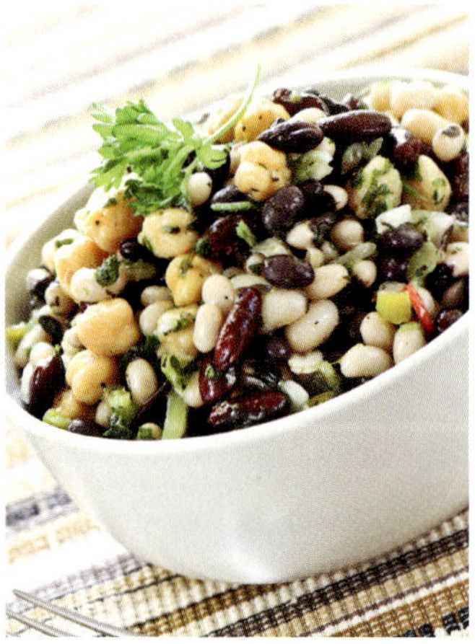

Consideradas antaño «comida de pobres», hoy las legumbres han ganado prestigio gracias a sus bondades nutritivas.

Tradicionalmente, las legumbres han sido objeto de acusaciones injustas. Con frecuencia se ha dicho de ellas que engordan, que son flatulentas o que su piel no es buena. Pero lo cierto es que no producen problemas digestivos, siempre que se mastiquen bien. Sus muchas cualidades, efectos benéficos para el organismo y bondades gastronómicas fueron antaño ignoradas y denostadas por algunas capas sociales por considerarlas propias de las gentes más humildes. Hoy se sabe que son alimentos muy importantes desde el punto de vista nutritivo, y de los que se recomienda consumir al menos unas dos veces por semana.

Los cereales

Se conoce por cereales los granos o semillas de las gramíneas, vegetales todos ellos que se desarrollan en forma de espiga. Se trata de alimentos que forman parte del sustento de la humanidad desde los tiempos prehistóricos en que el ser humano empezó a practicar la agricultura. Es más, han sido el motor que permitió el nacimiento de tres importantes civilizaciones. Así, por ejemplo, el trigo es el cereal sobre el que se fundó la civilización occidental, el arroz dio origen a la oriental y el maíz a las sociedades precolombinas. Otra de sus ventajas es que además son excelentes para alimentar animales, en particular el ganado destinado a la producción de carne.

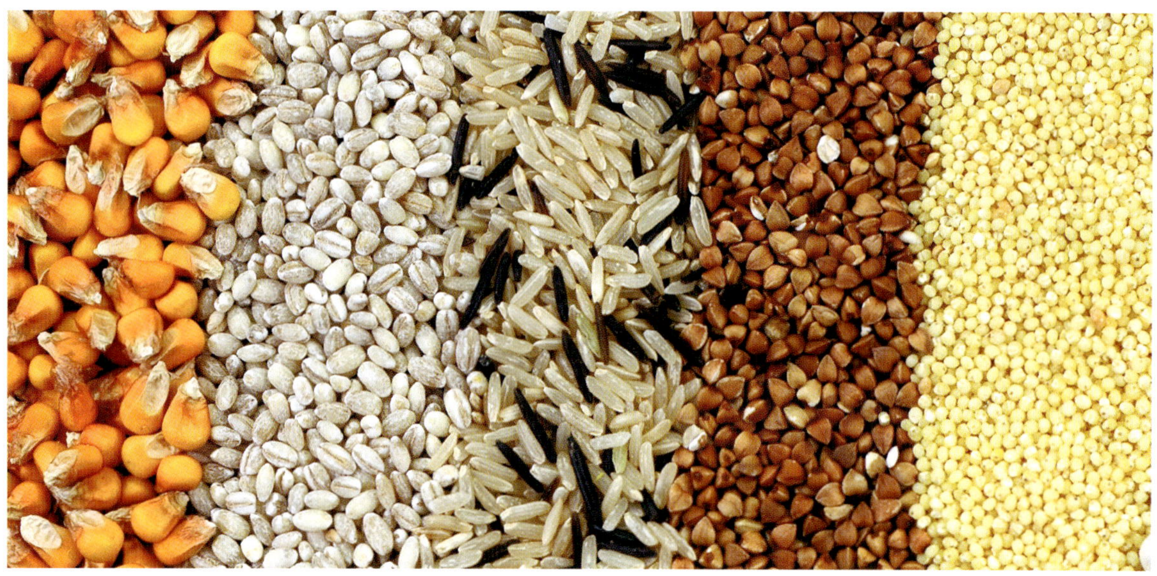

Consumidos desde tiempos prehistóricos, los cereales son una importante fuente de nutrientes para el organismo.

Los cereales más conocidos y consumidos son el trigo, el arroz, el maíz, la avena, la cebada y el centeno. En la actualidad, también se emplean en la alimentación el mijo y el sorgo, pero en las sociedades occidentales están menos introducidos que los primeros en la dieta humana. Las semillas de los cereales están formadas por una cubierta o envoltura compuesta básicamente por celulosa, vitamina B_1 y algo de proteína. Esta cubierta envuelve la parte interna, a su vez formada por una capa rica en proteínas; el germen o embrión, también abundante en proteínas, grasas (incluyendo ácidos grasos esenciales), vitaminas B_1 y E, y minerales, y el núcleo, constituido por almidón y un complejo proteico que recibe diversos nombres pues se denomina gluten en el trigo, ceína en el maíz y oricenina en el arroz.

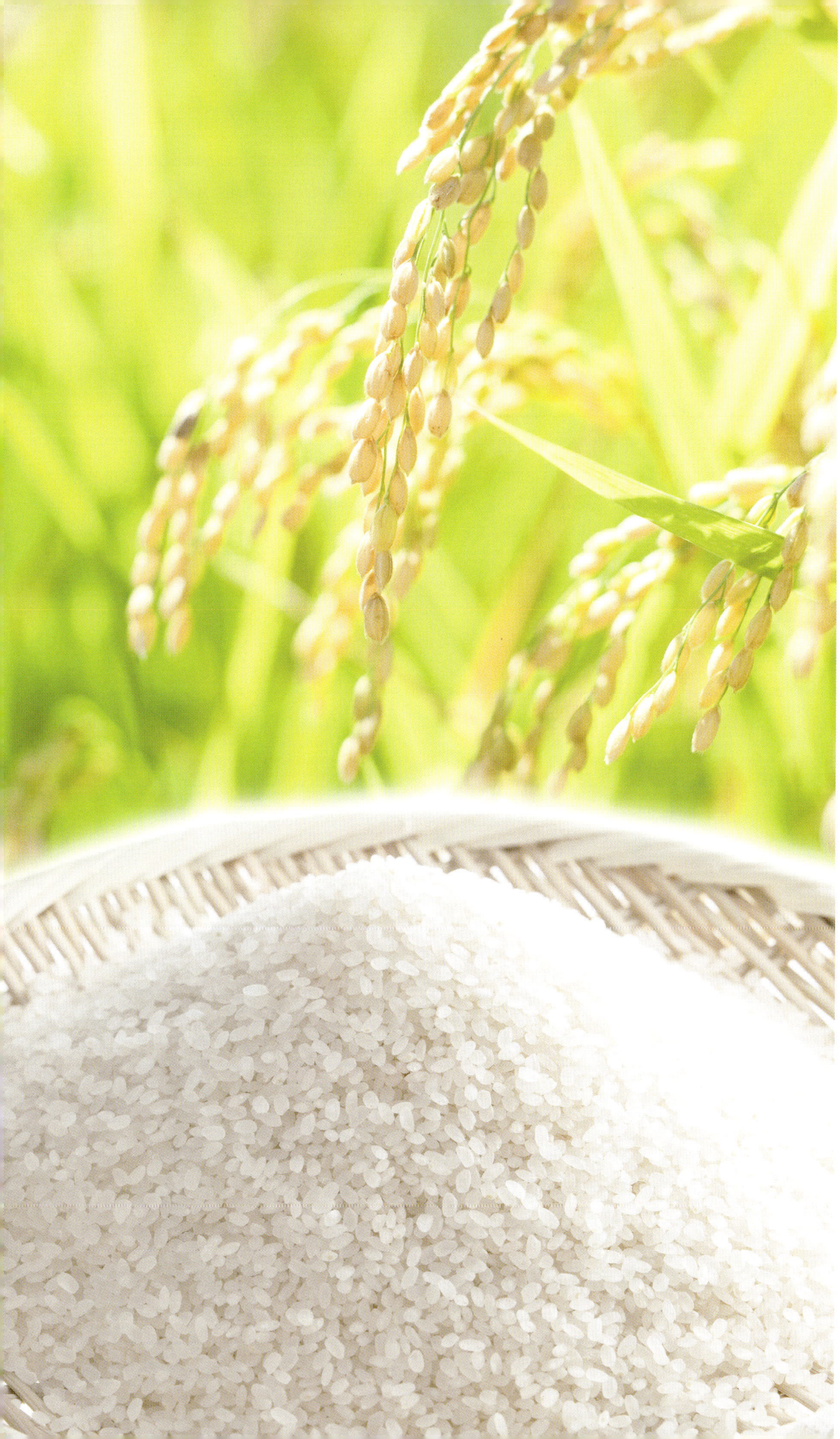

De consumo universal, el arroz es un cereal pobre en grasas pero rico en hidratos de carbono, proteínas y fibra cuando es integral y conserva su cáscara.

Los cereales presentan, en general, un bajo porcentaje de agua y un elevado valor calórico, debido a su contenido en glúcidos o almidón, que oscila entre un 60 y un 75 %. Contienen asimismo vitaminas (A, C, D y B_{12}) y minerales (calcio, hierro y cinc), pero estos últimos son difíciles de absorber. Si los granos están enteros, es decir, son integrales, poseen una gran cantidad de fibra alimentaria, que favorece la evacuación intestinal. Por el contrario, si se les ha extraído la envoltura, o lo que es lo mismo, se han refinado, han perdido parte de las proteínas y algunas vitaminas del grupo B. Así, tanto el pan blanco como las harinas refinadas contienen menos nutrientes que el cereal completo.

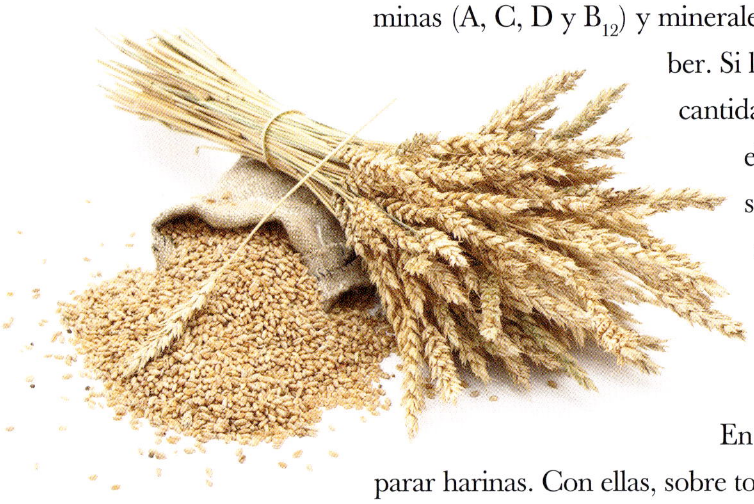

Base de la civilización occidental, el trigo es un cereal muy energético, rico en minerales y fibra si conserva íntegra su envoltura.

El arroz suele consumirse entero y en ocasiones también el maíz. En cambio, se acostumbra a emplear los restantes cereales para preparar harinas. Con ellas, sobre todo con la de trigo, se elabora el pan, las pastas alimenticias, buena parte de los productos de pastelería y los populares cereales del desayuno. Estos últimos presentan sabores muy diversos, según se preparen con miel, azúcar, cacao, etc. Suelen ingerirse con leche, lo que completa su valor nutritivo, y además se les enriquece con la incorporación de vitaminas y minerales que no son propios de la harina utilizada.

Los tubérculos

Reciben esta denominación los engrosamientos de las raíces de ciertas plantas. Los tubérculos más conocidos son las patatas, pero también forman parte de este grupo las batatas, los boniatos, la tapioca o mandioca y las chufas. Estas últimas se utilizan básicamente para elaborar horchata, mientras que la mandioca es la principal fuente de energía de muchos países de África y América, donde su consumo está muy extendido. Hay que remarcar que la tapioca es la fécula lavada y desecada de la mandioca.

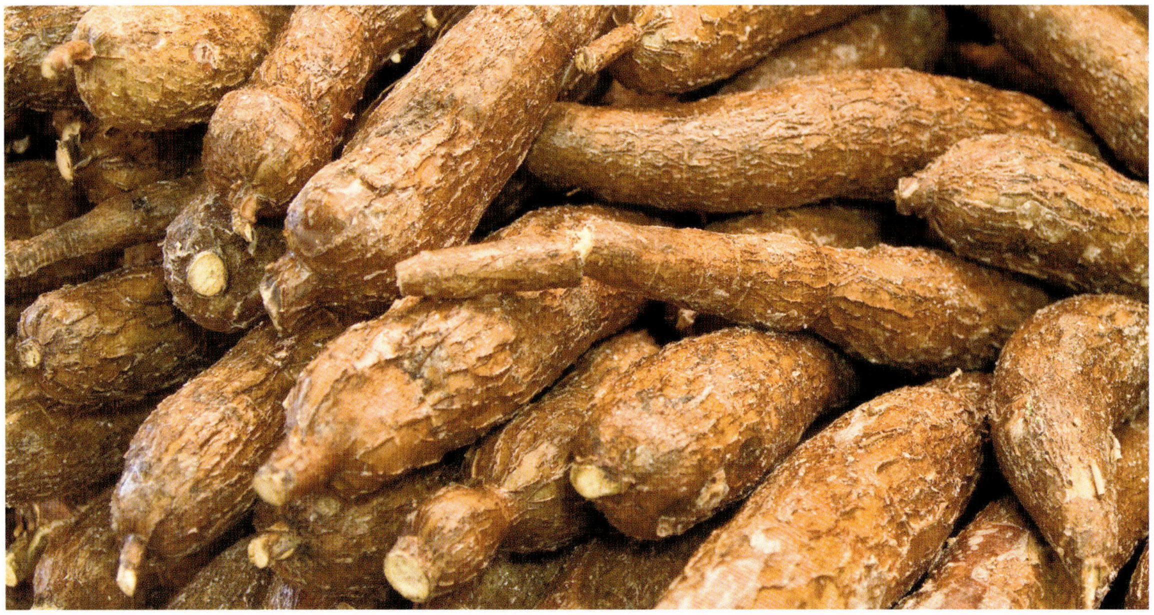

Pobre en proteínas, pero rica en glúcidos, la yuca o mandioca es un tubérculo ampliamente consumido en África y América.

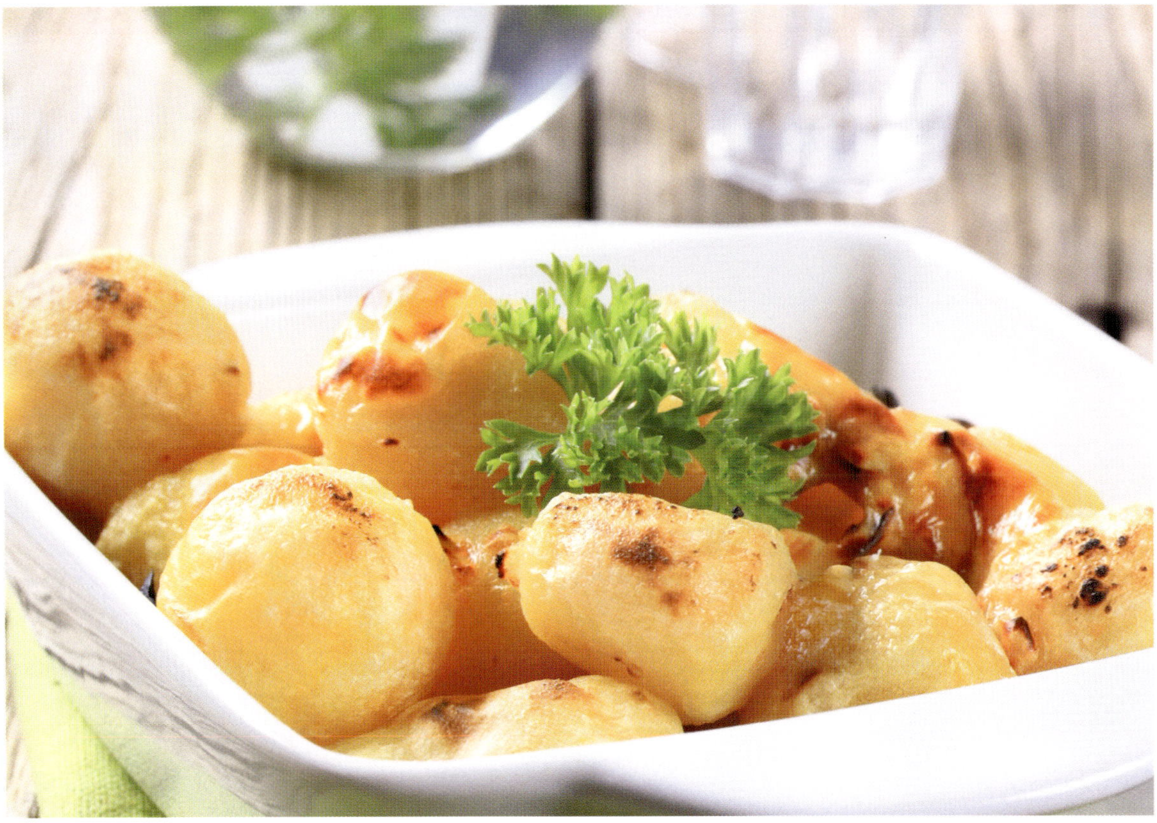

Ricas en proteínas, glúcidos, vitaminas y minerales, las patatas contienen un alcaloide tóxico, la solanina, que se destruye al cocerlas.

Patatas, boniatos y batatas tienen una composición nutritiva muy similar. Contienen casi un 80 % de agua, un 20 % de almidón y un 2 % de proteínas, además de una pequeña cantidad de fibra. Su valor calórico no es muy elevado, excepto si se consumen fritos. En ese caso, se impregnan del aceite o de la grasa comestible utilizada en la fritura y su valor energético se triplica. Poseen también pequeñas cantidades de minerales, en particular potasio, vitamina C (que se destruye casi por completo durante la cocción) y niacina. Por lo que respecta a la tapioca, aporta casi exclusivamente fécula (almidón), mientras que la batata y el boniato son ricos en caroteno.

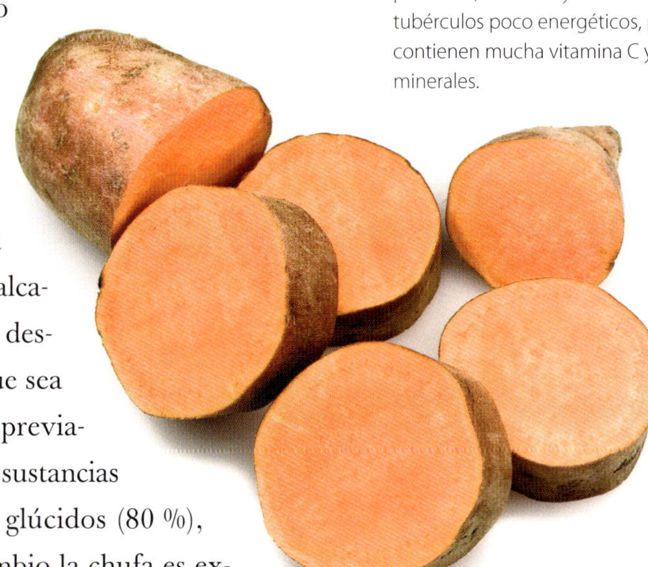

De propiedades nutritivas muy parecidas, boniatos y batatas son tubérculos poco energéticos, pero contienen mucha vitamina C y minerales.

A diferencia de otros alimentos del grupo de los tubérculos, la patata tiene, como ya se ha apuntado anteriormente, un elevado contenido de agua. No se aconseja, sin embargo, consumirla cruda ya que uno de los elementos que la componen es la solanina, un alcaloide tóxico que provoca trastornos gastrointestinales pero que se destruye durante la cocción. Así pues, hay que cocer la patata para que sea convenientemente digestiva. También la mandioca debe tratarse previamente con métodos culinarios que incluyan calor y así destruir las sustancias tóxicas que contiene. Esta raíz aporta al organismo básicamente glúcidos (80 %), pues su contenido en proteínas y lípidos es muy modesto. En cambio la chufa es extraordinariamente rica en lípidos (25 %).

De características y propiedades nutritivas muy diversas, las verduras tienen en común su riqueza en fibra, vitaminas y minerales.

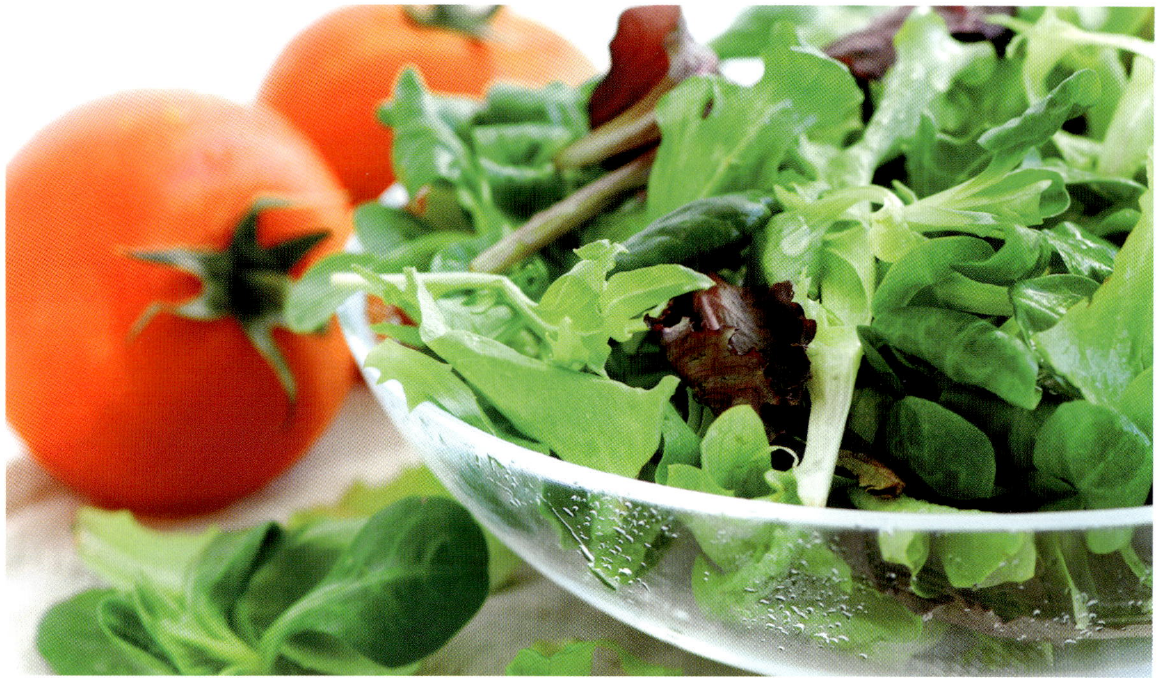

Verduras

Este grupo está compuesto por un amplio surtido de especies y variedades vegetales cuyo común denominador consiste en contener mucha agua, ser ricas en fibra alimentaria, vitaminas y minerales, pero tener poca capacidad calórica o energética y cantidades reducidas de proteínas y lípidos. Sin embargo, el bajo contenido en lípidos o grasas favorece la rápida metabolización de estas proteínas vegetales, las cuales, combinadas con otros alimentos, como carnes, pescados, huevos o productos lácteos, ganan valor biológico y facilitan el mantenimiento de una dieta equilibrada.

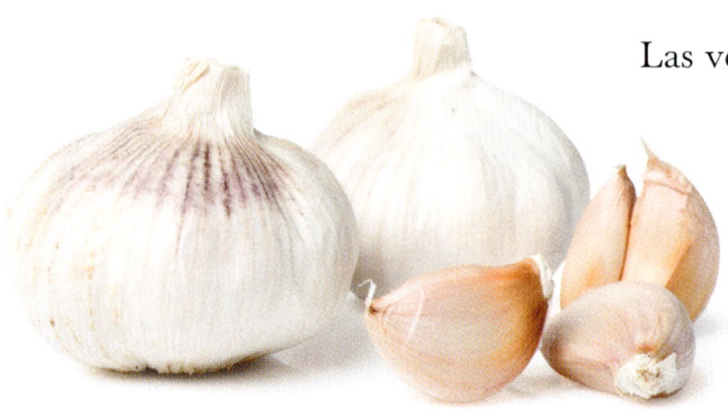

Pertenecientes a la familia de las liliáceas, los ajos son bulbos con muchas vitaminas y minerales, y su consumo es muy saludable para el organismo.

Las verduras ocupan un lugar destacado en la dieta humana desde la más remota antigüedad, cuando se consumían ya en estado silvestre, para con el paso de los siglos ser seleccionadas y cultivadas. Es más, las diferentes prácticas agrícolas emprendidas a partir del Neolítico incidieron con el tiempo en su apariencia, textura y valores nutritivos. En la actualidad, son la base de la dieta de gran parte del mundo desde China a la India, pasando por Japón, gran parte de África y la cuenca del Mediterráneo. Es más, en tiempos en que la demanda de calorías tiende a disminuir por las condiciones de vida y de trabajo más sedentario, las verduras cobran valor como ingredientes que aligeran la dieta y mantienen el equilibrio nutritivo del organismo.

Tipos y características

Las verduras que se consumen no corresponden siempre a la misma parte de las plantas. Algunas son hojas (lechuga, espinacas, col), otras raíces (nabo, rábano, zanahoria), bulbos (cebolla, ajos, puerro), tallos (apio, cardo, espárrago), frutos (tomate, berenjena, pimiento, pepino, calabaza o calabacín) o inflorescencias (coliflor, brócoli, alcachofa). Forman parte asimismo de este grupo las algas, las setas, las borrajas y las alcaparras. Nutritivamente, las verduras de hoja verde son poco energéticas pues su contenido en glúcidos, casi siempre almidón, es menor que el de las frutas, mientras que su nutriente más importante es el agua (cerca del 80 %). Le siguen la fibra, las vitaminas, algunas liposolubles, sobre todo carotenos, y también hidrosolubles, como la vitamina C y el ácido fólico, y los minerales (hierro y calcio), en proporciones aceptables. La cantidad de proteínas que aportan es muy baja (menos del 2 %) y apenas contienen grasas. Las restantes variedades de verduras aportan algo más de energía y de féculas, pero la misma cantidad de agua y proteínas. La diferencia la marcan los micronutrientes, como los minerales (hierro, potasio y magnesio) y vitaminas (A, C, E, K, B_1 y B_2), que varían notablemente entre una y otra especie. Así, por ejemplo, la zanahoria tiene gran cantidad de caroteno y el nabo muy poca. En cuanto a las setas, son alimentos muy sabrosos, pero de escaso valor nutritivo, pues su contenido en proteínas y glúcidos ronda el 5 %, mientras que aportan también pequeñas cantidades de vitaminas y minerales.

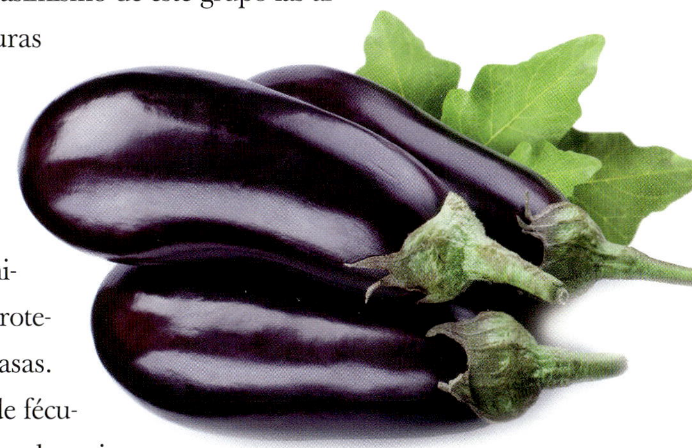

Las berenjenas son el fruto de una planta originaria de la India que los árabes introdujeron en España.

Su tratamiento

Aunque algunas se consumen cocidas y otras crudas, las verduras son en general alimentos a los que cuesta extraerles los nutrientes y difíciles de digerir. Para conseguirlo, es preciso recurrir a distintos procedimientos culinarios. Pero, si se cuecen, hay que tener en cuenta que las vitaminas y los minerales son muy sensibles a los agentes externos. Por ejemplo, el oxígeno y el calor destruyen la vitamina C, y la luz actúa negativamente sobre los principios minerales y las vitaminas A, B_2 y B_6.

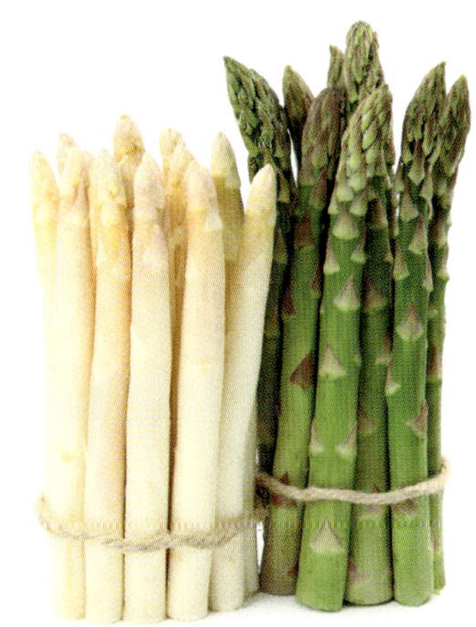

Los espárragos son los tallos tiernos de una planta que puede alcanzar hasta metro y medio de altura.

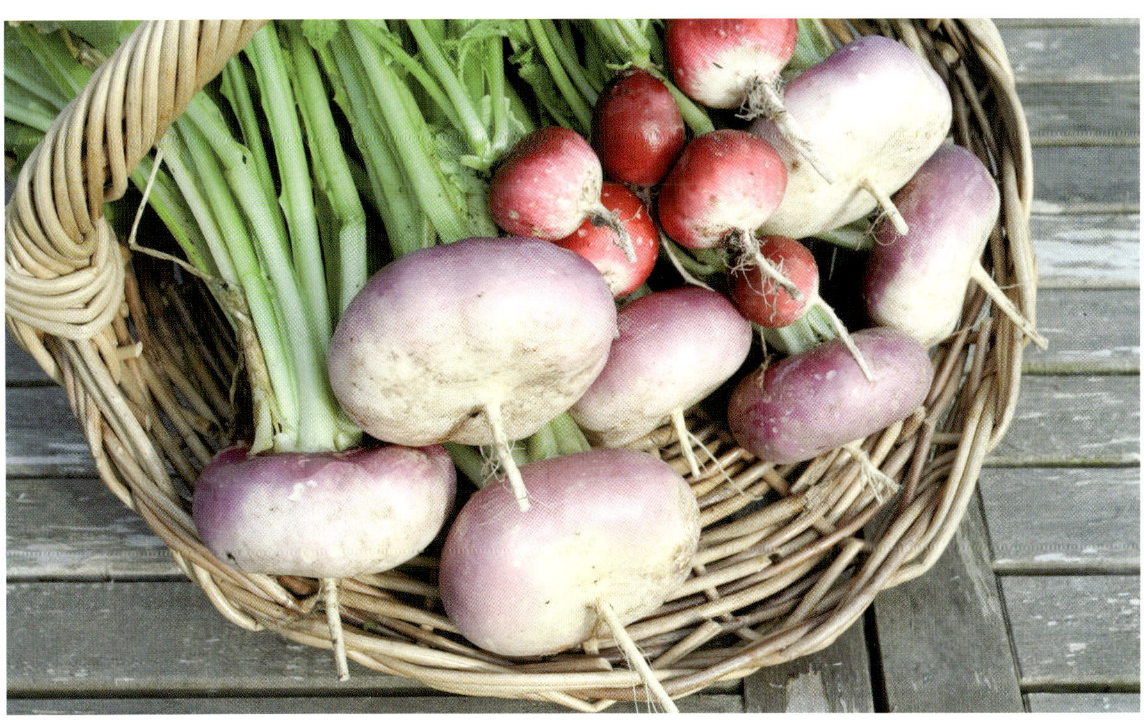

Los nabos son las raíces de una planta que se desarrolla bien en tierras de clima frío.

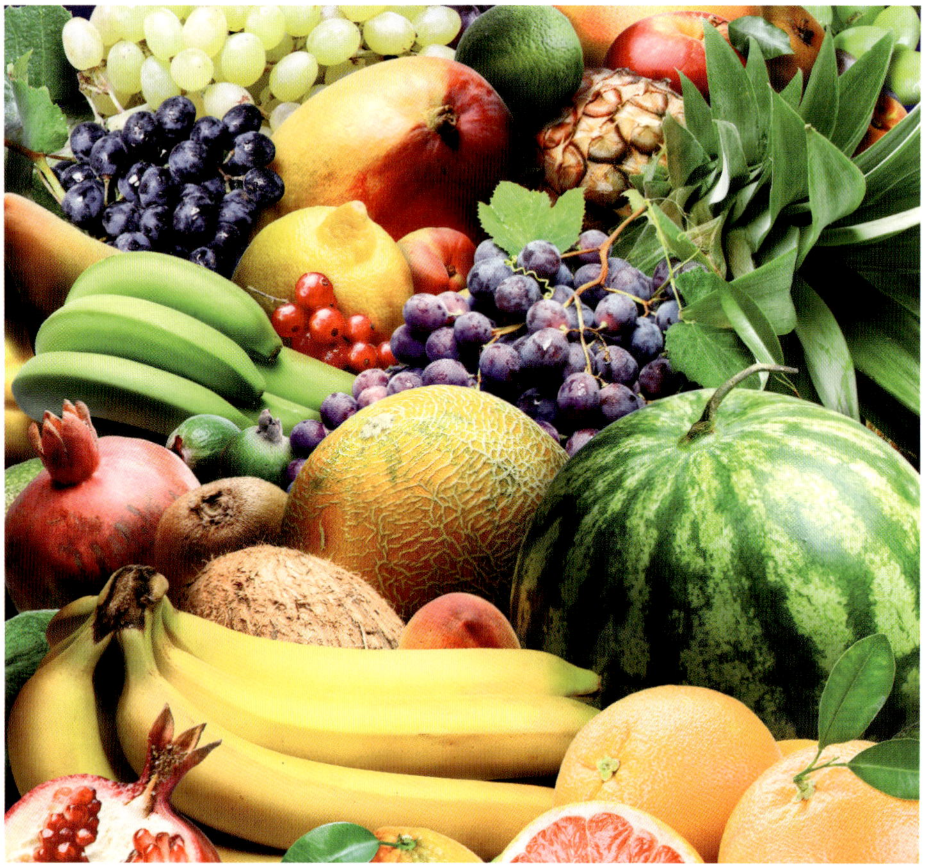

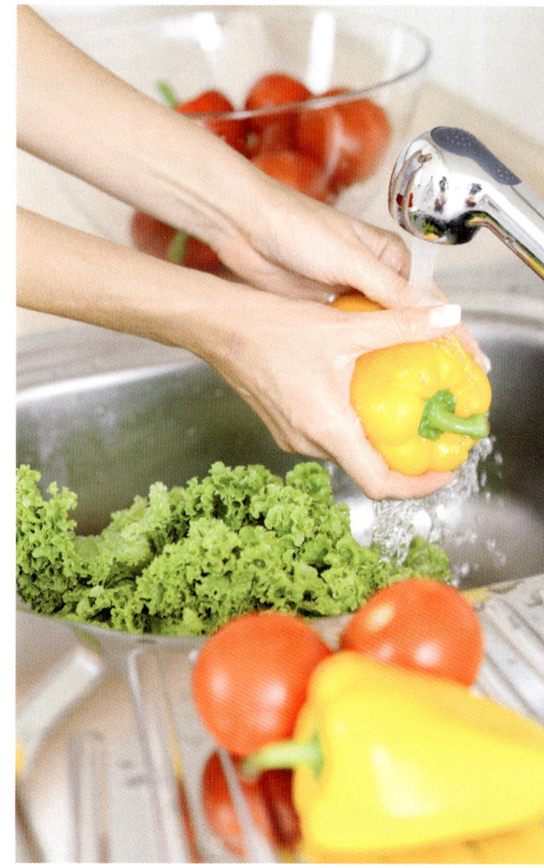

Antes de consumirlas o prepararlas, frutas y verduras deben lavarse bien para eliminar cualquier suciedad o producto tóxico.

De ahí la importancia del lavado y el tratamiento de las verduras al preparar un plato. Por otra parte, al lavarlas, deben sumergirse al menos durante cinco minutos en agua con lejía (cinco gotas por cada litro de agua) y a continuación lavarlas con agua abundante para eliminar tanto la suciedad como los tratamientos tóxicos agrícolas y contaminantes biológicos que puedan existir en su superficie. También se aconseja no pelarlas antes de cocerlas, cortarlas en trozos grandes y no dejarlas en remojo mucho tiempo.

Hervir sirve para reblandecer y hacer más accesibles los componentes de las verduras. Pero se aconseja cocerlas el menor tiempo posible, con poca agua y en un recipiente cubierto, preferiblemente sin pelarlas. O bien cocerlas al vapor, el mejor método. Permite obtener verduras jugosas y sabrosas, que conservan sus nutrientes.

Frutas

Reciben esta denominación los vegetales frescos que son frutos de plantas diversas. Las características más distintivas de estos alimentos son su elevado contenido en agua, vitaminas, minerales y fibra vegetal, cuyo almidón se convierte en azúcar al madurar, lo cual contribuye a que sean muy digestivos. La fibra alimentaria, localizada en la piel y en la pulpa de la fruta, contribuye a facilitar el tránsito intestinal. También retrasa la absorción de los azúcares por el organismo, lo cual no sucede cuando la fruta se pela, se licua o se convierte en zumo.

Sus características

Aunque desde el punto de vista botánico, las frutas forman un grupo bastante homogéneo, no lo es tanto si se atiende a su composición nutritiva. En general, su capacidad calórica es muy baja. La razón estriba en su elevado contenido en agua (entre el 75 y el 90 %). Cuando están maduras, sus glúcidos simples (glucosa, sacarosa y, sobre todo, fructosa) están presentes en un porcentaje medio del 10 %. Pero esta proporción varía mucho de una especie a otra, e incluso entre variedades de la misma.

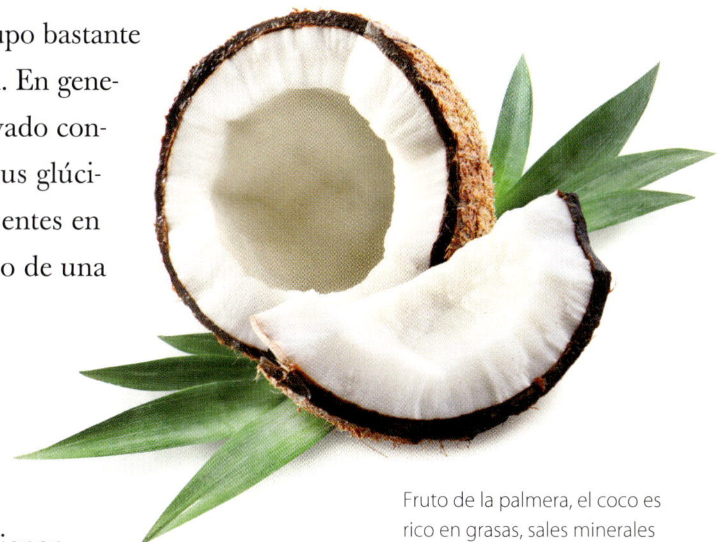

Fruto de la palmera, el coco es rico en grasas, sales minerales y vitaminas.

Las cantidades de proteínas y de grasas suelen ser muy pequeñas, a excepción de algunas especies, como por ejemplo, el aguacate, el coco y el mango. Sin embargo, son ricas en minerales, principalmente en potasio y magnesio, aunque algunas contienen también cantidades importantes de hierro y calcio. Pero su aporte nutricional más destacado corresponde a las vitaminas, en particular de la C, de la que son la principal fuente alimentaria, pero también de algunas del grupo B y de provitamina A. Como ya se ha comentado, aportan también fibra alimentaria de gran calidad.

Las frutas contienen ácidos orgánicos, como el ácido cítrico (naranja, limón, tomate, etc.), el ácido málico (manzana, ciruela, tomate), el ácido tartárico (uva) o el ácido oxálico (fresa). Se trata de sustancias que no son nutrientes esenciales para el organismo humano, pero pueden utilizarse como fuente energética adicional. A medida que la fruta madura, estos ácidos desaparecen de forma progresiva.

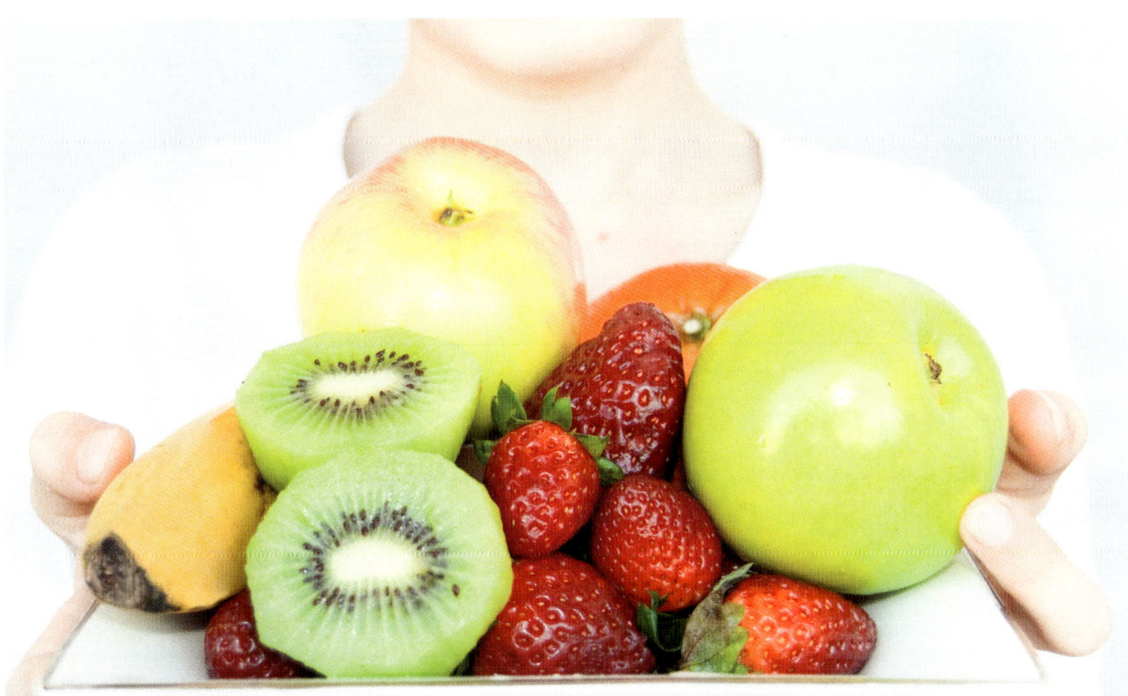

A medida que las frutas maduran, reducen su contenido en ácidos orgánicos.

Una ensalada de frutas puede ser un plato muy saludable. Frescas, crudas, bien lavadas y preferiblemente sin pelar, las frutas conservan su contenido en vitaminas y fibra.

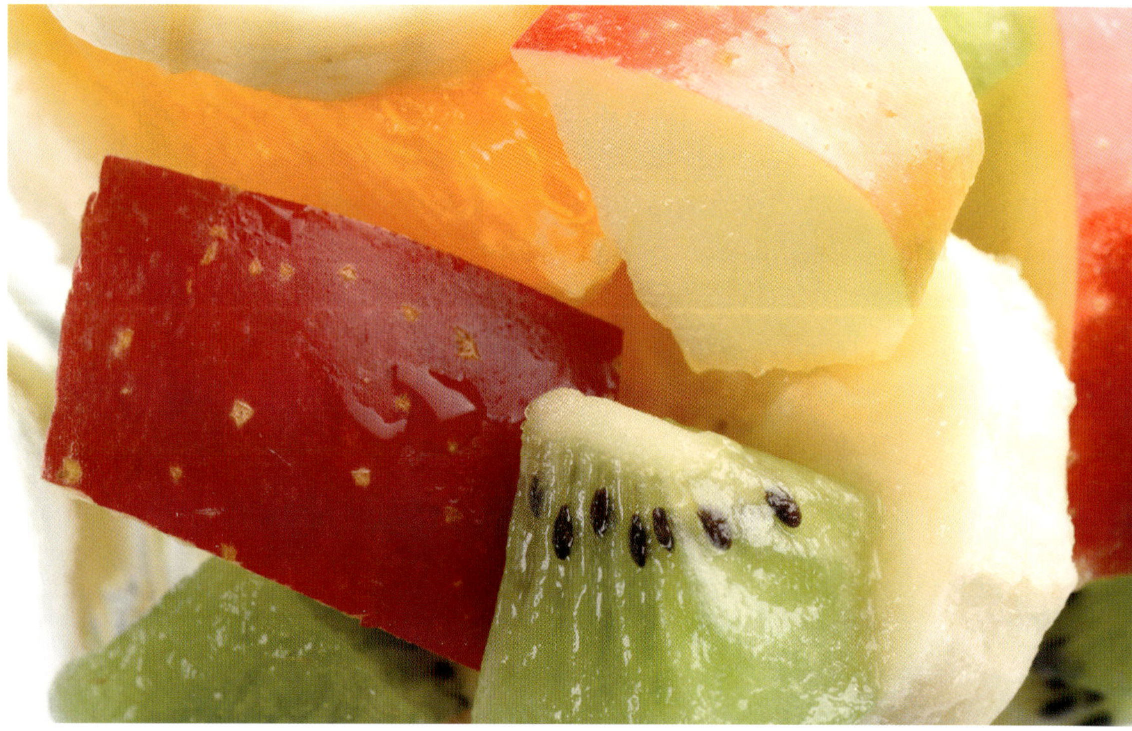

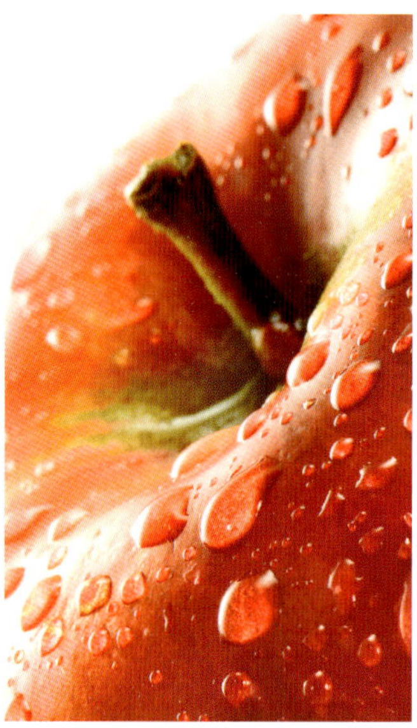

Previamente bien lavada, la manzana debe ingerirse con piel, por contener ésta sustancias antioxidantes y fibra.

Su tratamiento

La mejor forma de ingerir las frutas es comerlas frescas, crudas, sin pelar pero lavadas, a fin de preservar su contenido en vitamina C y su fibra alimentaria. En cambio, los zumos sólo contienen agua, los azúcares y parte de las vitaminas y minerales de la pieza entera, y carecen de la fibra. No obstante, para que conserven mejor sus propiedades nutritivas, sobre todo la vitamina C, deben prepararse justo antes de consumirlos. Hay que señalar además que un vaso de zumo suele proporcionar más energía que la fruta entera, porque en su preparación se utiliza más cantidad que si la consumiéramos en sólido.

Además, no debe confundirse el término zumo de frutas (el que se obtiene mecánicamente a partir de la fruta) con néctar, denominación que identifica la sustancia resultante de añadir agua y azúcar al zumo de frutas. Tampoco hay que confundirlo con la bebida refrescante de fruta, un líquido que se obtiene con la anexión de agua y otros ingredientes y aditivos alimentarios al zumo de frutas.

Los plátanos y las bananas son algunas de las frutas poco grasas con mayor capacidad calórica (90 kilocalorías por cada 100 gramos de porción comestible) y contenido más elevado en azúcares (20 %) y proteínas (1 %). Debido a estas particulares características nutritivas, estas frutas son de consumo generalizado en algunos países de África (el plátano) y de América (la banana). Es más, constituyen el complemento ideal del alimento principal, la mandioca, y una fuente alternativa de energía; también aportan vitaminas y minerales, en los que la mandioca es pobre. En esas zonas, no sólo se consumen como fruta, sino también tratadas culinariamente, fritas, hervidas en puré, etc.

Aceites y grasas

Este grupo lo forman alimentos compuestos casi de forma exclusiva por lípidos, por lo que son extraordinariamente energéticos, a la par que transportadores de las vitaminas liposolubles. De origen vegetal y animal, son los aceites, margarinas, mantequilla, manteca de cerdo y frutos secos grasos. Sus diferencias se manifiestan por el tipo y proporción de los ácidos grasos que contienen.

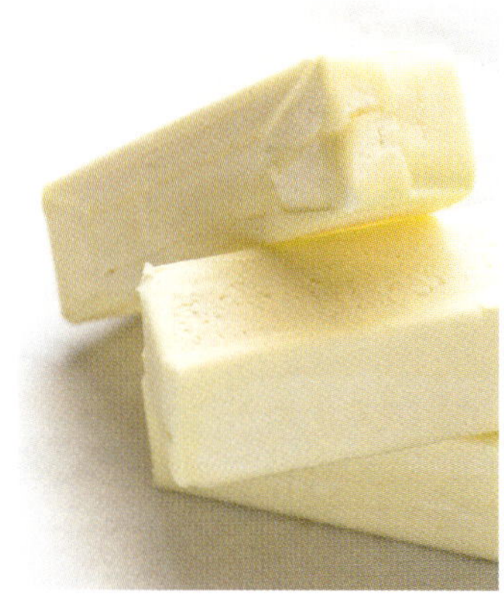

De origen animal, la mantequilla es una grasa que se obtiene batiendo la leche de vaca.

Los aceites

Los aceites son grasas de origen vegetal que tienen mayor proporción de ácidos grasos insaturados que las grasas animales. En cambio, su contenido de vitaminas es bastante bajo y sólo las vitaminas A, D y E se encuentran en unos pocos aceites y grasas. No contienen colesterol, pero aportan gran cantidad de energía al ser materia grasa casi en su totalidad. Se obtienen a partir de semillas de girasol, cacahuete, soja, sésamo, pepita de uva, semilla de algodón, germen de trigo o coco, así como de frutos oleaginosos, como la aceituna y la palma.

Una medida muy saludable consiste en no mezclar aceites de naturaleza diferente, pues esta práctica favorece la aparición de sustancias tóxicas. Asimismo, debe desecharse el aceite viejo o utilizado tres o cuatro veces y no mezclarlo con nuevo. Ni tampoco hay que freír de forma repetida productos diferentes con el mismo aceite, sobre todo sin colarlo previamente.

Sin duda el mejor de todos ellos es el aceite de oliva, resultante del prensado de las aceitunas. Compuesto por lípidos (triglicéridos), su ácido graso más abundante es el ácido oleico. El aceite

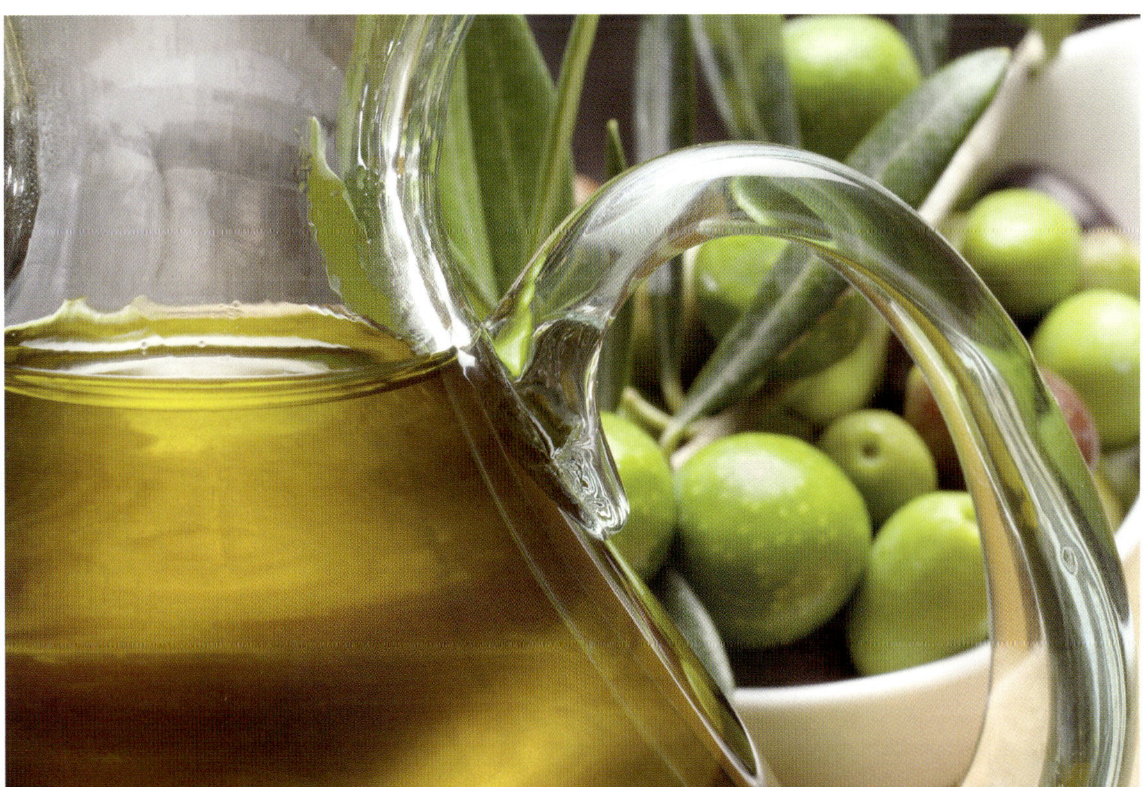

Muy saludable por sus propiedades antioxidantes, el aceite de oliva se obtiene del jugo que desprenden las olivas al molerlas en las almazaras.

Obtenida a partir de la crema de leche, la nata es una grasa cuyo sabor dulce se debe a la incorporación de azúcar.

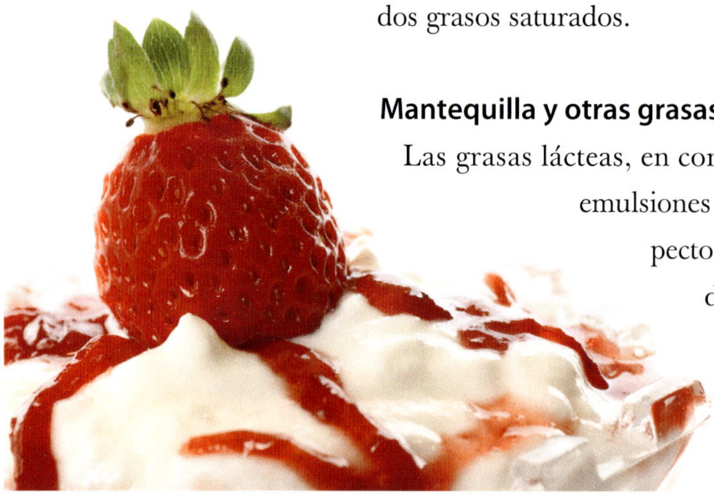

virgen, que se obtiene del primer prensado, conserva además la vitamina E. De los aceites de semillas, los más conocidos y utilizados son el de girasol, el de soja y el de maíz. Son aceites refinados y en ellos predomina el ácido linoleico. Contienen también pequeñas cantidades de ácidos grasos saturados.

Mantequilla y otras grasas lácteas

Las grasas lácteas, en concreto la mantequilla, la nata y la crema de leche, son todas ellas emulsiones de la grasa de la leche cuyo contenido varía notablemente con respecto al alimento del que proceden. Estos productos contienen, sobre todo, grasa, agua y vitaminas liposolubles, pero muy poca cantidad de proteínas, lactosa y calcio.

Las margarinas

Se elaboran con grasas vegetales o mezcladas con grasas animales y su aspecto y textura recuerda la mantequilla. El 80 % de su contenido son grasas emulsionadas en agua, con un elevado porcentaje de ácido linoleico. Variante de las margarinas son las minarinas, cuyo contenido en grasas oscila alrededor del 50 % y, por lo tanto, muy apreciadas por quienes prefieren una dieta baja en calorías. Ambos son productos que produce la industria alimentaria pero no se encuentran en estado natural.

La manteca de cerdo

Es una grasa blanca y pastosa, que se ha utilizado profusamente para asar y guisar, aunque en la actualidad ha cedido parte de su lugar al aceite de oliva. Procede del depósito graso del cerdo y, al igual que él, contiene importantes cantidades de ácidos grasos y colesterol.

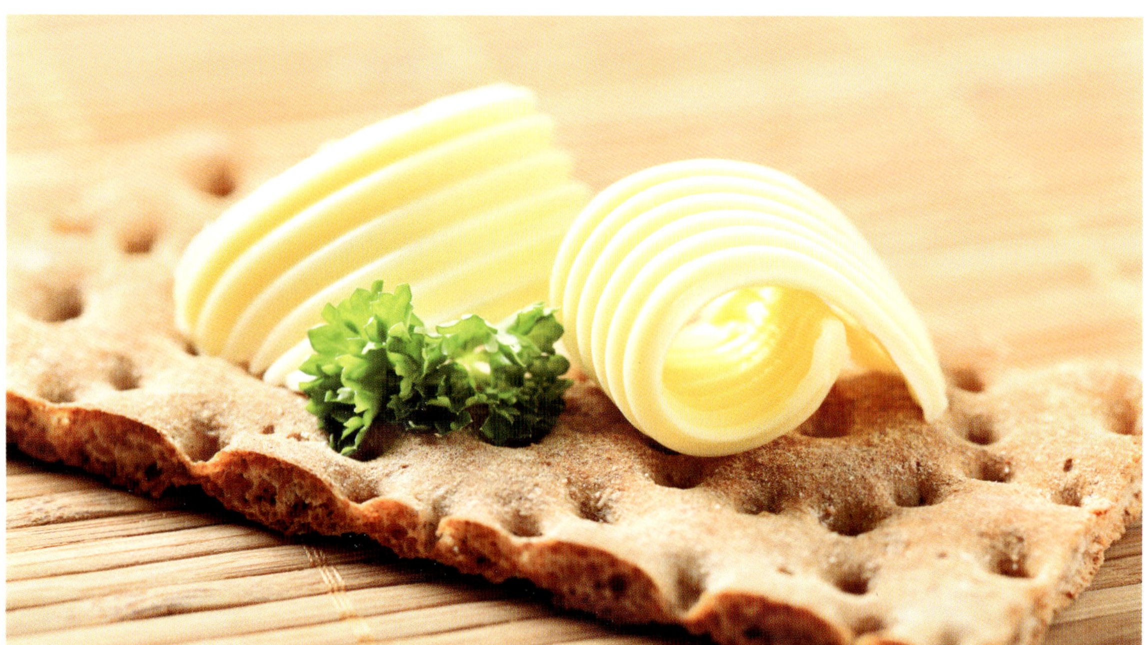

De origen vegetal, las margarinas son más saludables que la mantequilla, a la que sustituyen en muchas preparaciones culinarias.

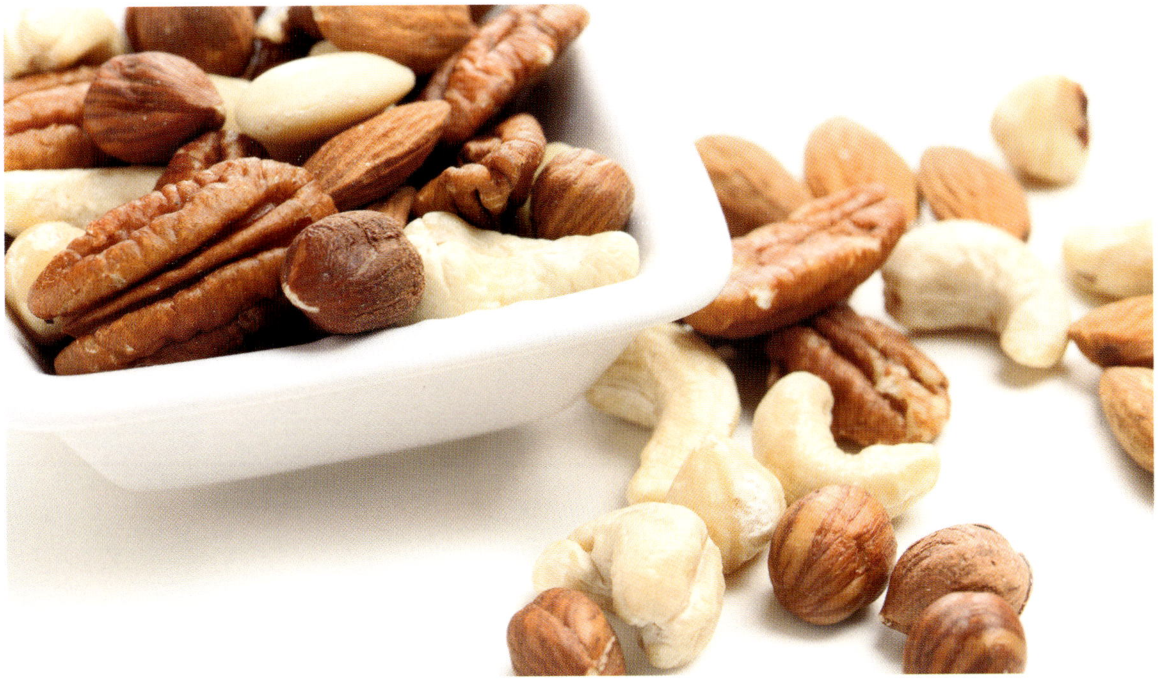

Ricos en lípidos, los frutos secos son alimentos muy energéticos y saludables por contener ácido oleico y linoleico.

Los frutos secos grasos

Forman este grupo de alimentos las semillas y los frutos de diversos vegetales que se consumen precisamente secos. Almendras, avellanas, cacahuetes, piñones, nueces, pistachos, etc., todos tienen en común un contenido importante de lípidos (más de la mitad de su peso). En ellos predominan los ácidos grasos insaturados (oleico en almendras y avellanas, y linoleico en cacahuetes y nueces). Contienen asimismo proteínas (10 %) y glúcidos (5 %), cantidades importantes de calcio, hierro, vitamina C, vitamina B_1 y ácido nicotínico. Suelen recomendarse como complemento energético y proteico, pero son bastante indigestos, sobre todo si se consumen crudos.

Bebidas

Se agrupan aquí líquidos de naturaleza y composición muy diversa que el ser humano consume simplemente para saciar su sed, para acompañar las comidas o simplemente por placer. El abanico es muy amplio e incluye por supuesto el agua, además de las bebidas refrescantes, estimulantes y alcohólicas. De la primera, el agua, se ha hablado extensamente en el capítulo anterior, por lo que aquí se analizan sólo las restantes.

Las bebidas refrescantes

En la composición de las bebidas refrescantes (colas, limonadas y naranjadas), el agua sigue siendo la sustancia más abundante, además de azúcares, colorantes y diversos aditivos, con una pequeña proporción de zumos de frutas y, en las carbonatadas, dióxido de carbono. Suponen un aporte muy superfluo de calorías y su consumo debe ser limitado. En la actualidad, existen variedades bajas en calorías *(light)* en las que se ha sustituido la sacarosa por otros edulcorantes. Pero es preciso subrayar que el refresco mejor y más sano es el agua.

Con o sin leche, el café es una bebida estimulante que goza de enorme popularidad, pero debe tomarse con moderación.

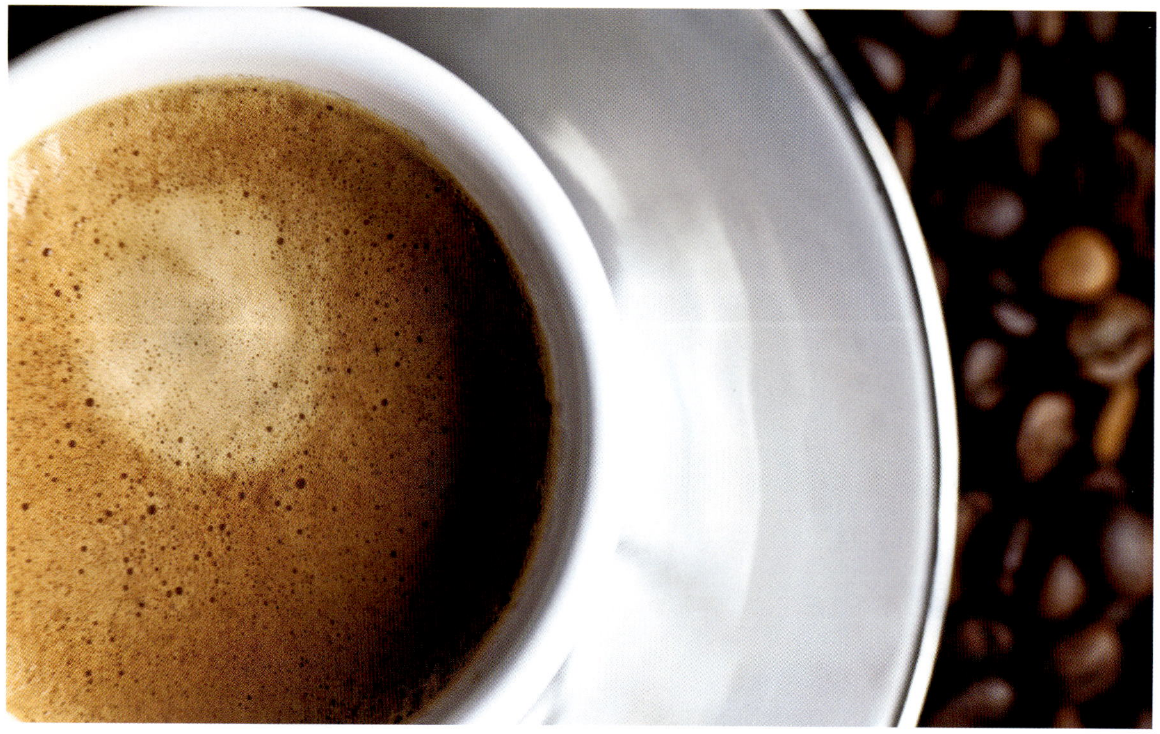

Las bebidas estimulantes

Algunas infusiones (café, té) y otras bebidas (colas) contienen alcaloides con propiedades estimulantes, como la cafeína y la teína, con capacidad para aumentar la atención y la alerta y combatir el sueño. Deben consumirse con moderación y agregándoles poca cantidad de azúcar.

Las más populares son las colas, compuestas por agua carbonatada, colorante de caramelo, ácido fosfórico, cafeína y un concentrado de extractos vegetales que le proporcionan sabor. En cuanto a las infusiones, constituyen un aporte energético escaso y apenas representativo, procedente de forma casi exclusiva del azúcar que se agrega. Cabe señalar, sin embargo, que el té contiene cantidades importantes de flúor.

La cerveza es una bebida alcohólica que se obtiene de la fermentación de los granos de cebada u otros cereales como el mijo o el arroz.

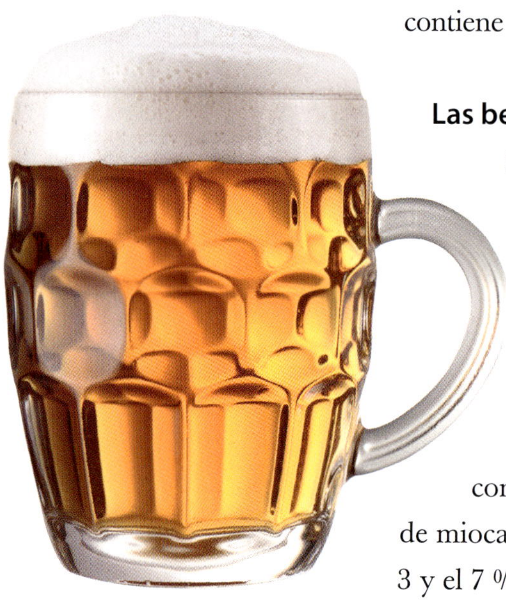

Las bebidas alcohólicas

Se agrupan en este apartado las bebidas fermentadas (vino, cerveza y sidra) y las destiladas (licores). Todas contienen alcohol etílico en diferentes proporciones, junto con azúcares o glúcidos simples. Proporcionan gran cantidad de energía innecesaria, además de efectos perniciosos para la salud si su consumo es excesivo.

El vino contiene de 8 a 13 % de alcohol, además de azúcares en cantidad variable y algunos micronutrientes arrastrados del zumo de uva y de las levaduras. Si su consumo es moderado, tiene un papel protector frente a enfermedades como el infarto de miocardio y la angina de pecho. La concentración alcohólica de la cerveza oscila entre el 3 y el 7 %. Posee también azúcares y otros compuestos orgánicos que aportan mucha energía.

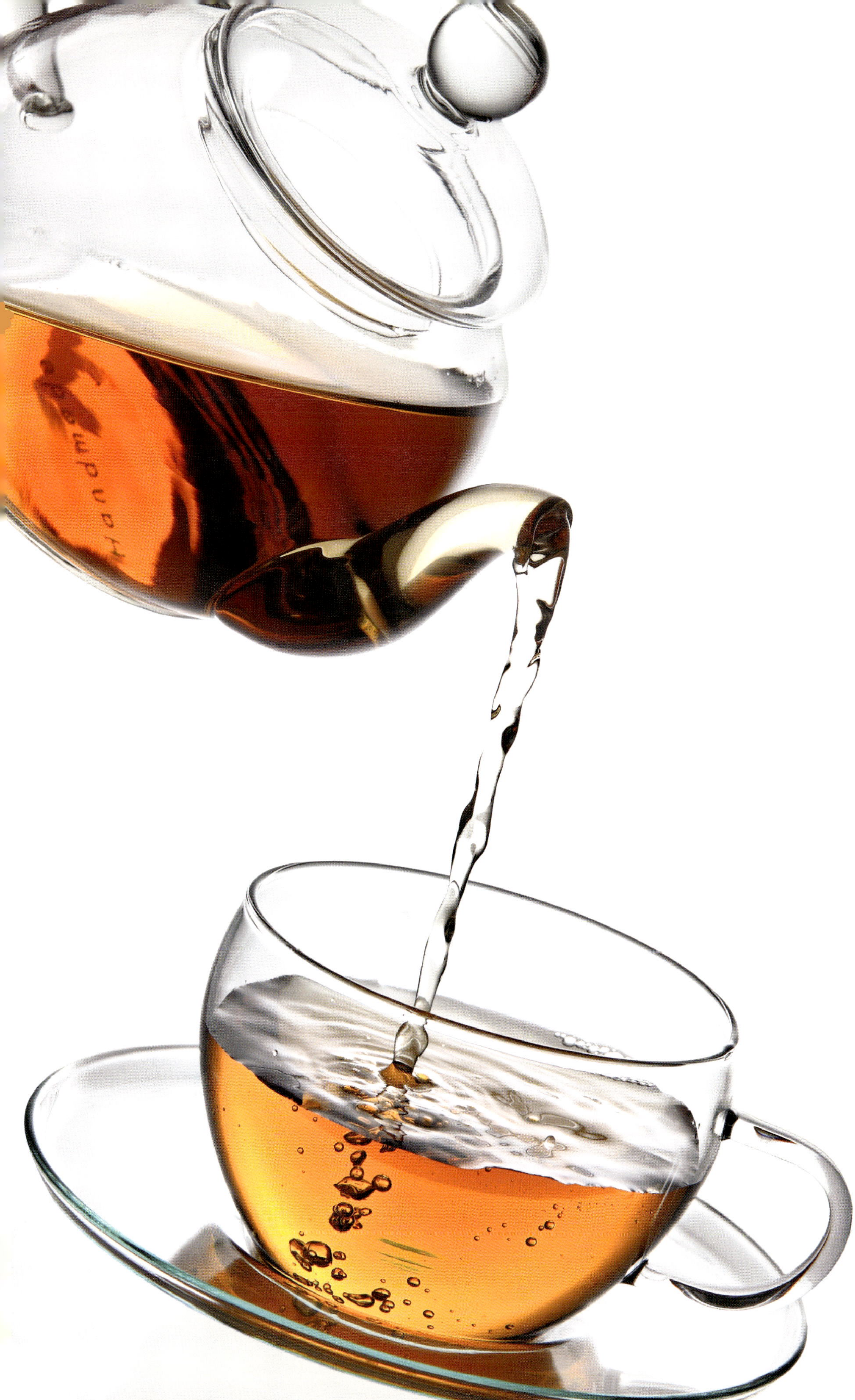

Con múltiples variedades y una larga tradición en su cultivo y comercialización, el té es hoy una de las infusiones más universales.

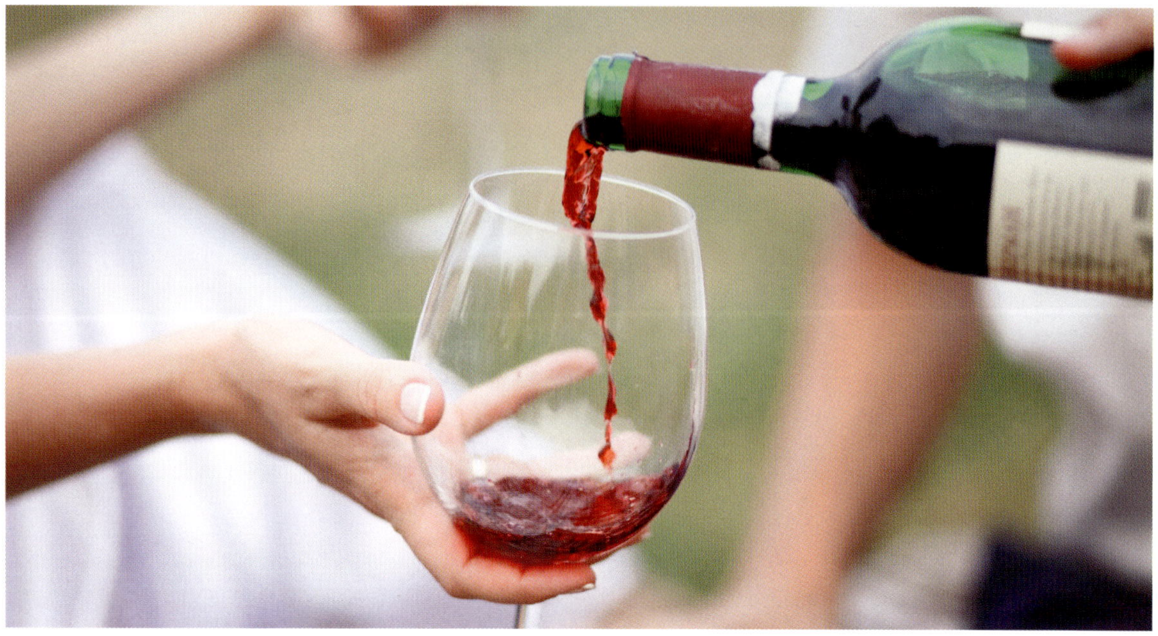

De la fermentación del jugo de manzanas se obtiene la sidra (abajo), mientras que el vino (a la derecha) se produce a partir de la uva.

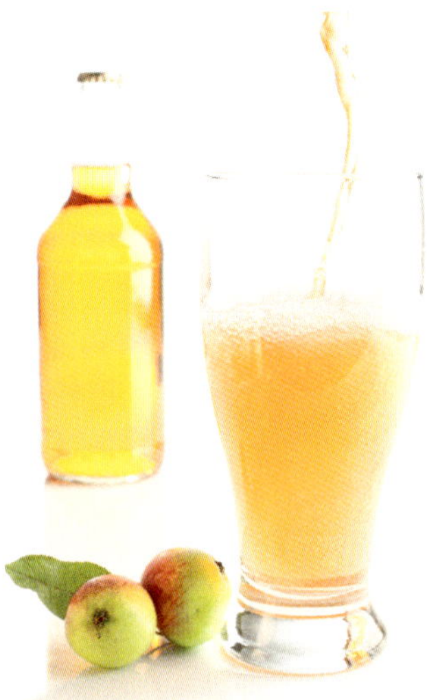

El alcohol puro contiene 8 gramos de alcohol por cada 100 centímetros cúbicos. A partir de esta unidad se calcula la cantidad de alcohol ingerida en cada bebida, en función de su graduación alcohólica y del volumen aproximado de una copa. Así, por ejemplo, un quinto de cerveza de 6° (200 mililitros), una copa de vino de 12° (100 mililitros), una copa de fino de 24° (50 mililitros) y una copa de coñac de 42° (30 mililitros) contienen 8 gramos de alcohol puro. Para conocer los gramos de alcohol ingeridos, hay que multiplicar los centímetros cúbicos ingeridos por la graduación alcohólica de la bebida y por 0,8 (densidad del alcohol), dividiendo luego el resultado por 100. Atendiendo a esta regla, se considera que una persona es alcohólica y presenta riesgos importantes de salud cuando consume más de 60 gramos de alcohol puro diarios. Son también bebedores de riesgo quienes consumen alcohol en exceso, por encima del límite señalado, en un espacio reducido de horas (por ejemplo, en fines de semana). Pero son moderados si consumen alcohol en cantidades inferiores (48 gramos diarios el varón y 29 gramos la mujer) y abstemios si no consumen alcohol de forma habitual, aunque tomen ocasionalmente pequeñas cantidades.

En cuanto al amplio abanico de bebidas destiladas, todas ellas con un porcentaje de alcohol etílico de entre el 35 y el 50 %, contienen también agua y algunos componentes minoritarios difíciles de metabolizar. Su elevado contenido energético explica el poco apetito de los alcohólicos.

Azúcar y edulcorantes

Este apartado incluye el azúcar común y otros azúcares contenidos en la miel o utilizados para elaborar jarabes, mermeladas, arropes, caramelos y productos de pastelería. No son indispensables para el equilibrio nutricional siempre que se consiga energía a través de otros productos más completos. Además, la energía que aportan se asimila con mucha rapidez y eleva de forma súbita el nivel de glucosa en sangre. La variedad de azúcares es amplia, pero todos están compuestos

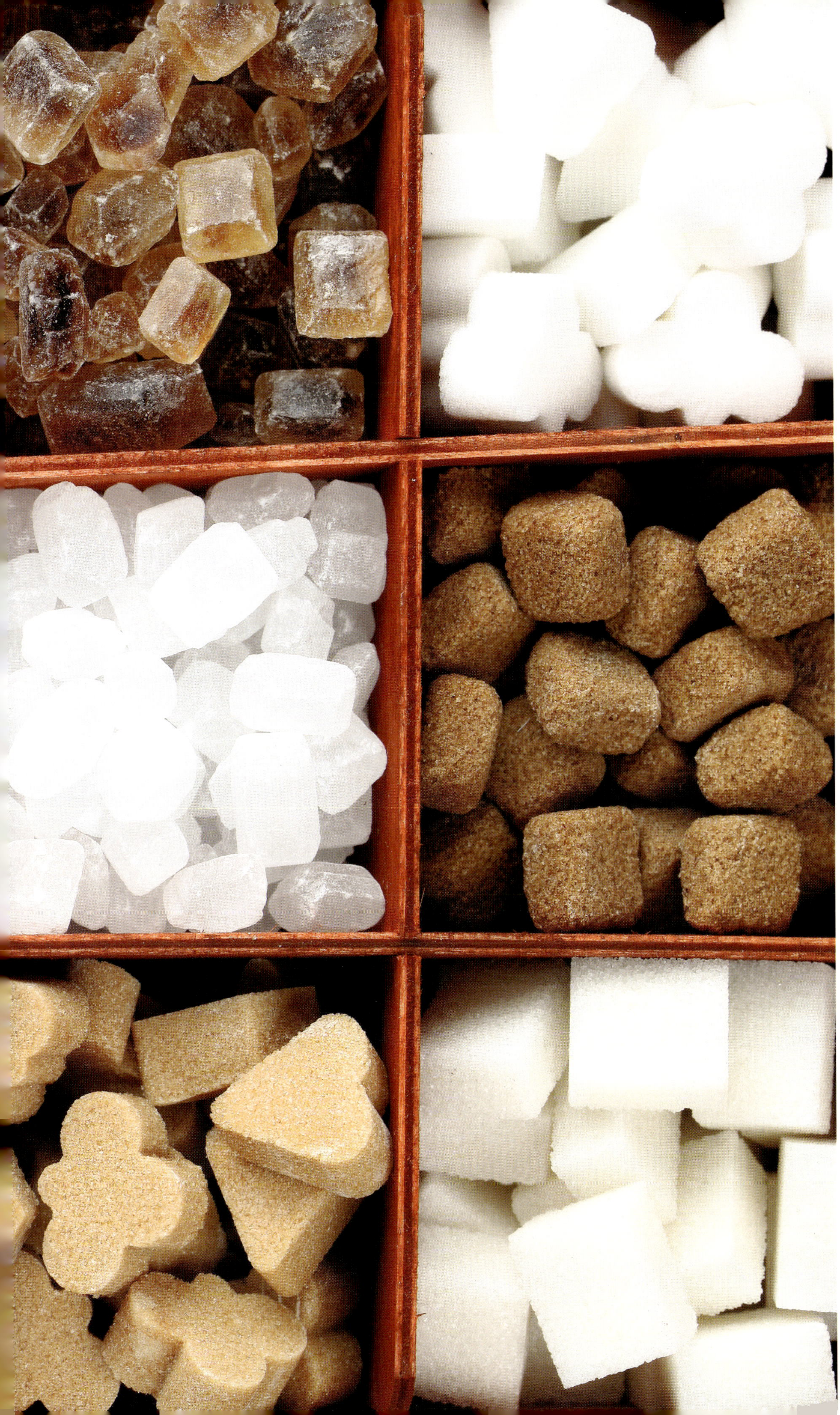

Edulcorante por antonomasia, el azúcar se presenta en diversas variedades según su origen y su grado de refinación.

por un 80 a 100 % de azúcares y agua. Sólo aportan energía, sin ningún otro tipo de nutriente, al contrario de lo que sucede con otras fuentes de glúcidos, como las frutas, los cereales, las verduras o las féculas, por ejemplo.

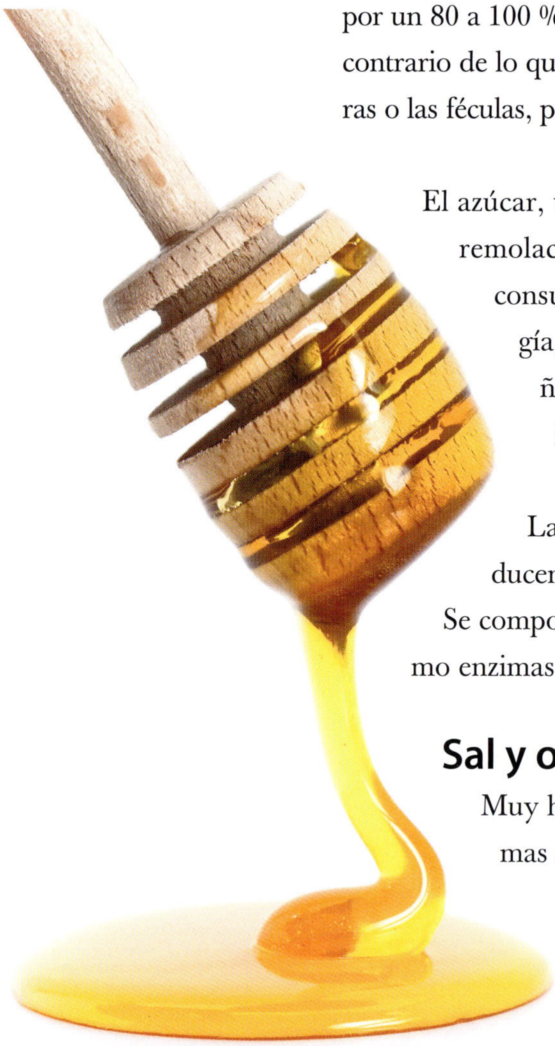

El azúcar, un disacárido denominado sacarosa, se obtiene de la caña de azúcar o de la remolacha azucarera. Es un alimento ampliamente utilizado como edulcorante. Su consumo supone un aporte muy importante y con frecuencia innecesario de energía, que además puede favorecer la caries dental, sobre todo en los más pequeños. Y también la obesidad, además de una sensación de saciedad que impide ingerir otros alimentos cuando se consume en exceso.

La miel, uno de los pocos alimentos glucídicos de origen animal, ya que la producen las abejas, se utiliza básicamente como edulcorante, en sustitución del azúcar. Se compone fundamentalmente de fructosa y agua, con algunas sustancias activas, como enzimas y hormonas, en cantidades muy reducidas.

Sal y otros condimentos

Muy heterogéneo, este grupo de alimentos tiene en común el aporte de sabor y aromas agradables a las comidas. Utilizados en todos los rincones del mundo, su origen es muy diverso, a excepción de la sal, uno de los elementos más generosamente distribuidos por la naturaleza.

Producida por las abejas y con un sinfín de propiedades terapéuticas, la miel es un edulcorante natural con gran variedad de sabores.

La sal

La sal común es uno de los elementos básicos de la alimentación. Está constituida por sodio y cloro, sustancias químicas de las que es la principal fuente dietética. Además, actúa como potenciador del sabor y es uno de los primeros conservantes alimentarios conocidos. Sin embargo, su consumo debe limitarse por la capacidad del sodio de retener agua, particularidad que en el organismo humano puede provocar hipertensión arterial.

Se ha calculado que en la dieta de una persona sana suelen ingerirse entre 3 y 6 gramos de sodio al día. Pero el organismo únicamente precisa alrededor de 0,5 gramos, por lo que el resto lo elimina a través de la orina y el sudor.

Las especias

Son asimismo sustancias muy importantes como condimento. De origen con frecuencia exótico, fueron antaño objeto de un activo y fructífero comercio. Muy abundantes y variadas, proceden de todas las partes del mundo y se utilizan ampliamente como conservantes y aromatizantes. Las más utilizadas son la pimienta, la nuez moscada, el clavo, la canela, el azafrán, la vainilla, el jengibre y el pimentón, del que existen infinidad de variedades, como los chiles, las ñoras, etc.

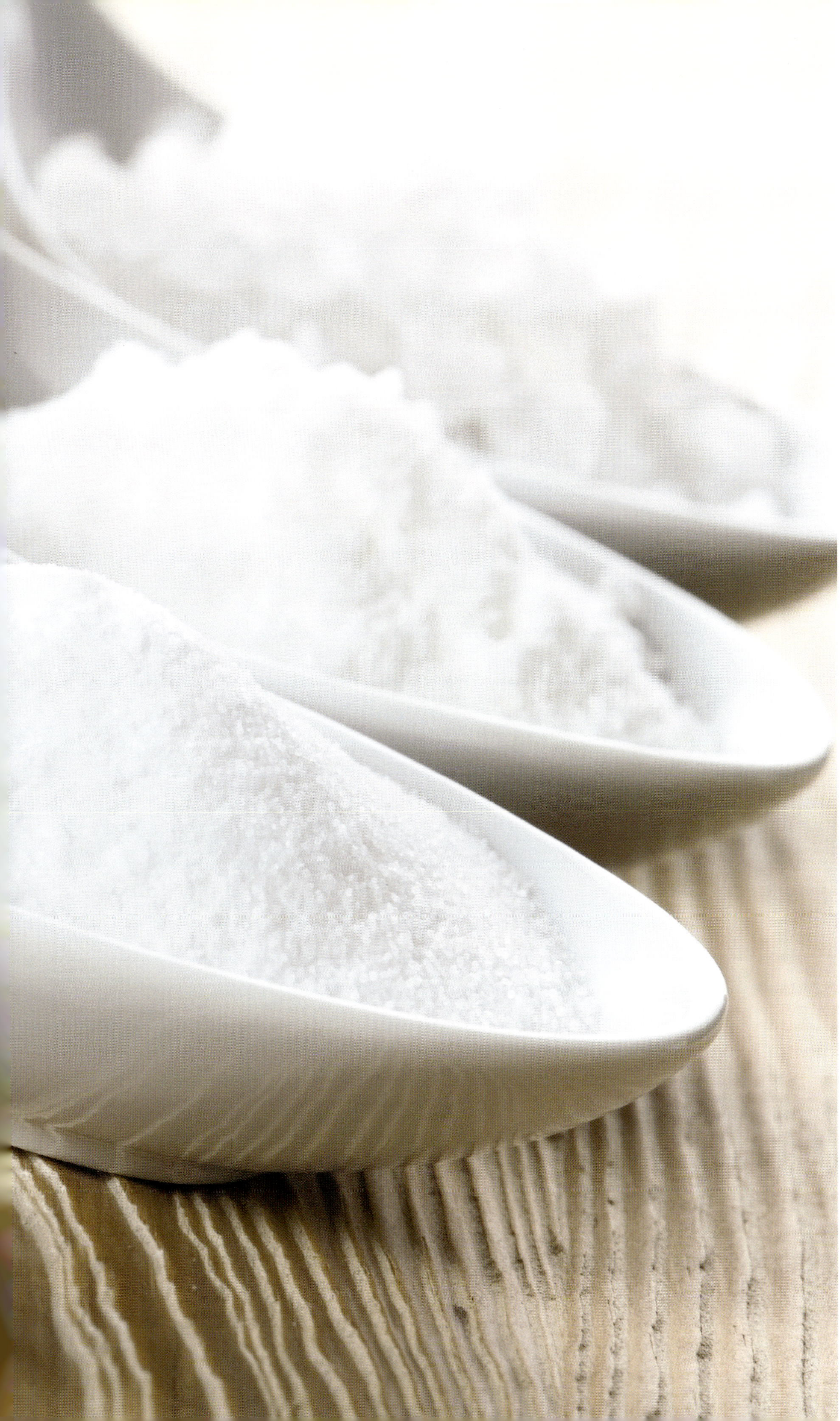

Condimento y conservante de uso muy extendido, la sal, marina o gema, aporta diversos minerales al organismo.

Aplicadas en pequeñas cantidades, las diferentes especias potencian y confieren personalidad al sabor de los alimentos.

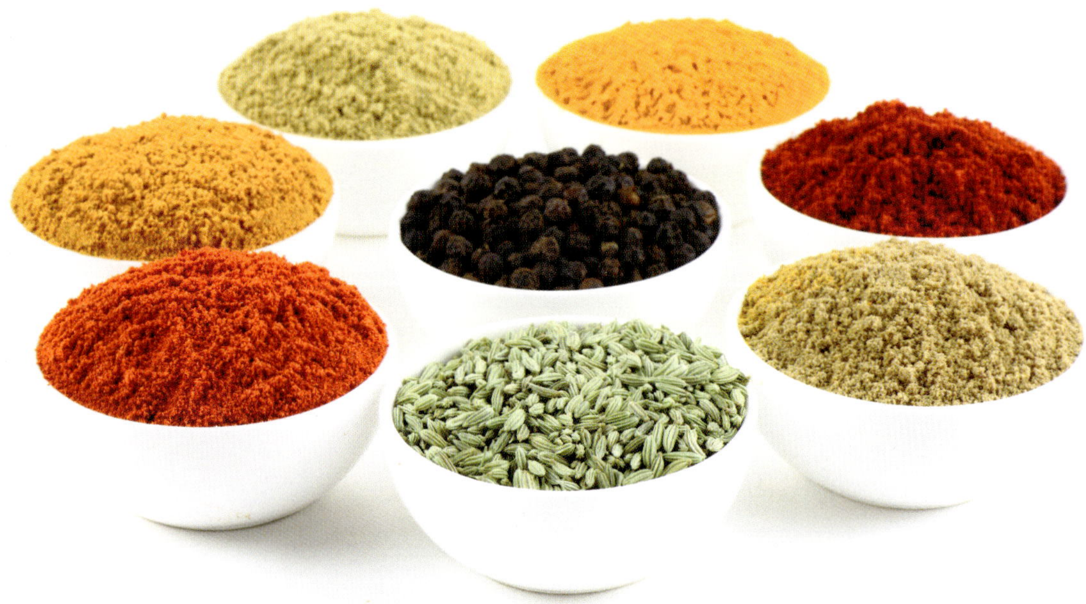

Cada grupo humano tiene sus especias preferidas para elaborar su cocina. Gracias a ellas, las preparaciones culinarias se diferencian unas de otras y adquieren personalidad propia. Usadas con prudencia y sabiduría, incrementan el placer que proporciona la comida. En general, sus aromas y sabores son fuertes, por lo que deben aplicarse en pequeñas cantidades. Sin embargo, desde el punto de vista nutritivo, el interés de las especias es muy limitado. Sólo en algún caso contienen pequeñas cantidades de minerales (hierro, calcio) o de vitamina C. Su incidencia en la nutrición se limita al efecto que ejercen sobre el apetito. Las especias picantes poseen además algunos principios activos que estimulan las terminaciones de la lengua y desencadenan la secreción de endorfinas, sustancias naturales calmantes del dolor.

Innumerables, las hierbas aromáticas son un condimento muy utilizado en la preparación de los platos más diversos.

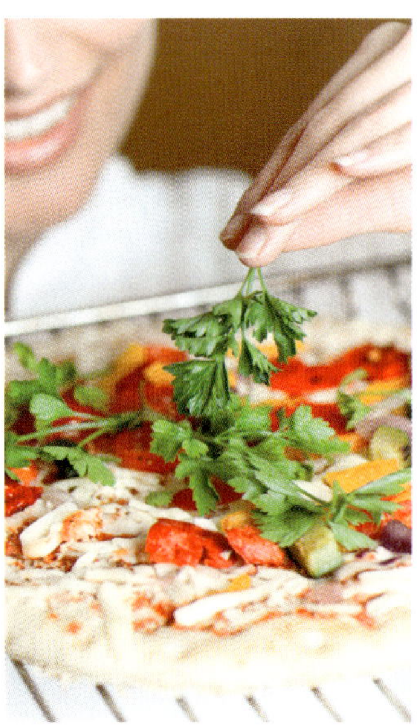

Las hierbas aromáticas

Hay un sinfín de hierbas aromáticas, susceptibles de utilizarse culinariamente de forma parecida a las especias. Trituradas, resultan excelentes para aliñar y aromatizar los alimentos. Es más, pueden utilizarse incluso como sustituto de la sal por quienes la tienen restringida o prohibida por prescripción médica. Por otra parte, muchas de ellas son también hierbas con diferentes propiedades medicinales además de las culinarias. Las más populares son el perejil, el laurel, el orégano, la albahaca, el hinojo, el romero, el tomillo, la menta, el comino, el cilantro, el estragón, etc. Existen además mezclas célebres, como por ejemplo el curry, un condimento de origen indio compuesto por chile, cilantro, comino, jengibre y ajo.

Caso excepcional es el ajo, una hortaliza originaria de Oriente, muy apreciada desde la antigüedad por sus propiedades gastronómicas y medicinales y que se utiliza como aromatizante en la cocina. En su composición destacan las proteínas (7 %), los glúcidos (30 %) y el yodo (1 %), además de las vitaminas B_1, A y C.

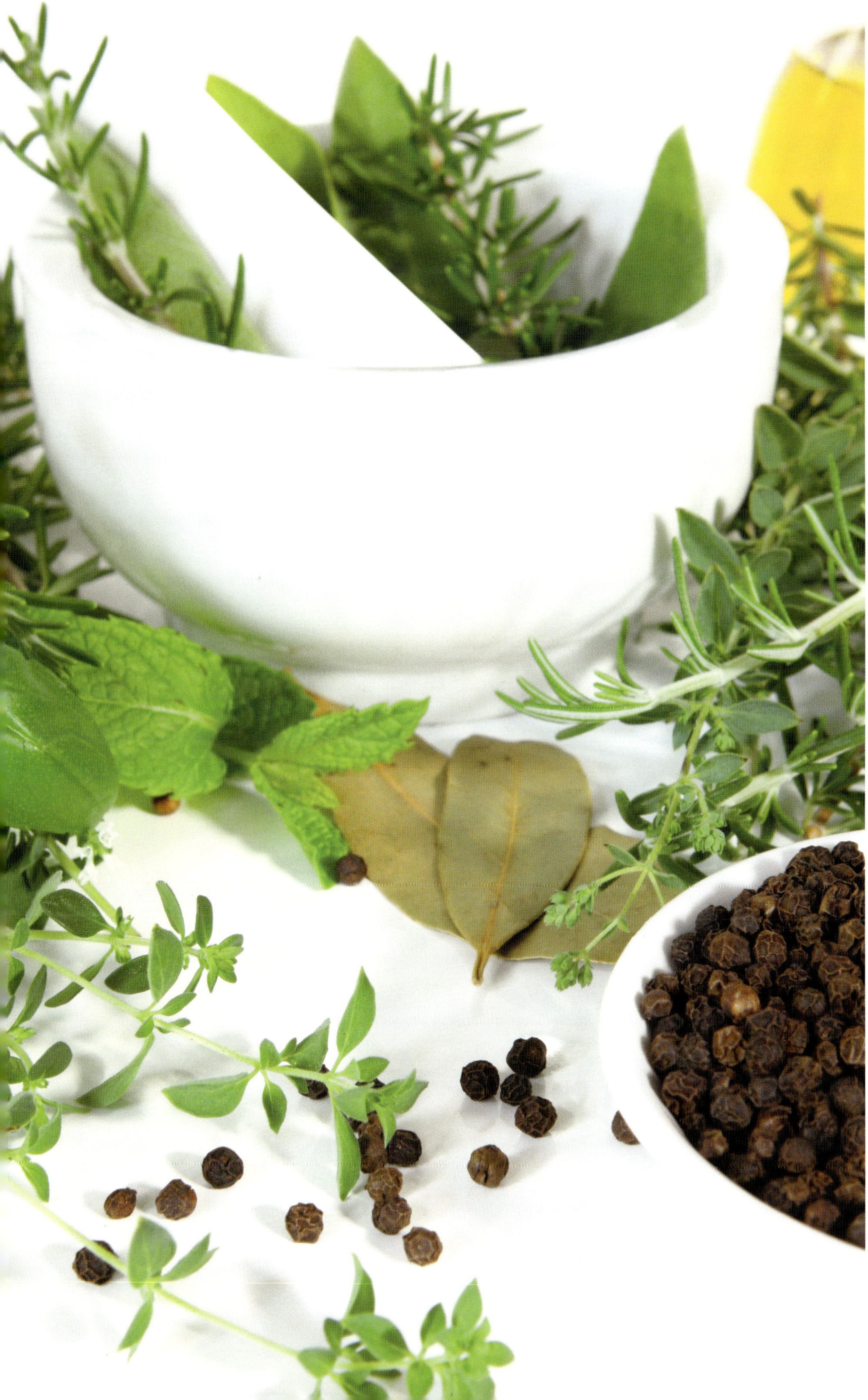

La pimienta, el romero, el laurel, la menta, el tomillo, el perejil y la albahaca son las hierbas preferidas por la cocina mediterránea.

Producción y selección

Se ha comentado en un apartado anterior, que las mejoras en la producción y la permanente selección efectuada a lo largo de la historia han determinado la actual calidad de los alimentos. Hoy son pocos los alimentos que se consumen tal y como los produce la naturaleza, pues hasta la última legumbre ha sido cultivada, abonada, sulfatada y mejorada genéticamente. Luego se procesa industrialmente, se envasa, desinfecta, transporta, almacena e incluso a veces se congela o precocina, y se expone finalmente en el comercio para que el consumidor la aprecie y adquiera.

Aunque este proceso no es uniforme para todos los alimentos, la inmensa mayoría lo sufren en mayor o menor medida. Es más, a veces la distancia entre el origen y el destino de los alimentos es enorme, en espacio, en tiempo y en manipulaciones. Ni la producción agrícola teóricamente ecológica se libra de ello.

Alimentos naturales y ecológicos

Los productos naturales son aquellos que se obtienen sin la intervención de procesos o productos químicos ni manipulación tecnológica. Reciben también el nombre de biológicos, orgánicos o ecológicos y pueden ser de origen vegetal o animal. La condición básica para todos ellos consiste en que se produzcan siguiendo los procesos naturales.

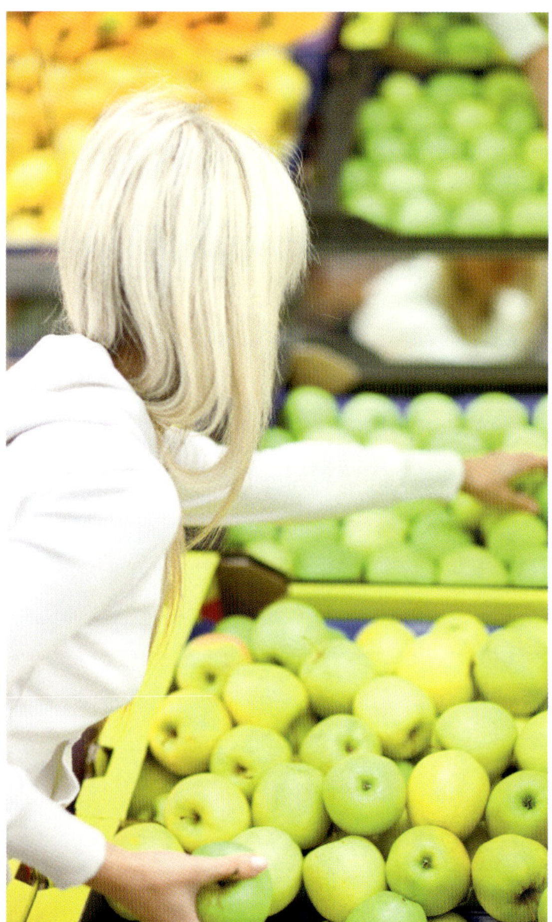

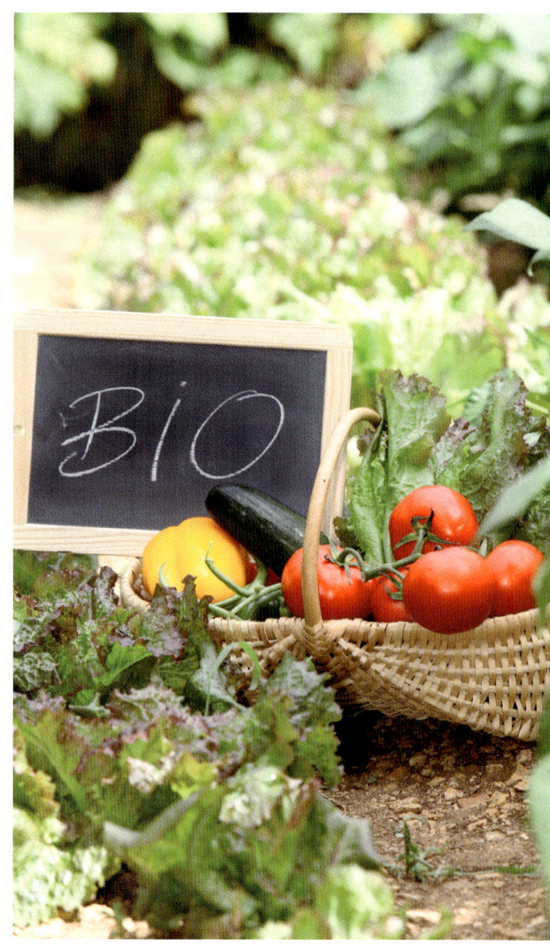

Los consumidores actuales disponen de una amplia oferta de productos alimenticios para seleccionar los que mejor se adaptan a sus gustos y necesidades.

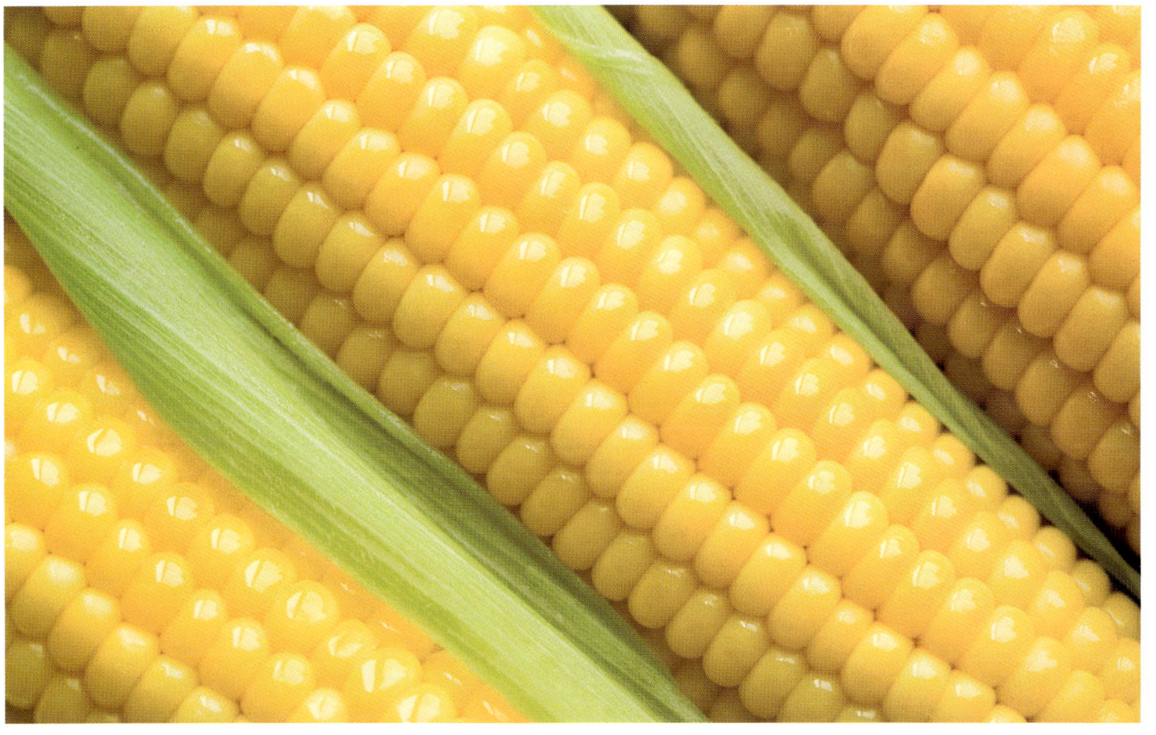

Todavía muy controvertido a pesar de su difusión, el maíz transgénico es más resistente a los ataques de los insectos y tolera mejor los herbicidas.

Se trata de productos que no han sufrido alteraciones por el uso, por ejemplo, de fertilizantes o insecticidas y son por tanto mucho más saludables. En concreto, los de origen vegetal han sido obtenidos mediante cultivos biológicos, es decir, sin el concurso de fertilizantes químicos, insecticidas ni aditivos. Pero también son naturales las carnes de animales alimentados sin antibióticos ni hormonas, y que no han sido tratados, después de morir, con ninguna sustancia.

Hay personas que consumen este tipo de alimentos siempre que los encuentran. Así, por ejemplo, toman sal marina, pero no sal de mesa; azúcar moreno, pero no refinado; leche fresca, pero no pasteurizada o esterilizada; frutas, verduras y legumbres frescas, pero no conservadas o aceite virgen sin refinar.

Alimentos biotecnológicos

Conocidos también como transgénicos, se obtienen mediante la aplicación de las nuevas técnicas biotecnológicas, que utilizan la modificación genética en la consecución de alimentos con características especiales, más nutritivos y sabrosos, más resistentes a ciertos virus o insectos, al frío o a la sequía o más dulces y jugosos: maíz resistente a los insectos y a los herbicidas; fresas que contienen una sustancia anticancerígena, y muchos otros alimentos (vegetales y animales) que podríamos denominar «transgénicos», etc. Para conseguirlo se les incorporan genes de otras especies clínicamente manipulados. Esta mutación genética permite la producción de plantas con la capacidad de contener nutrientes que normalmente no aportan, de la misma manera que les permite desarrollar en las nuevas especies las capacidades necesarias para subsistir en entornos poco e incluso nada favorables.

Los animales a los que se les suministra alimentos transgénicos también pueden desarrollar inmunidad hacia algunas enfermedades o aumentar su producción. Pero todavía existen muchas dudas al respecto sobre sus consecuencias a largo plazo, sobre si pueden o no afectar la salud de los consumidores, aspecto que podrá estudiarse en un futuro.

Selección final

La selección que el consumidor realiza al adquirir un producto es de suma importancia. En este acto intervienen muchos factores. Algunos son de orden general, basados en la experiencia y la educación alimentaria, otros de orden particular, referidos al entorno en el que se adquieren y a sus características intrínsecas. Es difícil dar consejos al respecto pues la mejor relación entre calidad y precio es un objetivo que no siempre se encuentra ni depende del consumidor, mientras que un alimento de mala calidad, pero bien presentado, puede parecer excelente.

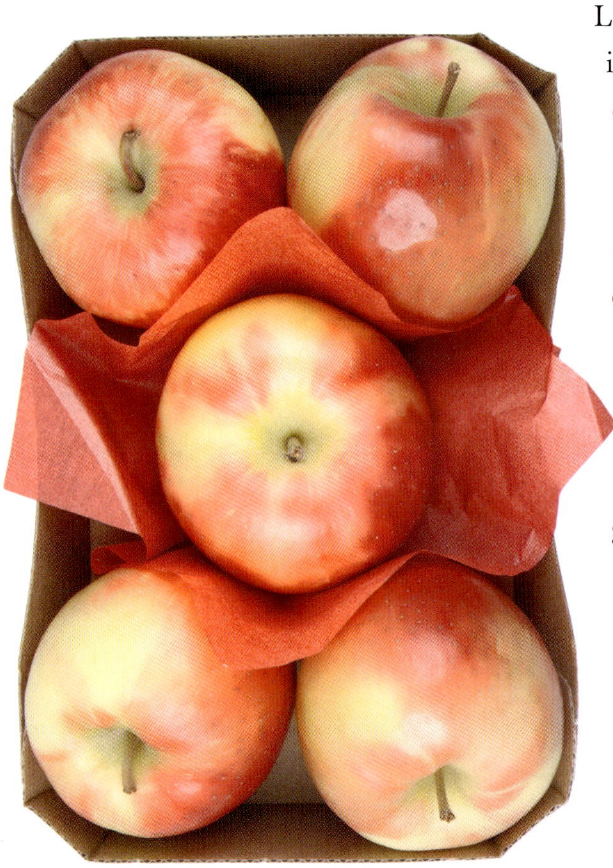

Una buena presentación es esencial para que los productos resulten atractivos y apetitosos al consumidor.

Es bueno saber, sin embargo, que todos los alimentos, excepto la sal, son perecederos. Es decir, por causas físicas (calor, luz, humedad), biológicas (mohos, levaduras, bacterias, virus, parásitos) y químicas (tóxicos naturales, contaminantes y aditivos) pueden alterarse y deteriorarse y originar incluso problemas sanitarios. Estas alteraciones pueden dar signos visibles (color, olor, aspecto general o forma) o invisibles (sin variaciones sensoriales de ningún tipo). Para prevenir este problema se aconseja observarlos con atención y fijarse en las fechas de caducidad que aparecen en las etiquetas si están envasados.

La conservación

Los alimentos, en ocasiones, se someten a diversos tratamientos y manipulaciones desde el momento de su producción hasta que finalmente se consumen. Su correcta ejecución es de tal importancia que la Organización Mundial de la Salud (OMS) ha fijado un conjunto de medidas para garantizar la higiene alimentaria tanto en la elaboración, como en la preparación culinaria y la comercialización, con el fin de asegurar la cualidad de comestible y la seguridad en el consumo de los alimentos. Su principal objetivo consiste en impedir la transmisión de enfermedades al ser humano por los alimentos y asegurar que el consumidor recibe un producto sano, nutritivo y también agradable.

Algunos productos son más perecederos que otros. Tal es el caso de la carne, el pescado, la leche, el yogur, las frutas y las verduras. En cambio, las legumbres, el arroz, la pasta, las patatas o los quesos secos se conservan bien durante un tiempo mucho más prolongado. Sin embargo, con el transcurso del tiempo, todos los alimentos se alteran, en mayor o menor grado, por las

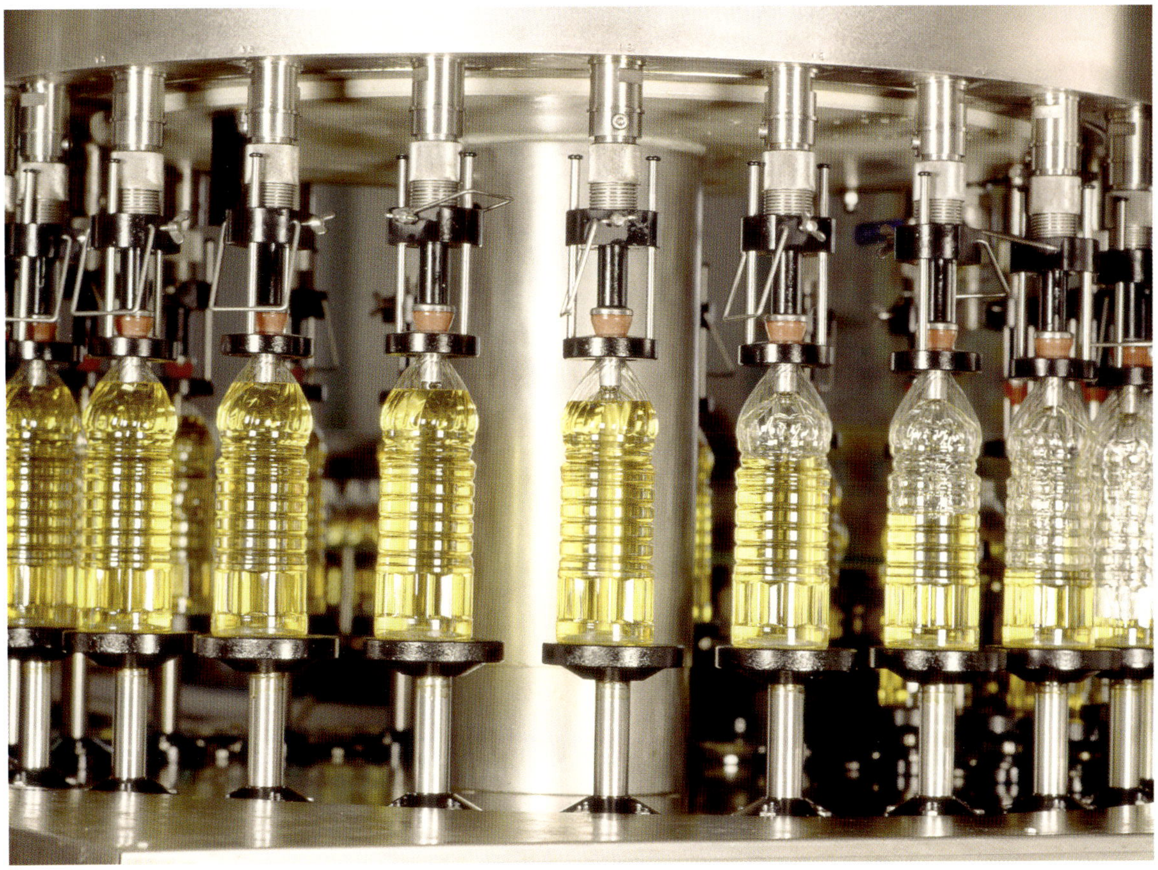

La higiene es una condición básica en la manipulación de los alimentos y no deben ahorrarse medidas para garantizarla.

reacciones de sus propias enzimas o por la acción de microorganismos externos que los contaminan. A veces, estas alteraciones provocan en ellos cambios que pueden producir infecciones y otros trastornos tóxicos, pero no siempre se perciben fácilmente. Para evitarlas, es preciso respetar todas las normas de higiene recomendadas (limpieza del material, del personal manipulador, etc.), no dejar los alimentos crudos y perecederos a temperatura ambiente y seguir los métodos de conservación más indicados para los diferentes productos.

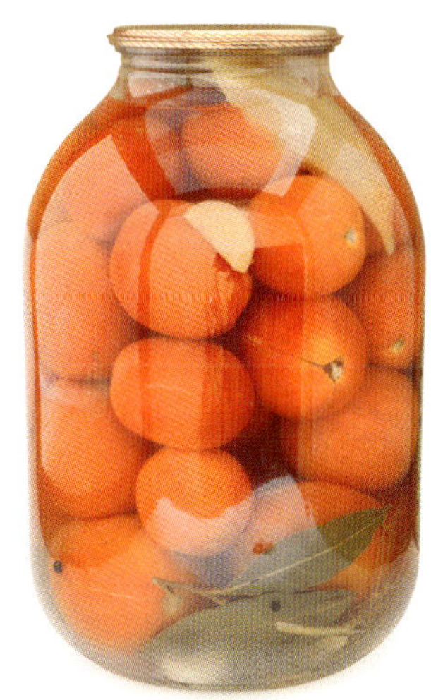

Las conservas caseras de tomates siguen realizándose según la tradicional fórmula descubierta por Nicolás Appert en el siglo XVIII.

El ser humano ha buscado desde la antigüedad la forma de conservar los alimentos a fin de disponer de ellos durante períodos más prolongados y poder asegurar su subsistencia. Fruto de esta práctica, algunos métodos de conservación de los alimentos son casi tan antiguos como las prácticas culinarias. Por ejemplo, las técnicas del salado y el ahumado ya se utilizaban con anterioridad a los imperios egipcio y romano. Existe además una extensa documentación sobre las dificultades que existían para conservar los alimentos durante las largas travesías marítimas en la época de los descubrimientos.

En el siglo XVIII, Nicolás Appert, un pastelero parisino, encontró la fórmula para conservar los alimentos, eliminando las bacterias causantes de su fermentación y descomposición sin que variaran ni su gusto ni su aspecto. Consistía en introducirlos en recipientes de cristal y esterilizarlos. En el siguiente siglo, Louis Pasteur descubrió las razones científicas de la fermentación de

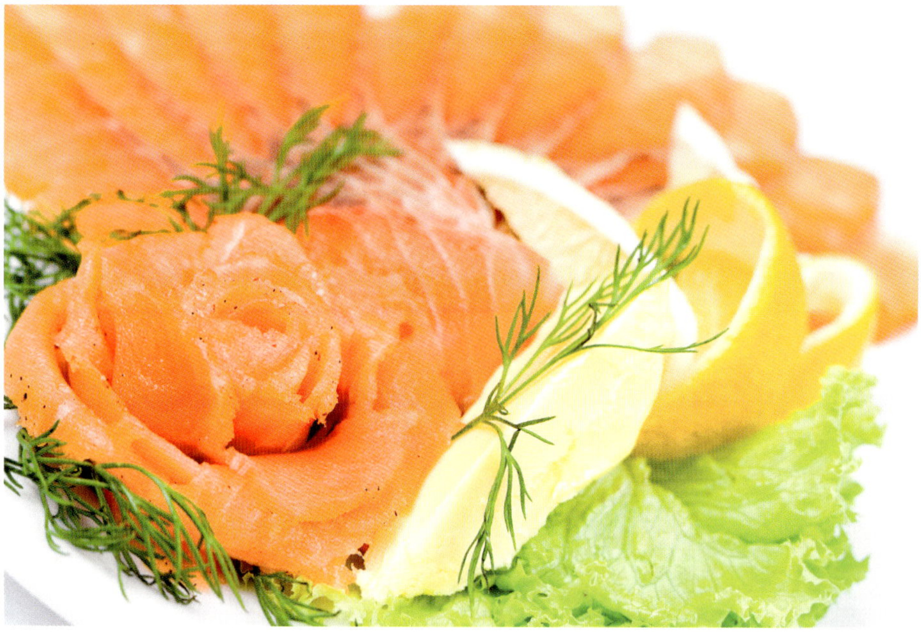

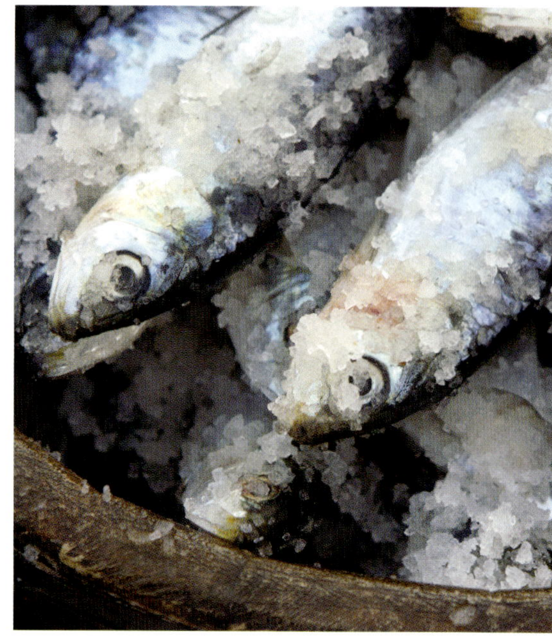

El salmón ahumado y las sardinas en salazón son productos tradicionales de la industria conservera.

los alimentos y a partir de ese momento, se encontraron nuevos métodos que permiten conservarlos con mayores garantías. Aunque algunos son muy complejos, con frecuencia se basan en fórmulas tan tradicionales como la deshidratación, la congelación, la esterilización, etc.

Gracias a las conservas, alimentos tan perecederos como las setas resisten bien el paso del tiempo.

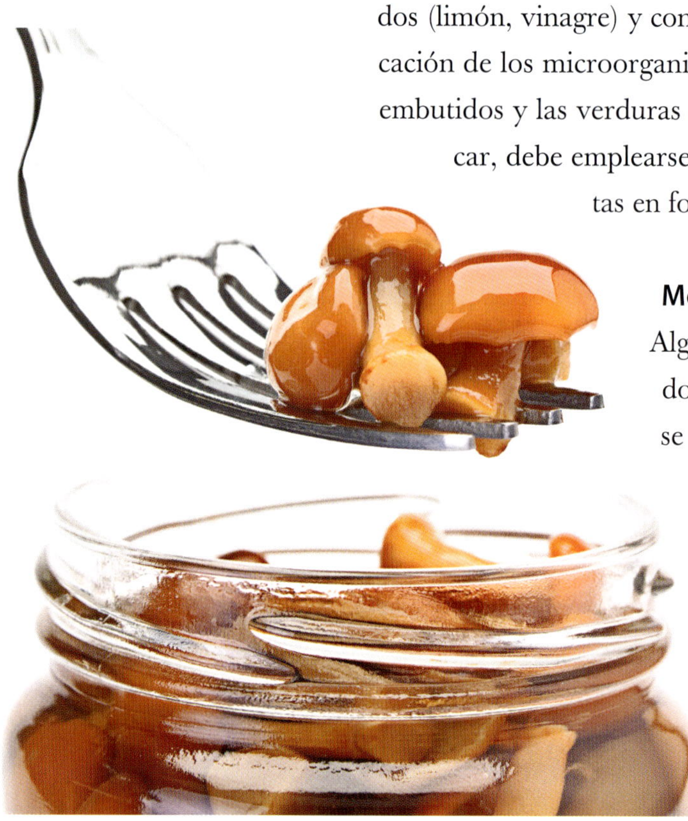

Métodos tradicionales

Los más utilizados son la salazón, el ahumado y los tratamientos con azúcar, con aceite, con ácidos (limón, vinagre) y con alcohol. Los dos primeros, salazón y ahumado, detienen la multiplicación de los microorganismos y permiten conservar alimentos como la carne, el pescado, los embutidos y las verduras durante períodos de tiempo bastante prolongados. En cuanto al azúcar, debe emplearse en concentraciones muy elevadas para conservar, básicamente, frutas en forma de almíbar, confituras o mermeladas.

Métodos físicos

Algunos de los tratamientos que se aplican a los alimentos son el desecado, la aplicación de calor o frío y las radiaciones. Con la deshidratación se suprime al máximo el agua que contiene el alimento. Este método de desecación evita la multiplicación de los microorganismos y permite conservar con garantías productos como la leche en polvo, café y té soluble, frutas, verduras y platos precocinados como las sopas.

En la esterilización, uno de los métodos que emplean el calor, se aplican al alimento temperaturas por encima de los 100 °C y durante tiempos variables con el fin de destruir los microorganismos. Se utiliza para casi todos los alimentos. En la pasteurización, del mismo grupo que el anterior, los alimentos se someten a temperaturas cercanas a los 80 °C durante tiempos cortos, enfriándolos luego rápidamente. Así se conservan la leche, los zumos de frutas, la cerveza y algunos quesos.

La refrigeración, por el contrario, se basa en la aplicación de frío. Con este tratamiento, los alimentos se mantienen a temperaturas comprendidas entre 0 y 8 °C. Es un método que frena el crecimiento bacteriano, pero no se impide por completo. Se utiliza para casi todos los alimentos. También la congelación se basa en enfriar los alimentos, pero la diferencia estriba en que éstos se mantienen a temperaturas por debajo de −18 °C, lo que provoca la congelación del agua y la detención de las reacciones químicas y enzimáticas que alteran el alimento. Se aplica a la inmensa mayoría de productos, incluso los cocinados. Sin embargo, es preciso señalar que la congelación rápida destruye menos las células del alimento. De igual modo es totalmente desaconsejable la repetida congelación y descongelación de los alimentos, por las alteraciones que provoca en su estructura y el riesgo microbiológico.

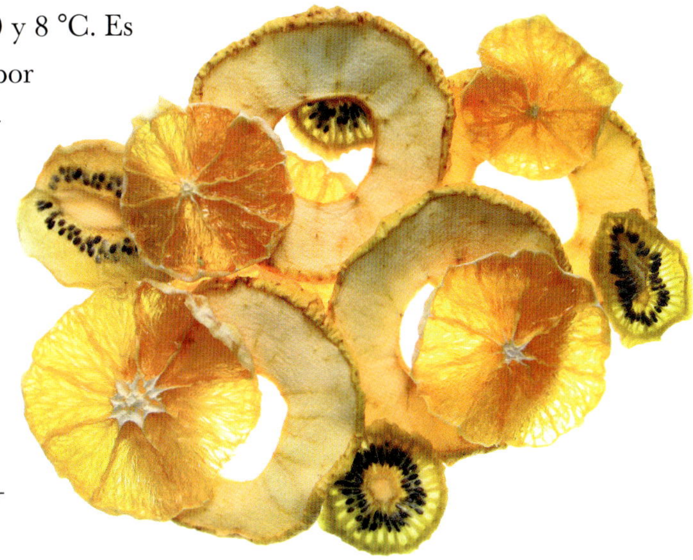

La desecación permite conservar un amplio abanico de productos alimenticios, entre ellos las frutas.

Más novedosa, la irradiación es un método de conservación que utiliza la acción de las radiaciones ionizantes de los alimentos. Permite retrasar la maduración de los frutos, eliminar insectos y larvas, y destruir microorganismos. Se utiliza para conservar buena parte de los vegetales frescos.

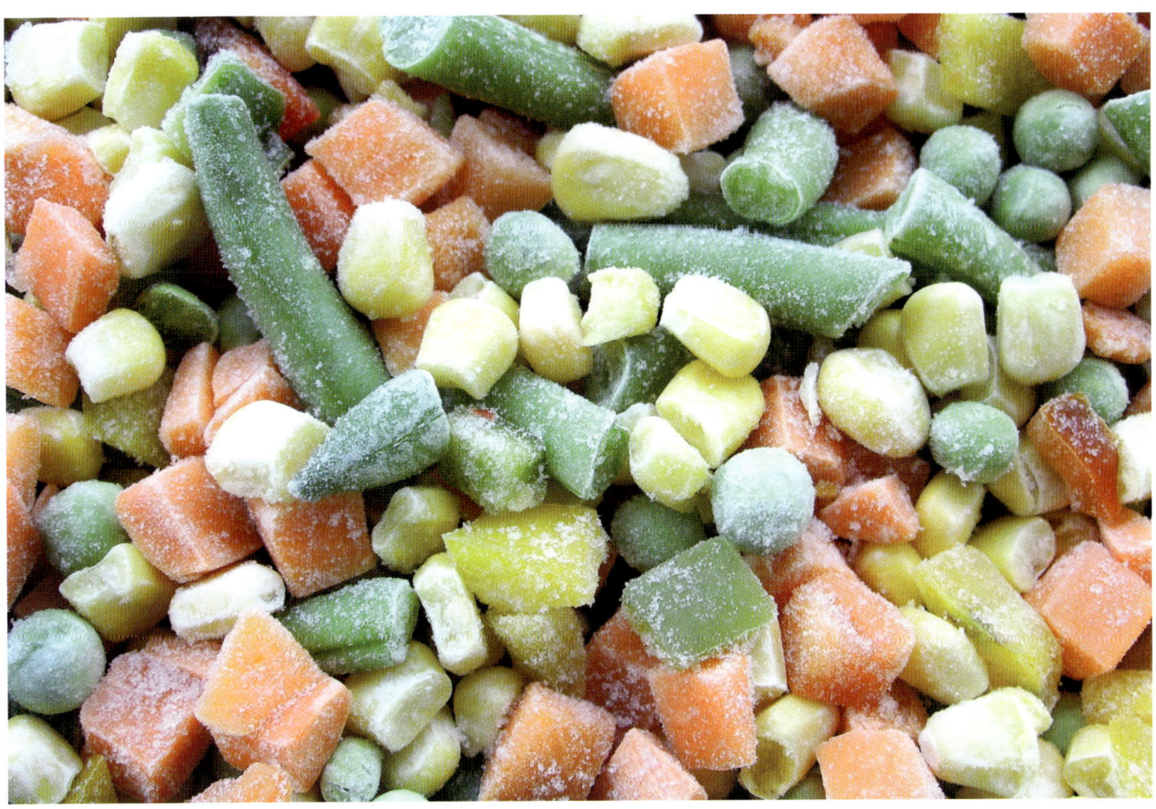

Gracias a los modernos frigoríficos, la congelación es hoy uno de los métodos de conservación más utilizados.

Métodos químicos

Se basan en la utilización de aditivos alimentarios o sustancias que evitan las alteraciones del alimento y en la fermentación. Pueden ser conservantes, cuando actúan como antisépticos y evitan la proliferación microbiana, o antioxidantes, cuando inactivan los compuestos iniciales o intermedios de las reacciones oxidativas, evitando la formación de productos finales que dañan la calidad de los alimentos.

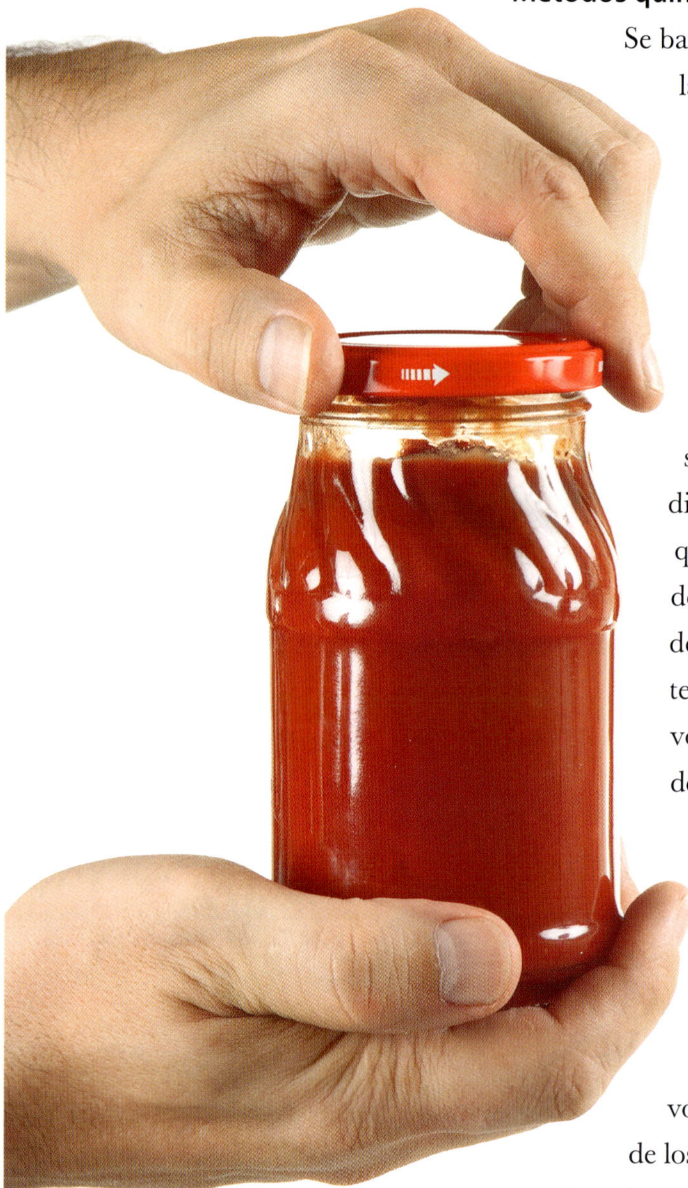

Para asegurar que los alimentos no se alteren, algunas conservas incluyen también sustancias químicas que frenan la oxidación y la actividad de los microbios.

Los aditivos

Se conoce como aditivo cualquier sustancia natural o sintética que se agregue a los alimentos con el fin de conservarlos, mejorarlos o modificarlos. Se emplean desde finales de la Edad Media, cuando la búsqueda de las especias se convirtió en el motor de las exploraciones que descubrieron partes del mundo hasta entonces desconocidas por Occidente. En general no se consideran alimentos ni se trata de ingredientes, tengan o no valor nutritivo, y su incorporación a los alimentos es voluntaria y con finalidad tecnológica. Así, se usan como potenciadores del sabor, conservantes, antioxidantes, emulsionantes y para permitir el envasado, el mantenimiento de un color y una textura atractivos, entre otras muchas aplicaciones.

Con frecuencia se ha caído en el error de considerar los aditivos alimentarios sustancias perjudiciales por su artificialidad y sus potenciales efectos perniciosos. Pero en la mayoría de casos, los aditivos son inocuos e incluso beneficiosos. En la actualidad, la generalización de los tratamientos industriales de los alimentos ha ampliado notablemente su utilización. Ello ha motivado que las administraciones públicas, tanto nacionales como internacionales, dictaran normas de utilización y control para proteger la salud del consumidor a partir de los informes de la Organización Mundial de la Salud (OMS). Y con este fin se emiten unas listas en las que se indican los aditivos autorizados para cada tipo de alimento y la proporción en que se pueden usar. Atendiendo a su función, los más de cinco mil aditivos utilizados por la industria alimentaria pueden reunirse en unos pocos grupos.

Transformadores del color

Se utilizan básicamente para dar a los alimentos un aspecto más atractivo y son los aditivos más conocidos por el gran público. Se emplean tanto colorantes naturales como artificiales. Los de origen natural, como las clorofilas (verde) o los carotenos (naranja), se conocen poco. Son más populares los artificiales, como la tartracina o la quinoleína (amarillos), la azorrubina, la eritrosina o el amaranto (rojos), etc.

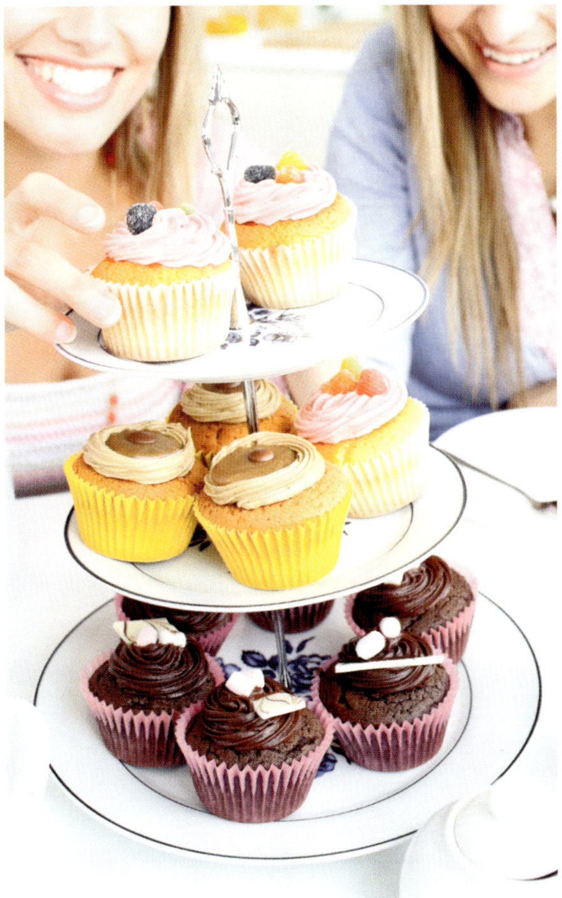

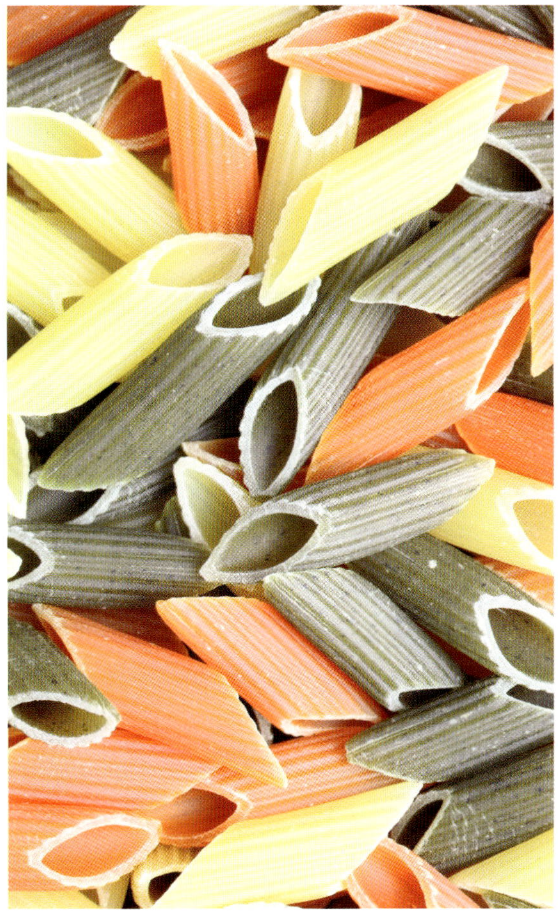

Los pasteles y la pasta preparada con harina son algunos de los alimentos tratados con colorantes.

Sin embargo, se ha comprovado que la tartracina y a la eritrosina pueden provocar alergias en algunas personas. A la vista de estos trastornos, a veces se han planteado sospechas y acusaciones contra este tipo de productos.

Alimentos compuestos básicamente por azúcar, los caramelos contienen también aditivos para potenciar su color y sabor.

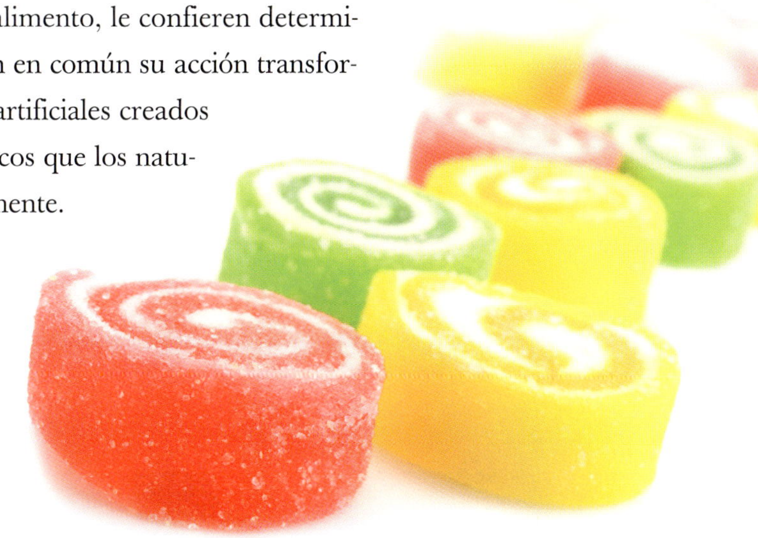

Transformadores del sabor

Además de los productos naturales, como el ajo, la cebolla, el tomate, el hinojo o la pimienta, existen también productos químicos que, incorporados a un alimento, le confieren determinado sabor o aroma o simplemente lo potencian. Todos tienen en común su acción transformadora o reforzadora del gusto de los alimentos. Los aromas artificiales creados por químicos especializados tienen costes mucho más económicos que los naturales y, por lo tanto, la industria alimentaria los utiliza ampliamente.

Entre los aromas más empleados, cabe citar el diacetilo (sabor a avellana o a mantequilla) que se obtiene a partir del ácido cítrico y se usa en la elaboración de algunas margarinas, el acetato de isoamilo (sabor afrutado) en los bombones ácidos, el aldehído benzoico (sabor amargo) o el citral (sabor a limón).

Del mismo modo, los potenciadores de sabor se incorporan a los alimentos deshidratados, congelados o en conserva para restituirles parcialmente el gusto perdido. El más conocido es el glutamato, que se extrae de un alga, pero se trata de una sustancia que provoca trastornos de salud como náuseas y dolor de cabeza si se consume de forma exagerada.

También son muy conocidos algunos edulcorantes artificiales, como los ciclamatos y las sacarinas, utilizados en la fabricación de bebidas aromatizadas. Entre los acidificantes, destaca el ácido cítrico, que se obtiene industrialemente por fermentación de distintas materia primas, en especial la melaza de caña.

Algunos alimentos y productos de consumo llevan incorporada la palabra *light*, cuyo significado en inglés es ligero. Este término se aplica con la pretensión de expresar que en su composición se ha conseguido reducir el contenido en sustancias demasiado calóricas y poco saludables. Básicamente, se aplica a dos tipos de productos: los alimentos y bebidas en los que se ha reducido el contenido en azúcares, calorías, grasas o proteínas, y los que crean adicción como el café, el tabaco y las bebidas alcohólicas. Sin embargo, hay mucha confusión al respecto. En primer lugar, para convertir en ligero un alimento rico en grasa, debe reducirse realmente ésta y no sustituirla por grasa vegetal, mientras que la sustituta de la sacarosa o azúcar común debería ser la sacarina en vez de la fructosa o la lactosa, que son las que por lo general se emplean. Estas alteraciones afectan además a la calidad nutritiva del producto sin aportar soluciones saludables verdaderas.

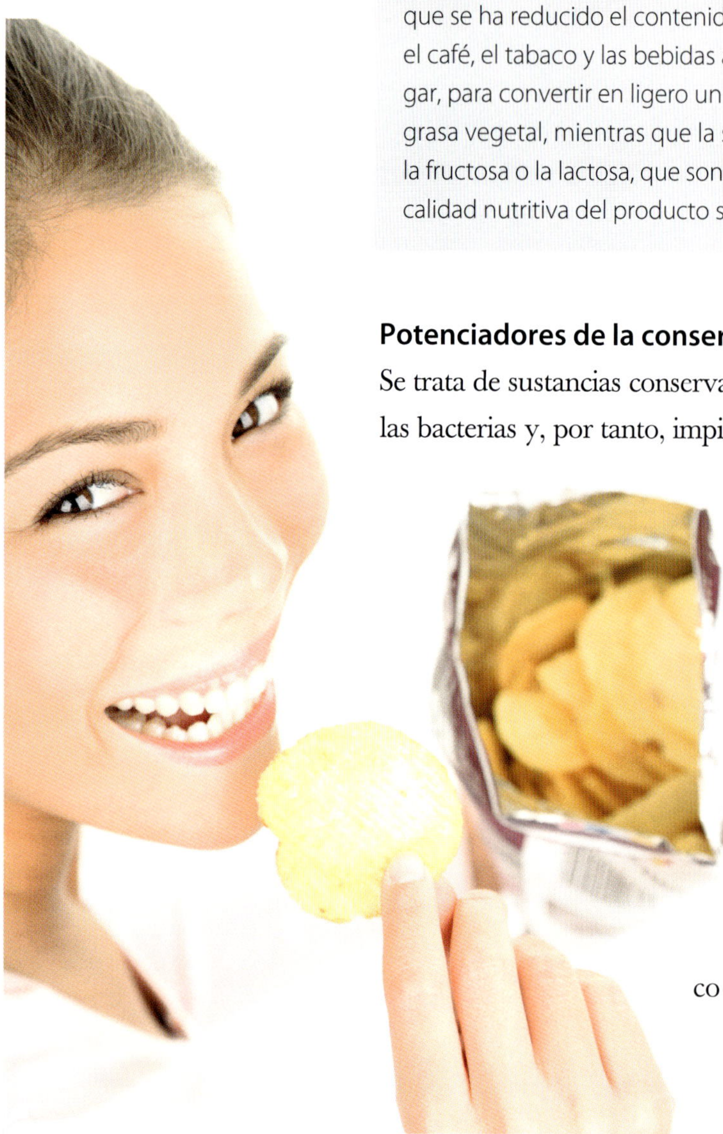

Gracias a la incorporación de sustancias conservantes, algunos alimentos envasados, como las patatas fritas, mantienen sus propiedades durante un tiempo más prolongado.

Potenciadores de la conservación

Se trata de sustancias conservantes o antioxidantes que se utilizan para interrumpir el desarrollo de las bacterias y, por tanto, impiden que los alimentos perezcan o se oxiden. Se incorporan a muchos alimentos congelados, al pan, margarinas, quesos, sopas en polvo, zumos de frutas y, en general, a todos los productos que se comercializan envasados, incluidas las patatas fritas, el vino, etc.

Entre los conservantes más habituales destaca el anhídrido sulfuroso, frecuente en el vino, en el que también se emplean los sulfitos, a menudo utilizados para proporcionar a la carne picada un aspecto fresco. El uso de los nitritos y los nitratos, transformados asimismo en nitritos, es muy frecuente en charcutería. Hay que tener en cuenta, sin embargo, que los nitritos son tóxicos para los niños. Los ácidos sórbico y benzoico son igualmente de uso habitual.

Otras sustancias potenciadoras de la conservación son los antioxidantes. De características parecidas a los conservantes, permi-

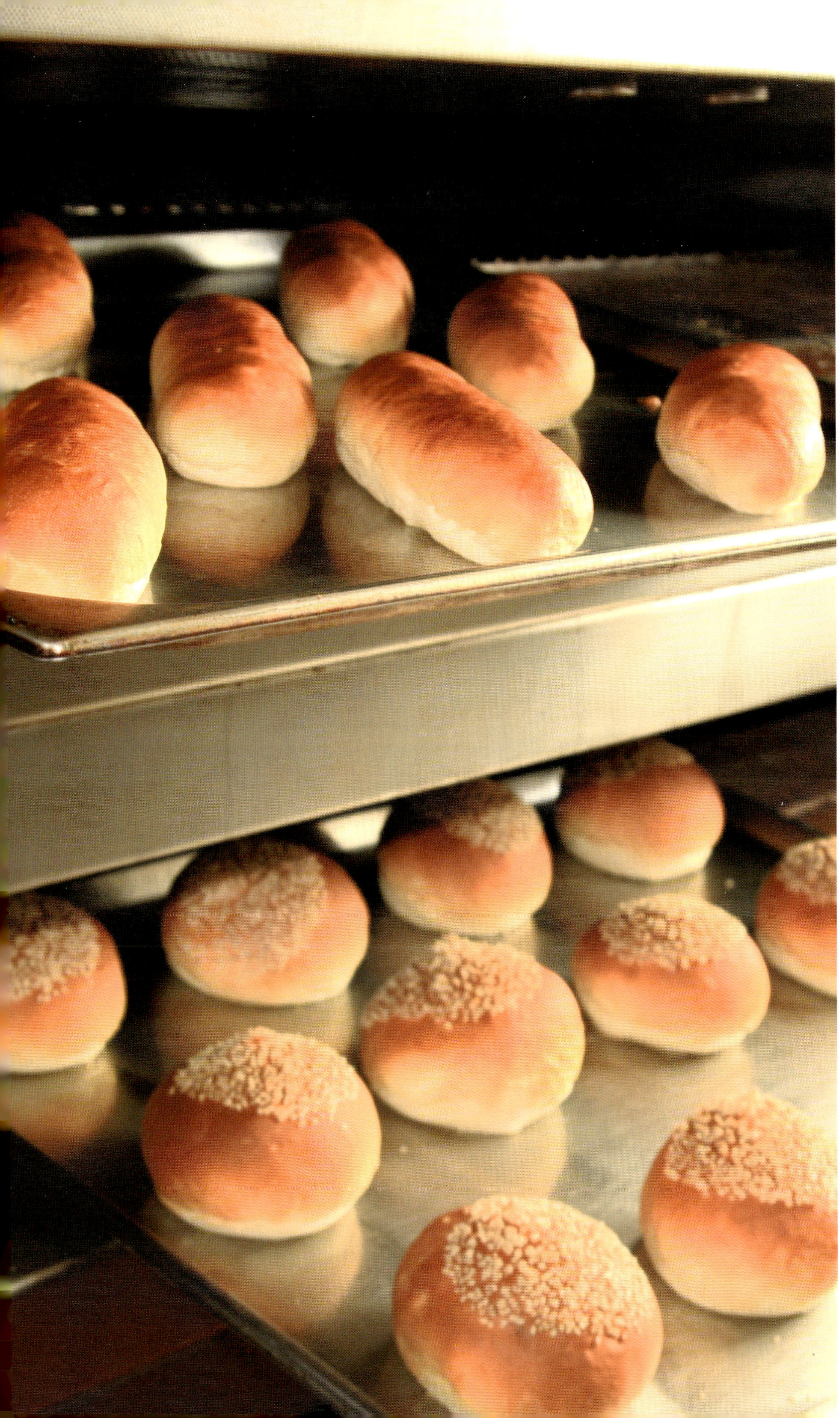

La industria alimentaria utiliza diversos aditivos en la elaboración del pan y otros muchos productos para que se conserven mejor que los frescos.

Para lograr la textura que las caracteriza, las galletas suelen incluir carrageenan u otros espesantes entre sus componentes.

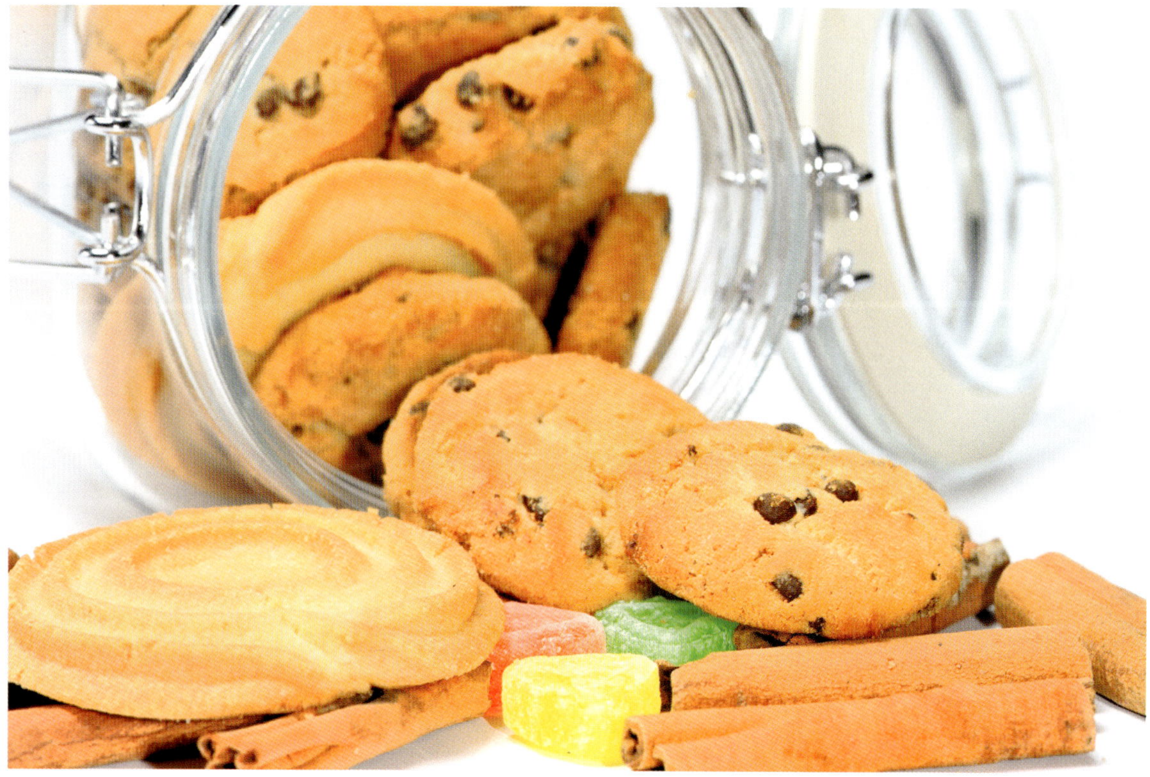

ten prevenir la oxidación de las materias grasas. Las hay de origen natural, como el ácido ascórbico o vitamina C, que se produce también sintéticamente, y los tocoferoles. En cambio otras sustancias tienen nombres tan poco conocidos para el gran público como BHA o BHT, dos antioxidantes sintéticos ampliamente utilizados en la industria alimentaria.

Transformadores de la textura

Los emulsionantes, estabilizantes y espesantes son sustancias que se incorporan a ciertos alimentos para proporcionarles la textura y la homogeneidad deseadas. Con esta transformación se convierten en más atractivos y agradables al paladar. Sirven también para ligar, espesar o gelificar, para evitar la evaporación del agua o para prevenir la formación de cristales de hielo.

Los que se utilizan con mayor frecuencia son las gomas de tragacanto, arábiga, de garrofín, el agar-agar, la metilcelulosa, las pectinas, los almidones, la gelatina, los fosfatos, las lecitinas, los monoglicéridos y los diglicéridos. El carrageenan, obtenido a partir de algas marinas, es también un aditivo de este tipo que se utiliza en la elaboración de pasteles, helados, caramelos, galletas, bebidas carbónicas, cerveza, salsas de ensaladas (mayonesas, salsa tártara, etc.), mantequillas, quesos, chocolates, etc.

Potenciadores de la fermentación

Los acidificantes o alcalinizantes son los aditivos más utilizados en los procesos de fermentación de ciertos productos alimenticios, como, por ejemplo, la masa para elaborar pasteles, galletas, etc.

Asimismo se utilizan para facilitar el pelado de ciertas frutas y tubérculos antes de ser envasadas en latas. Los productos de este tipo más habituales son el tartrato, el bicarbonato sódico y los ácidos cítrico, láctico y tartárico.

A pesar de que los aditivos no representan riesgos graves para la salud en una persona sana, siempre es mejor optar por los alimentos más frescos, más sencillos y más cercanos a la cocina familiar. Es decir, por los que no llevan incorporado ningún tipo de aditivo. Y, por supuesto, deben evitarse aquellos que contengan un exceso de dichas sustancias por los riesgos que comportan:

- Anhídrido sulfuroso, por provocar trastornos en el tracto intestinal y destruir la vitamina B_1.
- Benzoato de sodio, benzometileno de tetramina y amaranto, por posibles propiedades cancerígenas.
- Difenilo, galatos de octilo y de dodecilo, tartracina y eritrosina, sustancias todas ellas capaces de provocar alergias.
- Nitritos y nitratos, que pueden producir alteraciones vasculares e incluso algunos tipos de cáncer.
- BHA y BHT, por su capacidad de provocar arteriosclerosis. Es decir, de aumentar los depósitos de grasas en los vasos sanguíneos.
- Carragenatos y polifosfatos, capaces de producir trastornos digestivos.

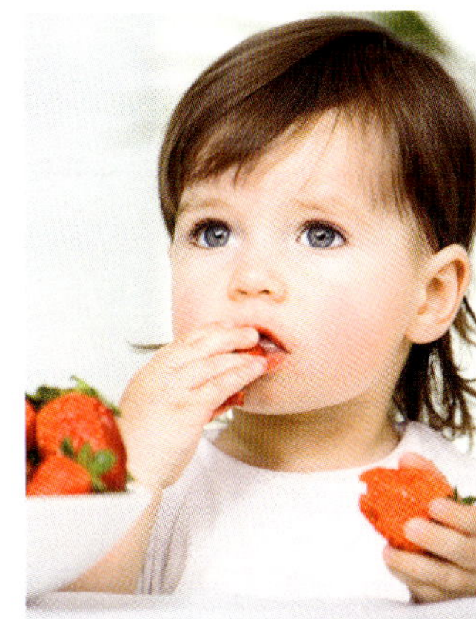

Es preferible y más saludable optar por alimentos naturales, sin ningún tipo de aditivos, aunque sean más perecederos.

La cocción

Pionera entre las diferentes tecnologías utilizadas por el ser humano para transformar los alimentos, la cocción prepara los alimentos para su consumo, contribuyendo a su mejor digestibilidad, a la par que los hace atractivos principalmente al paladar pero también a la vista. Es en definitiva un arte visual y gustativo.

Estrechamente vinculada con el descubrimiento del fuego por la humanidad, muchos sostienen que la cocina distingue claramente a la especie humana del resto de los animales. Si bien ello es cierto en el sentido de que no utilizan el fuego, también es verdad que algunos grandes simios preparan con instrumentos muy rudimentarios (ramitas de árboles y piedras) ciertos alimentos (frutas como los plátanos, algunos tipos de semillas...) antes de ingerirlos.

Aunque la cocción supone la alteración de las propiedades nutritivas de los alimentos, al mismo tiempo permite mejorar su digestibilidad, sobre todo, si se trata de compuestos proteicos o féculas. Asimismo, contribuye a eliminar la contaminación microbiana de algunos alimentos que así mejoran su higienización.

Los tratamientos culinarios son el resultado de diversos factores geográficos, sociales, económicos, religiosos y tradicionales. En ciertas culturas, la francesa, por ejemplo, el principal objetivo es el sabor final. Por el contrario, en otras como la china, el interés radica en aportar principios favorables a las diferentes funciones del cuerpo y del espíritu.

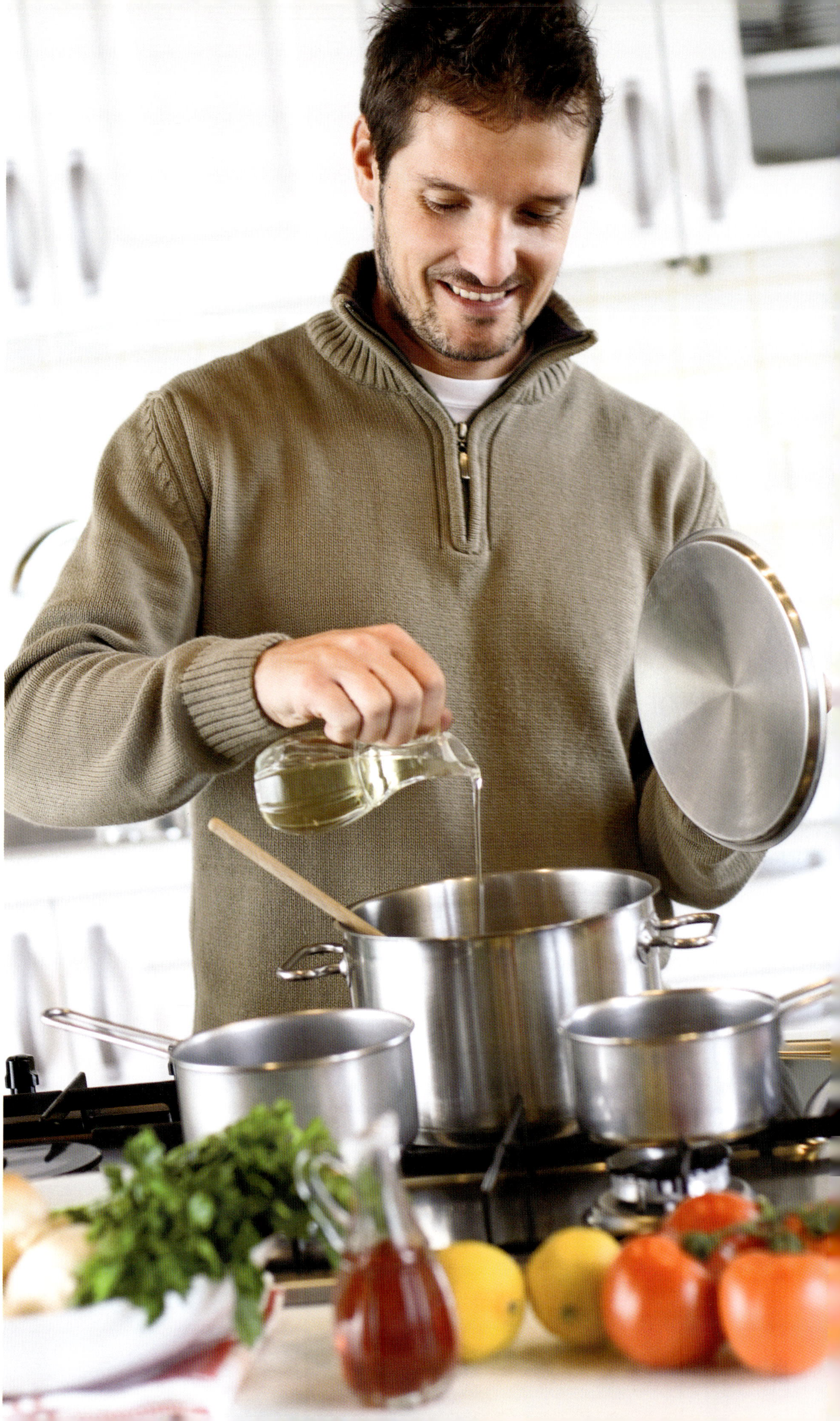

Técnica que ha evolucionado notablemente con el paso del tiempo, la cocción transforma los alimentos para permitir su consumo.

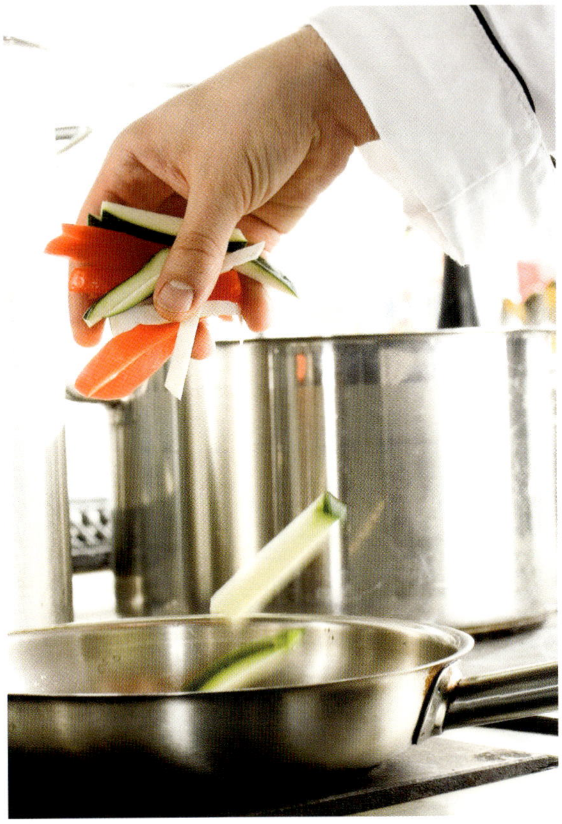

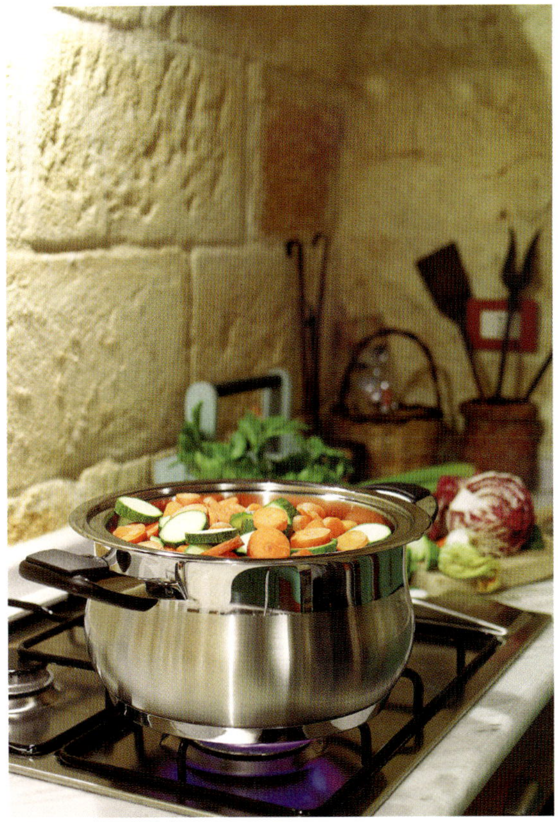

Los alimentos son mucho más digestivos y mejoran su higiene una vez se han cocido según la técnica más adecuada a sus propiedades.

En general, la gastronomía mezcla diferentes ingredientes, especias y condimentos, así como métodos de cocción al elaborar las dietas. En la actualidad, ha tomado importancia el respetar e incluso potenciar el sabor propio de cada alimento, lo cual implica una selección muy exigente. En realidad, la cocina es un perfeccionamiento de la alimentación, mientras que la gastronomía lo es de la propia cocina.

No obstante, lo más acertado y aconsejable es utilizar el método de cocción más adecuado para cada alimento. En función de la técnica que se utilice, se puede enriquecer el alimento, principalmente aumentar su capacidad energética, o por el contrario reducir su valor nutritivo a causa de la pérdida de minerales y vitaminas. También hay que resaltar que dependiendo del tipo de cocción, se conservan en mayor o menor medida las sustancias aromáticas que hacen que un alimento sea sensorialmente apetecible.

Métodos de cocción

Existen diversos métodos de cocción para preparar los alimentos. Uno de los más sencillos consiste en cocerlos en agua, técnica imprescindible para alimentos secos como las legumbres y los cereales, aunque también se emplea para carnes, pescados o verduras y preparar caldo. Pero existen algunas diferencias, e incluso inconvenientes, según la metodología empleada. Si se introducen los ingredientes en agua hirviendo, coagulan las proteínas, por lo que no pasan al caldo, y se pierden vitaminas y sales minerales; si se introducen en agua fría, se cede un pequeño

Algunos métodos de cocción se basan en sumergir los alimentos en aceite hirviendo.

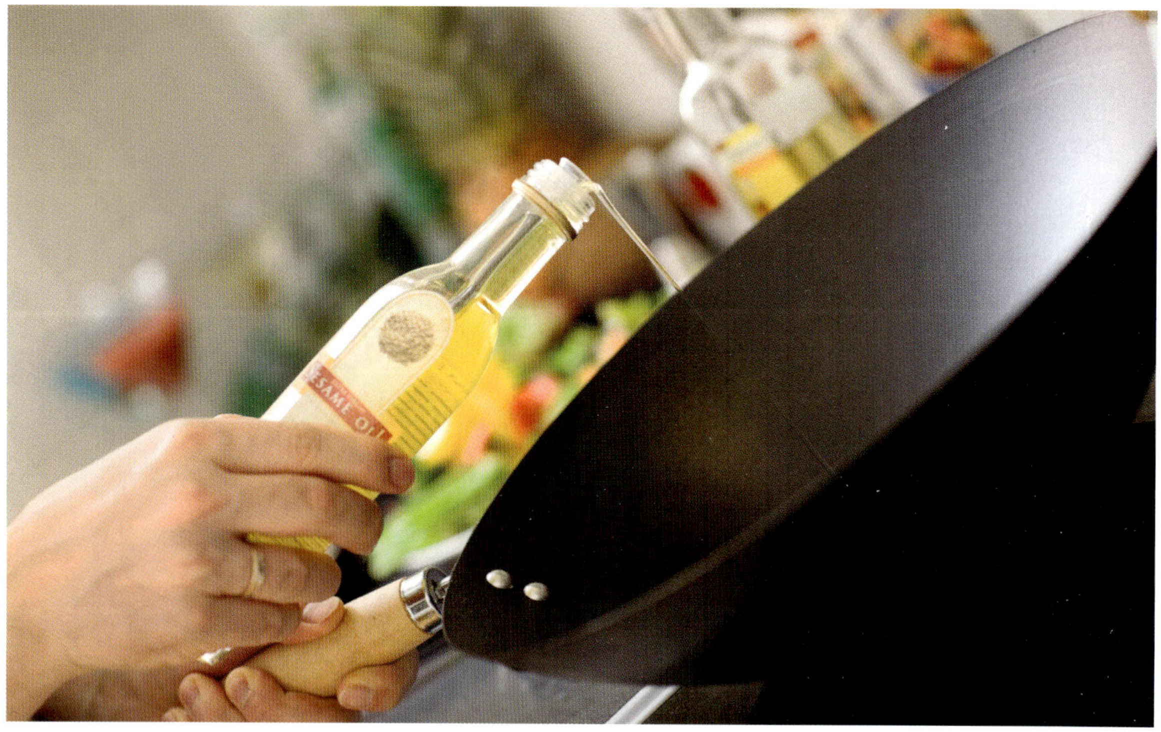

porcentaje de proteínas solubles al caldo y también se pierden vitaminas y sales minerales. Pero si la cocción se efectúa a presión, la temperatura de ebullición es superior, pues se acerca a los 118 °C, mientras que el tiempo de cocción de los alimentos se reduce. Ello implica una menor destrucción de vitaminas, es decir, un mejor aprovechamiento nutritivo del alimento. Una variante es la cocción a vapor. Presenta la ventaja de que el alimento conserva mejor sus minerales, vitaminas y aroma. También el estofado cuece los alimentos en su propio jugo, por lo que parte de los nutrientes pasan al caldo de cocción.

Asimismo hay diversas técnicas para la cocción de los alimentos en aceite. La más utilizada es la fritura, que consiste en sumergir el alimento, pasado o no por harina, en un recipiente con aceite abundante a una temperatura próxima a los 180 °C. Fruto de esta cocción, la superficie del alimento se carameliza, lo que limita las pérdidas de nutrientes. En la inmersión de los alimentos en aceite previamente calentado es preciso regular bien los termostatos de las freidoras y evitar el oscurecimiento del aceite, signo indicativo de que se ha quemado y puede contener sustancias tóxicas nocivas para la salud. Una variante es el salteado, que consiste en cocer los alimentos con poco aceite o grasa a fuego vivo. Para ello se precisan sartenes de fondo grueso.

El asado es una de las muchas modalidades de cocción al horno que conserva todas las propiedades nutritivas del alimento.

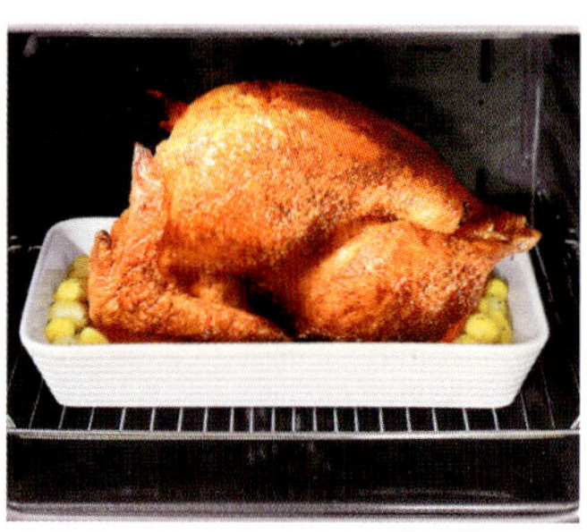

Existen también muchas modalidades de cocción al horno, una técnica que permite cocer los alimentos conservando su valor nutritivo. Además, si no se añade grasa y se cocina aprovechando la propia grasa del alimento, no se incrementa el valor calórico. En el horno se pueden introducir asimismo los alimentos sumergidos en agua, con adición de aceites o grasas o simplemente de forma natural para que cuezan en su propio jugo.

En la actualidad, se utiliza mucho la variante de los hornos de microondas, un aparato que permite cocer los alimentos con gran rapidez. Se usa de forma generalizada tanto para calentar platos ya cocinados como para descongelar un sinfín de productos. Pero también se emplea para cocinar, sobre todo si se trata de cocciones rápidas, por ejemplo, verduras, pescados de pequeño tamaño o troceado, sopas, etc. Cabe señalar sin embargo que, si el alimento está contaminado, el riesgo microbiológico no se elimina totalmente con este tipo de cocción, ya que el proceso es muy rápido y con frecuencia no alcanza los 100 °C de temperatura. Por el contrario, parece que no lesiona el valor nutritivo de los alimentos y que las microondas no interaccionan con ellos produciendo compuestos tóxicos, como se había supuesto.

Omnipresente en las cocinas modernas, el horno microondas tiene como ventaja principal la rapidez, por lo que es muy apreciado por quienes disponen de poco tiempo para preparar sus comidas. Su funcionamiento se basa en la aplicación de un elemento emisor de microondas (magnetrón). Las ondas recorren el interior del horno, penetran en las moléculas del alimento, activan su rotación millones de veces por segundo y generan rápidamente calor que se propaga por conducción por todo el alimento. Para que el calor se transmita mejor, se aconseja colocar los alimentos en recipientes de vidrio, cerámica, madera, papel y algún plástico resistente al calor. Las características del alimento o plato a calentar, como pueden ser la humedad, el hecho de que sea sólido y el contenido en sales, determinan la profundidad de penetración de las microondas (por ejemplo, los alimentos más sólidos se calientan antes y mejor).

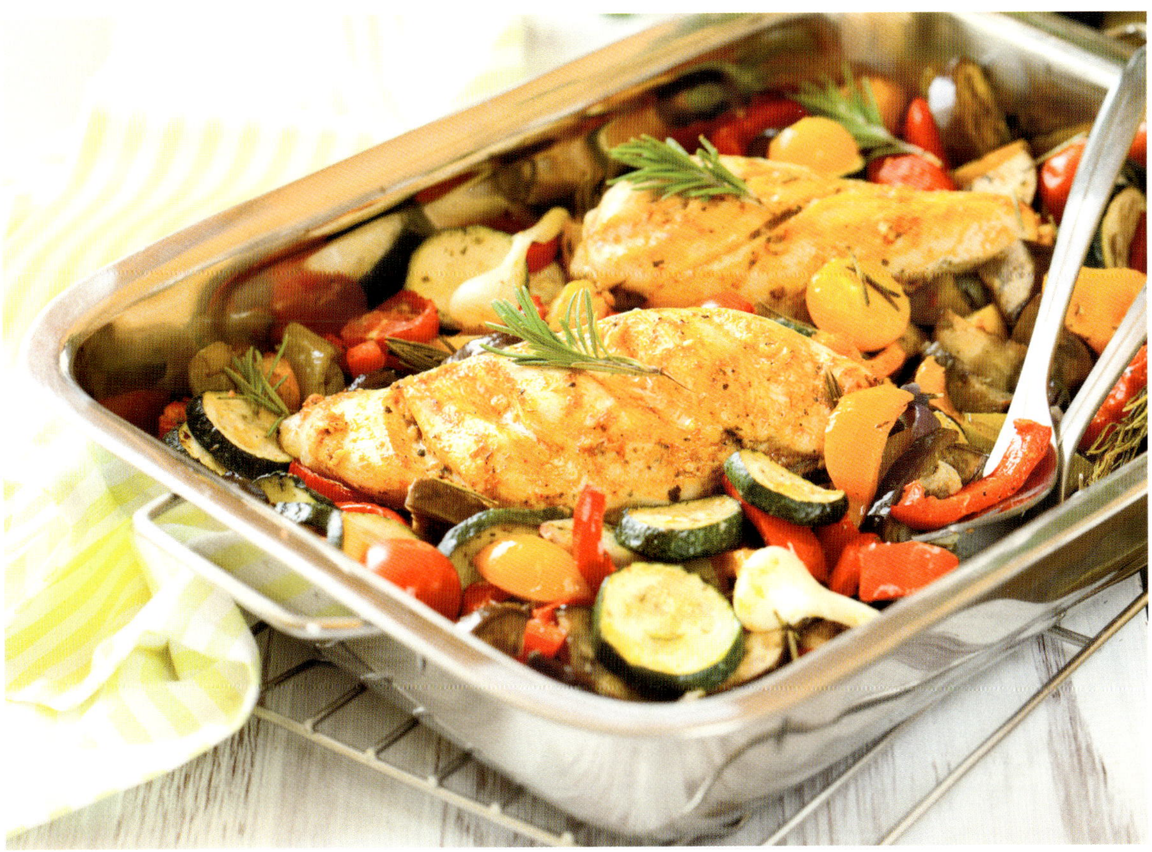

Una de las ventajas de utilizar el horno para cocer es que los alimentos precisan muy poca o ninguna grasa adicional.

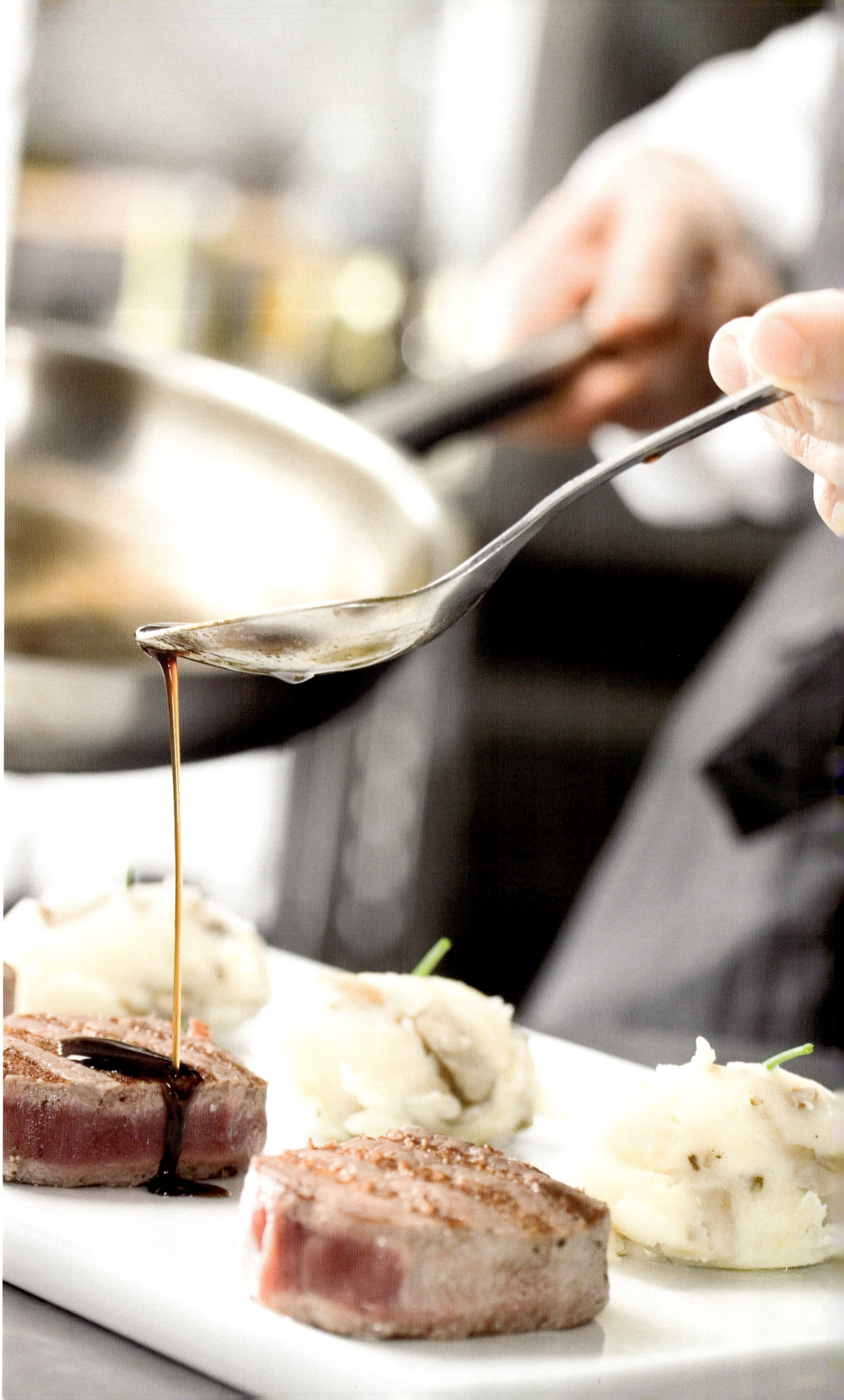

Algunas preparaciones culinarias combinan diferentes alimentos en pequeñas cantidades.

Y por último, la parrilla o a la plancha, una de las técnicas posiblemente más antiguas. En ella el alimento se cuece por contacto directo del alimento con una plancha o parrilla metálica calentada previamente. Pero es más recomendable que sea de hierro porque difunde el calor de forma más homogénea, no es preciso poner aceite o, en todo caso, unas pocas gotas. Este sistema coagula rápidamente las proteínas superficiales y evita la salida de agua del alimento y con ello de los nutrientes que contiene. Pero debe procurarse no quemar el alimento para evitar la producción de toxinas nocivas para la salud.

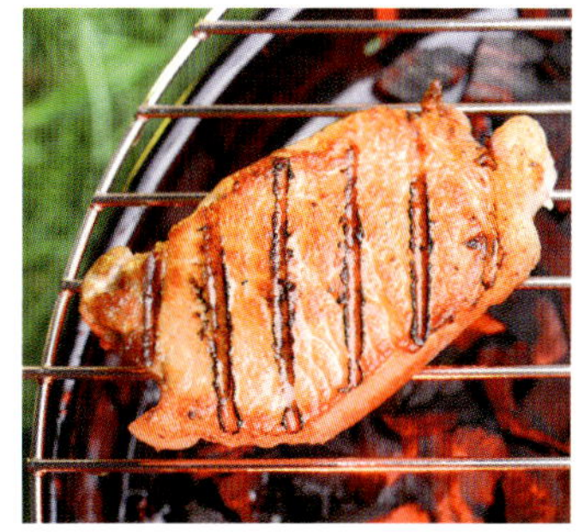

El asado a la parrilla es una técnica de cocción que conserva el agua y los nutrientes de los alimentos.

Asociación selectiva de alimentos

Parte del trabajo culinario consiste en conseguir mezclas de alimentos, a menudo de origen diferente, para obtener platos que además de potenciar o mejorar las cualidades externas de aspecto, sirvan para enriquecer su calidad nutricional. De esta manera se establecen una serie de asociaciones de alimentos que tienden a que las comidas sean lo más completas posible desde el punto de vista nutritivo.

La elección de las comidas se basa en dos tendencias opuestas: combinación de muchos manjares diferentes en pequeñas porciones o un solo alimento servido en abundancia. La disponibilidad de tiempo, las costumbres y factores económicos hacen que en la mayoría de los casos las comidas se limiten a uno, dos o a lo sumo tres platos, generalmente combinando en una misma

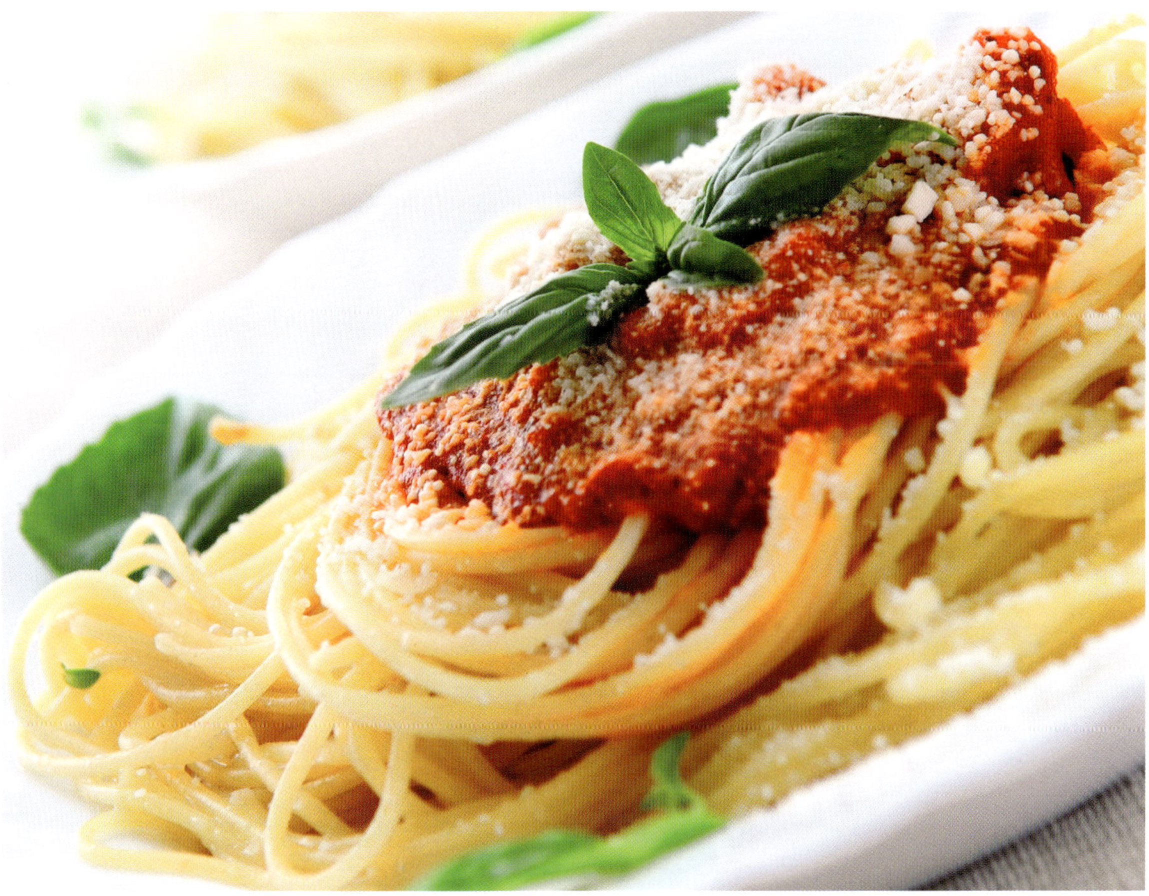

La pasta es una preparación culinaria que suele tomarse en cantidad abundante, como plato único.

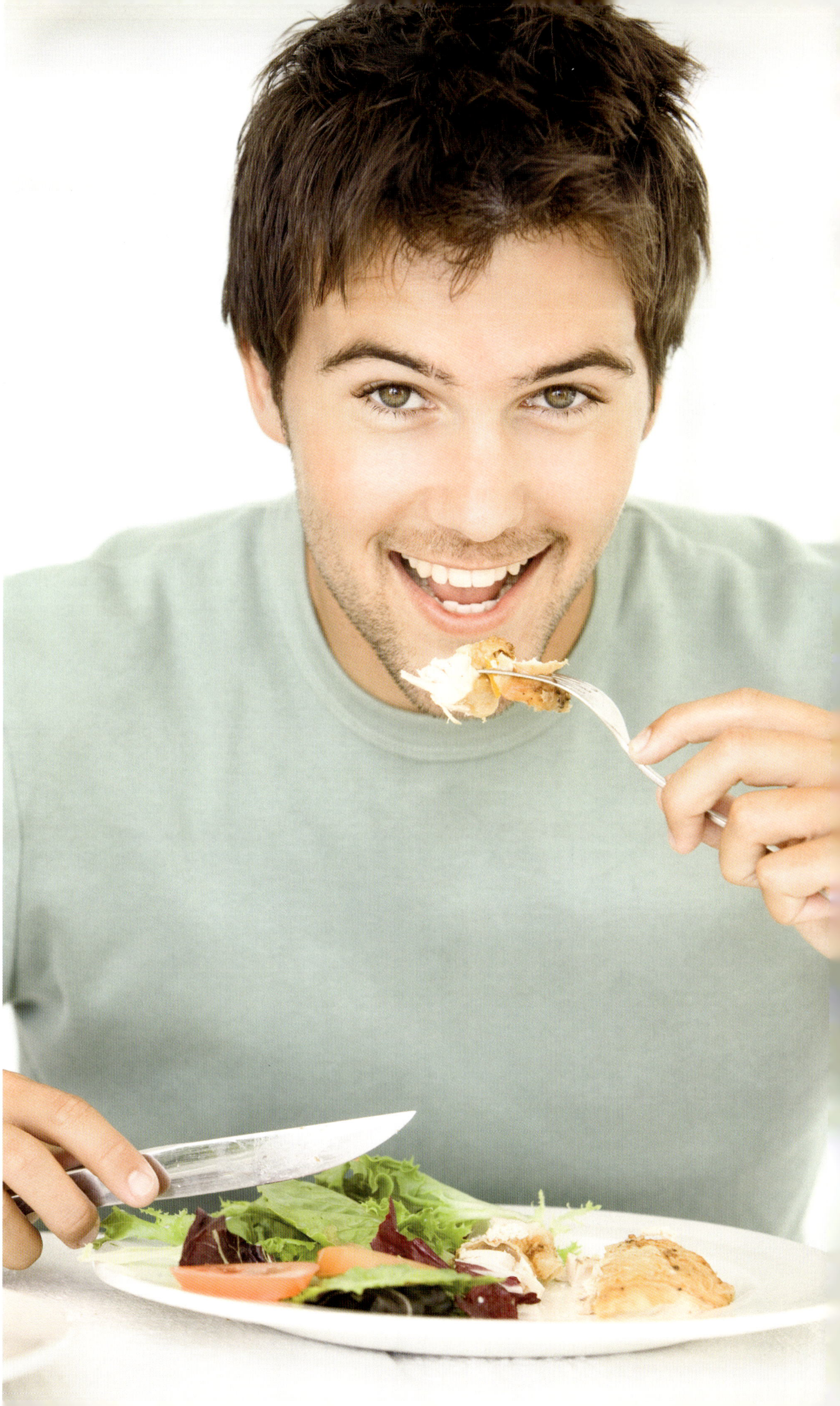

Una buena comida debe combinar las proporciones adecuadas de alimentos energéticos y proteicos, junto con otros que contengan vitaminas y minerales.

presentación alimentos muy diferentes. Un plato (o porción) abundante de un alimento energético (patatas, arroz, legumbres, pasta), con una porción menor de un alimento más proteico (carne, pescado) y un plato más pequeño de fruta o un dulce, son la fórmula que con mayor frecuencia se emplea en nuestra cultura gastronómica.

Las diferentes combinaciones de estos componentes suministran energía y nutrientes suficientes, especialmente si se consumen en una misma comida. En ese caso, el aprovechamiento es máximo, especialmente de las proteínas. Es por otra parte muy importante la combinación de proteínas incompletas (las que carecen de algún aminoácido o lo contienen en una proporción muy baja) entre sí o con pequeñas porciones de proteína de alta calidad biológica, sobre todo en la nutrición de personas mayores o en la de lactantes, niños, embarazadas, personas enfermas, con el fin de facilitar al máximo la tarea a los sistemas metabólicos de sus organismos. Por norma general, las combinaciones más comunes son las de cereales con legumbres (lentejas con arroz) y verduras con carnes.

Efectos colaterales de la manipulación

Ya se ha comentado con anterioridad la importancia de manipular de forma correcta los alimentos a fin de asegurar los beneficios que estos reportan al organismo humano. A continuación se exponen algunos consejos para evitar que se pierdan algunas de sus ventajas nutricionales por una errónea aplicación de los pasos a seguir en su tratamiento. Por ejemplo, si las verduras y patatas se someten a un remojo de más de media hora, puede ocasionarse pérdida de vitamina C

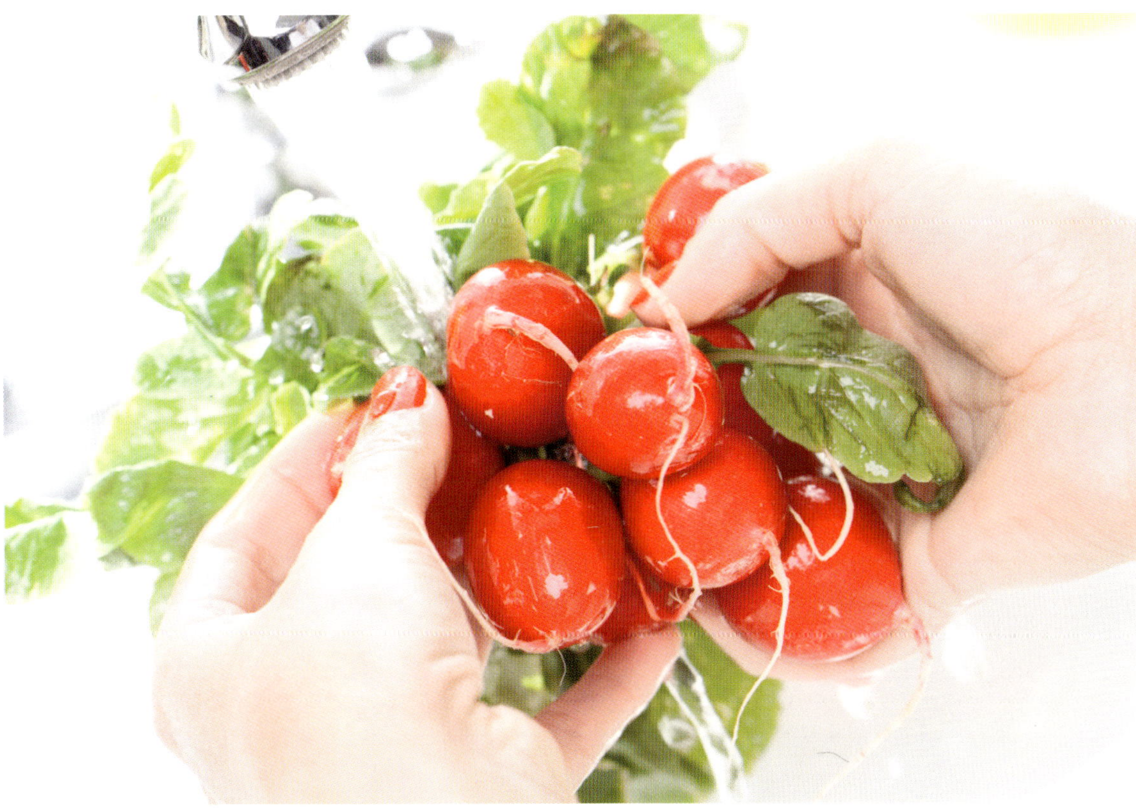

Es preferible lavar y trocear las verduras poco antes de consumirlas y no dejarlas demasiado tiempo en remojo para que no pierdan vitamina C.

Los alimentos triturados o troceados se oxidan y alteran con mayor rapidez que enteros.

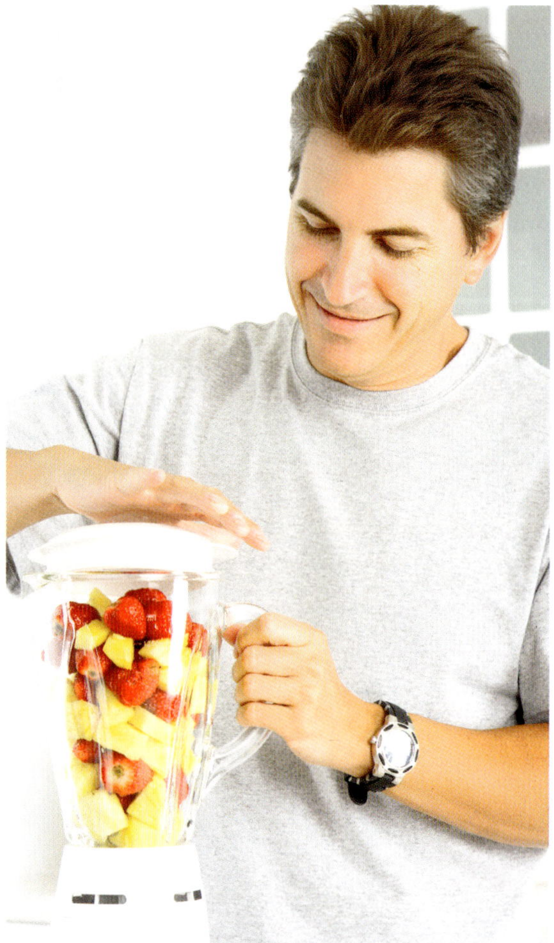

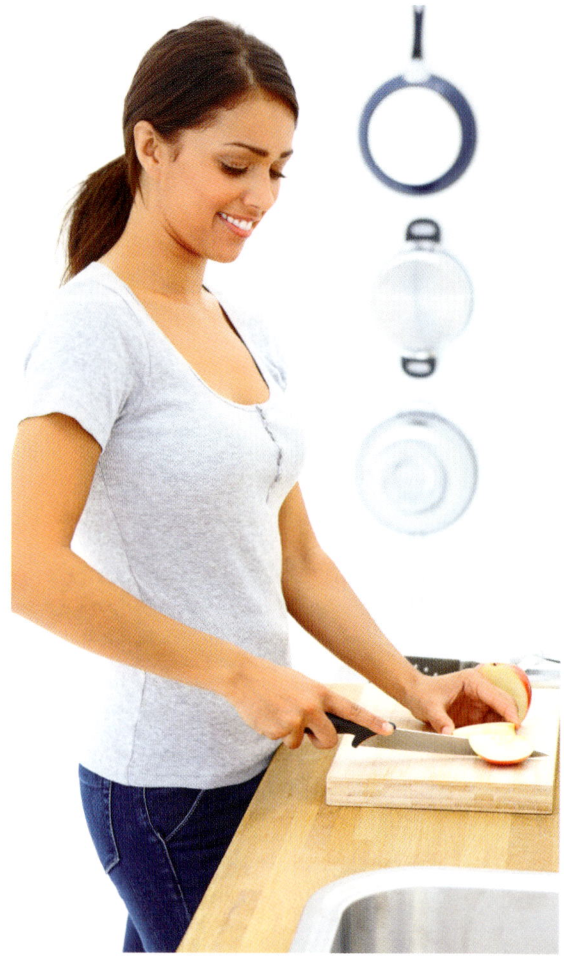

por acción del oxígeno presente en el agua. Por este motivo, se recomienda preparar las verduras, las patatas y las frutas, es decir, lavarlas y trocearlas o cocerlas, con la mínima antelación posible antes de proceder a consumirlas.

Enteras, las patatas tienen un período de conservación muy largo, pero una vez peladas deben cocinarse y consumirse lo antes posible.

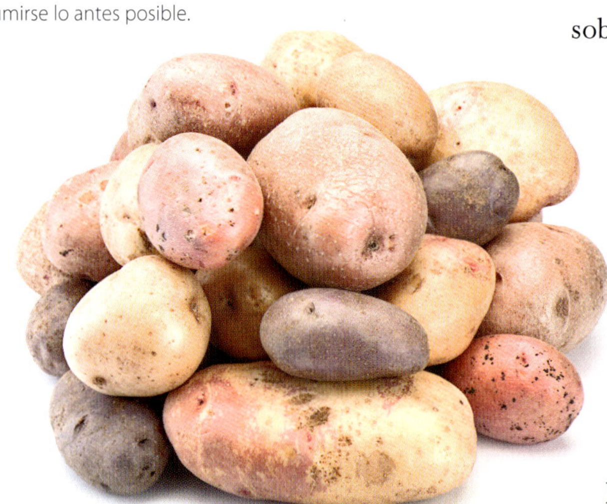

También el troceado de los alimentos favorece la acción del oxígeno presente en el aire sobre una superficie mayor, por lo que se facilita su alteración. Ello puede comprobarse muy fácilmente en las patatas y la lechuga cortadas, que se oxidan con mayor rapidez que si se mantienen enteras. En cuanto a los alimentos triturados, pierden vitaminas con mucha rapidez, por la introducción de oxígeno con la batidora.

Es pues imprescindible que los purés de frutas, por ejemplo, se consuman de inmediato una vez preparados. Una pérdida sustancial de vitaminas puede producirse si los alimentos se pelan en exceso o con la eliminación de las hojas más externas de las ensaladas. Bajo la piel hay más cantidad de vitaminas que en el centro de la fruta, y en las hojas más verdes es donde hay más síntesis de vitaminas.

Asimismo, en la cocción de alimentos pueden perderse o reducirse algunas sustancias nutritivas, en especial las que pueden verse más alteradas por los agentes físicos (luz, oxígeno, temperatura, humedad y acidez). Estas pérdidas o alteraciones se producen sobre todo cuando se remojan, se lavan, se cortan, se trituran, se licúan y se cuecen los alimentos.

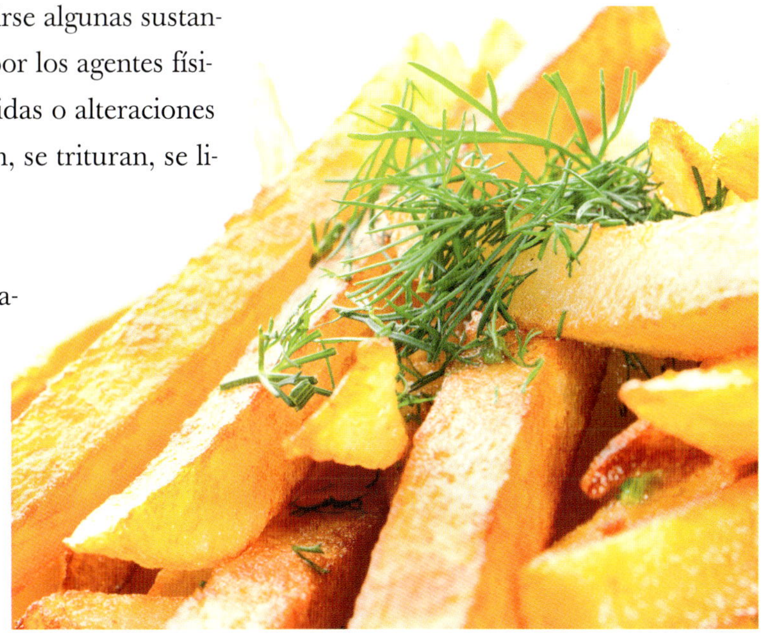

Para que las patatas fritas conserven al máximo la vitamina C que contienen deben pelarse y sumergirse de inmediato en aceite caliente.

Uno de los nutrientes más perjudicados por la aplicación de calor a los alimentos que la contienen es la vitamina C. Su pérdida se reduce si los alimentos se someten directamente a la acción del agua hirviendo y en un recipiente cerrado, en vez de hervir iniciando el proceso con agua fría.

Lo mismo sucede si las patatas se fríen inmediatamente después de ser cortadas y en aceite ya caliente, y si la fritura se realiza en un recipiente profundo con abundante aceite en vez de en una sartén con poco aceite. Siguiendo estos consejos, la vitamina C de los alimentos puede conservarse aproximadamente en un 70 %. Algo menos sensible que la anterior es la tiamina o vitamina B_1, pero también resulta perjudicada por la aplicación de calor. Esta y otras vitaminas hidrosolubles, así como las sales minerales, se pierden si se desecha el agua de cocción de los alimentos. Una buena medida para intentar aprovechar estos nutrientes consiste en utilizar esa agua para preparar sopas o salsas.

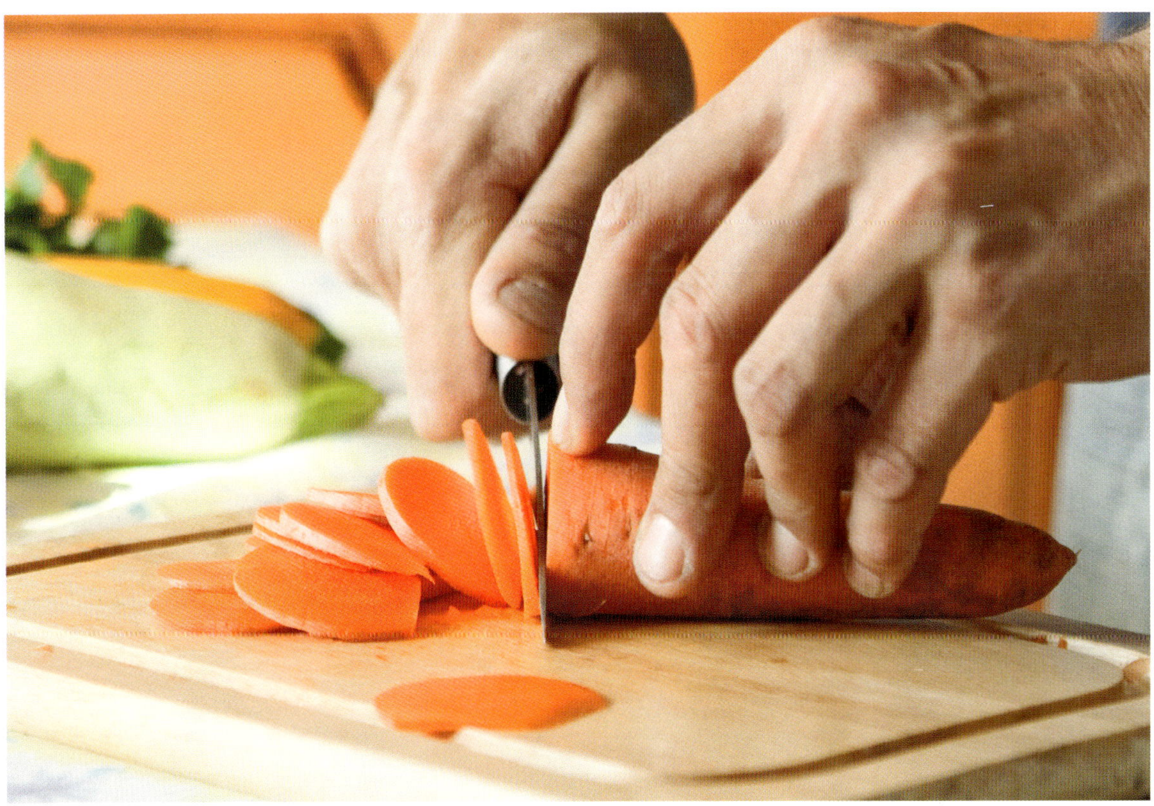

Es importante pelar y trocear los alimentos poco antes de su cocción.

mediterránea •la dieta mediterráne

2. La dieta mediterránea

a dieta mediterránea•la dieta medite

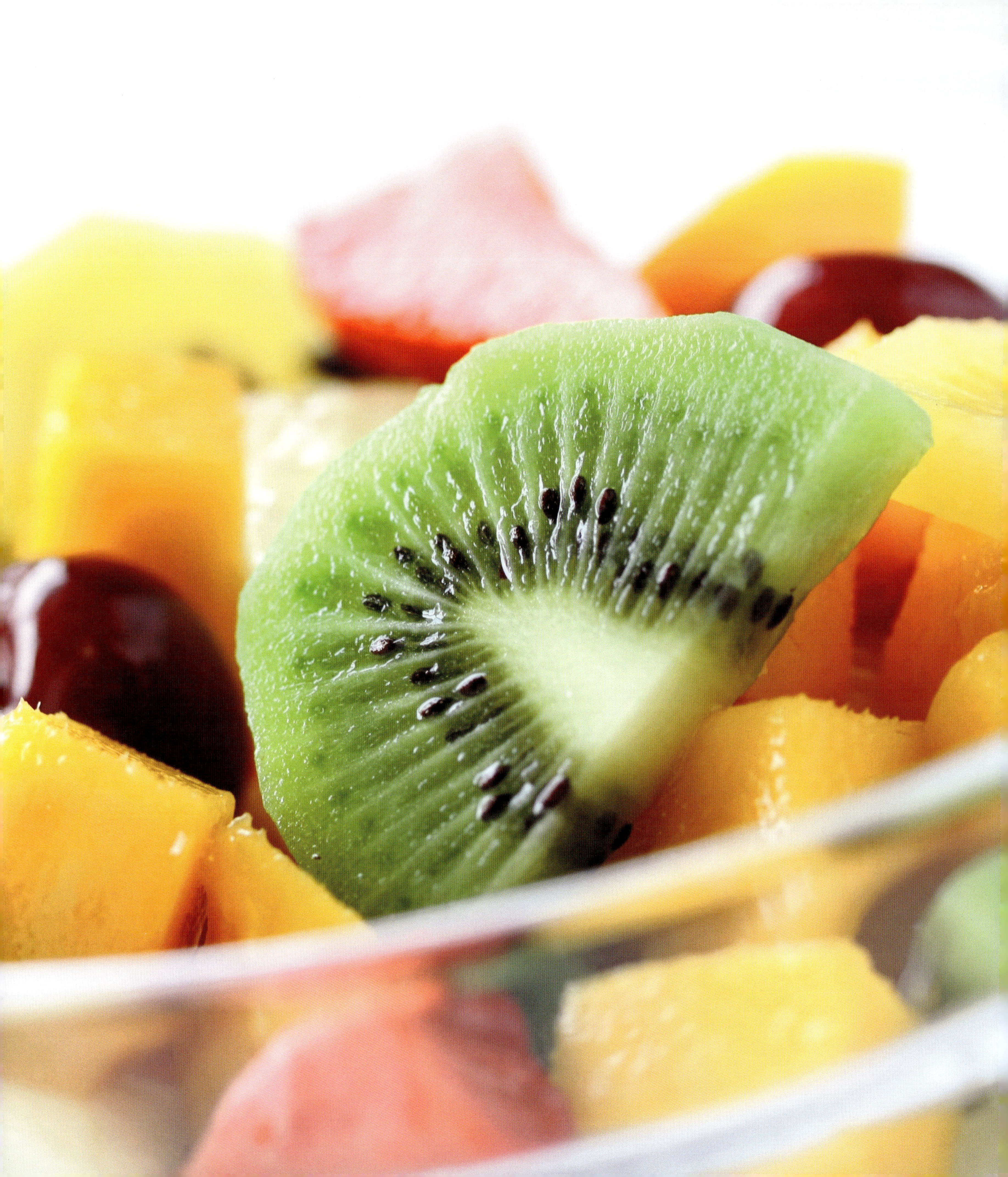

Dieta mediterránea

un sano equilibrio dietético

Reconocida mundialmente como una de las dietas más sanas, y quizás incluso la más sana del mundo, este régimen alimentario se ha convertido en la actualidad en la fórmula mágica de los nutricionistas. Por ahora, se considera la dieta óptima, aquella que proporciona las cantidades y calidades de nutrientes más adecuadas para el funcionamiento de nuestro organismo.

Tradicionalmente la han practicado los pueblos que bordean la cuenca del Mediterráneo y de ahí su nombre. Pero desde hace unas décadas, sus bondades y efectos saludables, científicamente comprobados, han determinado que exista un interés creciente en todo el mundo por esta forma de alimentación, que paulatinamente se está imponiendo en el mundo occidental.

Muy equilibrada, esta dieta se basa en el consumo de hortalizas, legumbres, frutas, frutos secos, aceite de oliva y vino en cantidades moderadas. Tiene pues como principal distintivo la diversidad de productos que la componen. Pero quizá lo más destacado es que mantiene un equilibrio natural entre los diferentes nutrientes. Es decir, entre las grasas, proteínas, vitaminas y minerales que su consumo aporta al organismo. No se trata de un régimen alimentario restrictivo, sino de una forma de comer sana, equilibrada, apetitosa y en absoluto monótona. Además, es una dieta apta para toda la familia, pues se adapta fácilmente a las distintas exigencias energéticas de las diferentes edades, con la excepción, por supuesto, de quienes sufren algunas patologías que la contraindican o desaconsejan.

En la página izquierda, el saludable aceite de oliva, grasa omnipresente en las cocinas del Mediterráneo.

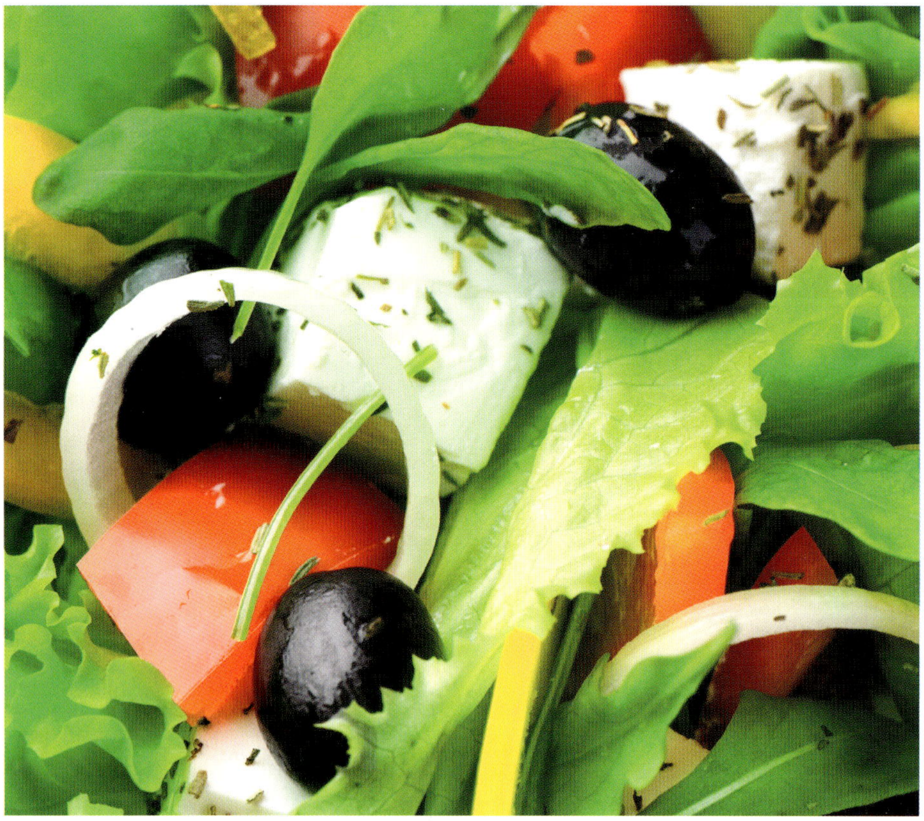

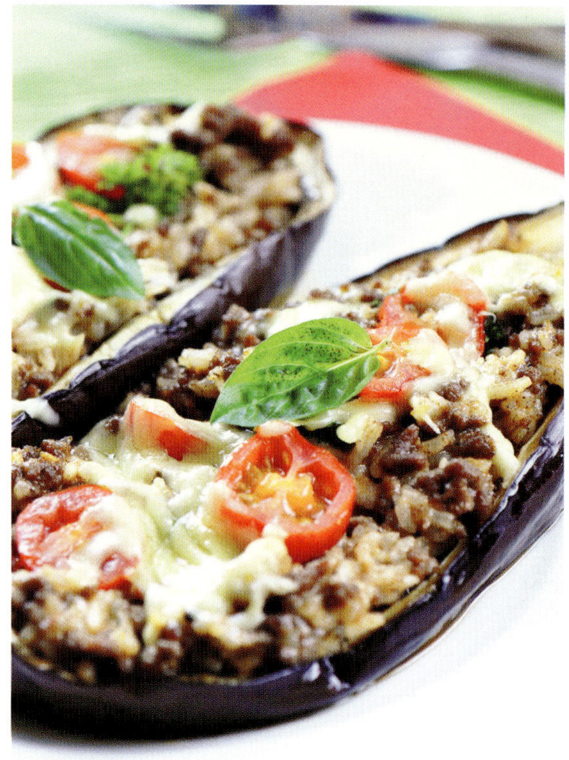

Elogiada por los nutricionistas, la dieta practicada en los países de la cuenca mediterránea es muy variada, sana y equilibrada.

Por último, es preciso subrayar que quienes tradicionalmente la han seguido no sólo combinaban a la perfección este amplio abanico de alimentos de origen animal y vegetal, sino que además solían practicar ejercicio físico, algo fundamental para mantener una salud satisfactoria.

Un poco de historia

La dieta que desde hace varios siglos se practica en los territorios ribereños del Mediterráneo conservaba todavía a mediados del siglo XX todas sus características. En esa época un grupo de científicos llevó a cabo un profundo estudio sobre ella y llegó a la conclusión de que la esperanza de vida de las poblaciones que habitaban la cuenca mediterránea, tales como las de Grecia, Italia y España, era muy superior a las del resto del mundo.

Descubrieron asimismo que quienes la seguían tenían menos probabilidades que otros colectivos de sufrir enfermedades coronarias, ciertos tipos de cáncer y algunas enfermedades crónicas. Y muchas de estas enfermedades están estrechamente relacionadas con los regímenes alimentarios, por lo que su conclusión fue que en la dieta de los pueblos mediterráneos había algún ingrediente favorable para la salud o que tan beneficiosos efectos se debían a la suma de diversos factores.

Sólo había una excepción. Era la de Francia, país donde se consumen muchas grasas, la mayor parte saturadas, como la mantequilla, de amplio uso en su cocina. Sin embargo, los franceses presentaban un porcentaje de enfermedades coronarias mucho menor que otros países con parecido nivel de consumo de grasas saturadas. Tras diversos estudios, se descubrió que el vino, sobre todo el tinto, bebido con moderación, era el responsable de esa paradoja, al actuar como defensor cardiovascular. Y los franceses lo consumían también en todas sus comidas.

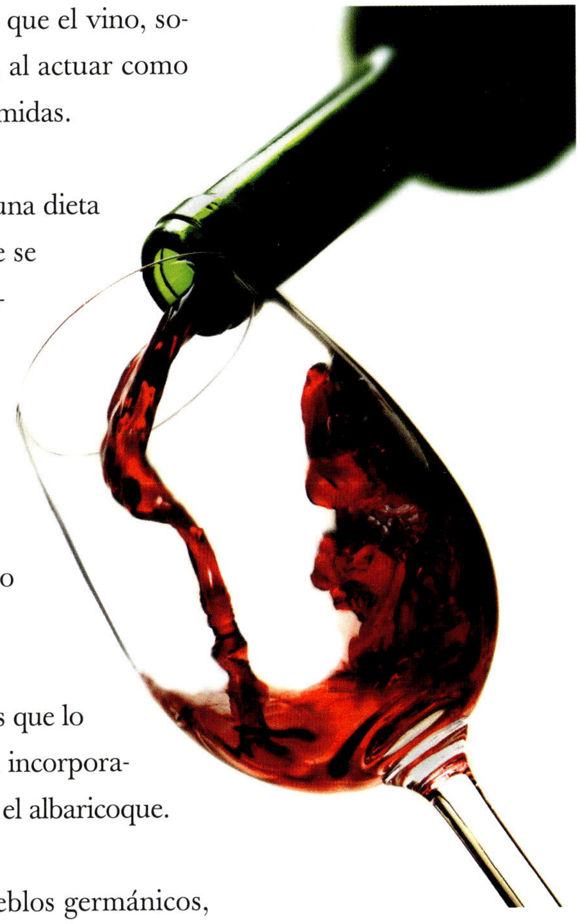

Bebido con moderación, el vino tinto tiene sustancias muy beneficiosas para la salud cardiovascular.

Los primeros documentos históricos en los que pueden encontrarse rastros de una dieta mediterránea proceden de Mesopotamia y el antiguo Egipto, lugares en los que se producían cereales, básicamente trigo y cebada, frutas, en particular, higos, dátiles, uvas, granadas y almendras, hortalizas, como puerro, ajos, pepinos, melones, sandías o cebollas, y legumbres, básicamente, lentejas. Los egipcios además consumían pescado que obtenían sobre todo del Nilo, pero también del mar en sus costas mediterráneas, y carne de animales domesticados, como perdices, codornices, patos, y también bueyes. No obstante, la carne siempre escaseó en sus menús. Siglos más tarde, los griegos incorporaron el aceite, el vino y las hierbas aromáticas a estos alimentos.

Con el dominio del Mediterráneo por Roma, esta dieta se difundió por los países que lo rodeaban, a la par que se ampliaba el abanico de productos consumidos con la incorporación de nuevos tipos de aceite y de vino, y frutos como el limón, el melocotón o el albaricoque.

Tras un largo período de convivencia con los hábitos alimentarios de los pueblos germánicos, que introdujeron el arroz y la carne de cerdo, la expansión de los pueblos árabes supuso un resurgimiento de la dieta mediterránea, enriquecida además con especias y frutos como la granada y la naranja, hortalizas como las espinacas, berenjenas y alcachofas, y la caña de azúcar.

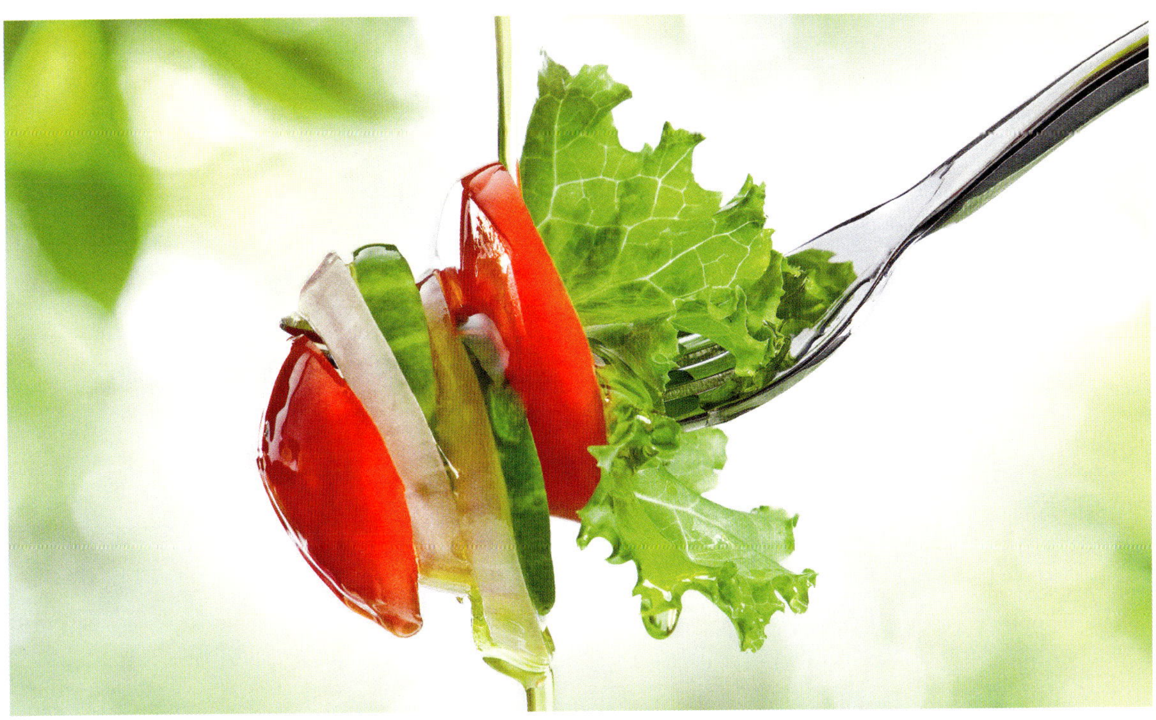

El aceite de oliva, incorporado por los griegos a la dieta es muy apreciado para cocinar y aliñar los alimentos.

Productos derivados de los cereales, como la pasta, se combinan con frecuencia con los procedentes del mar en la dieta mediterránea.

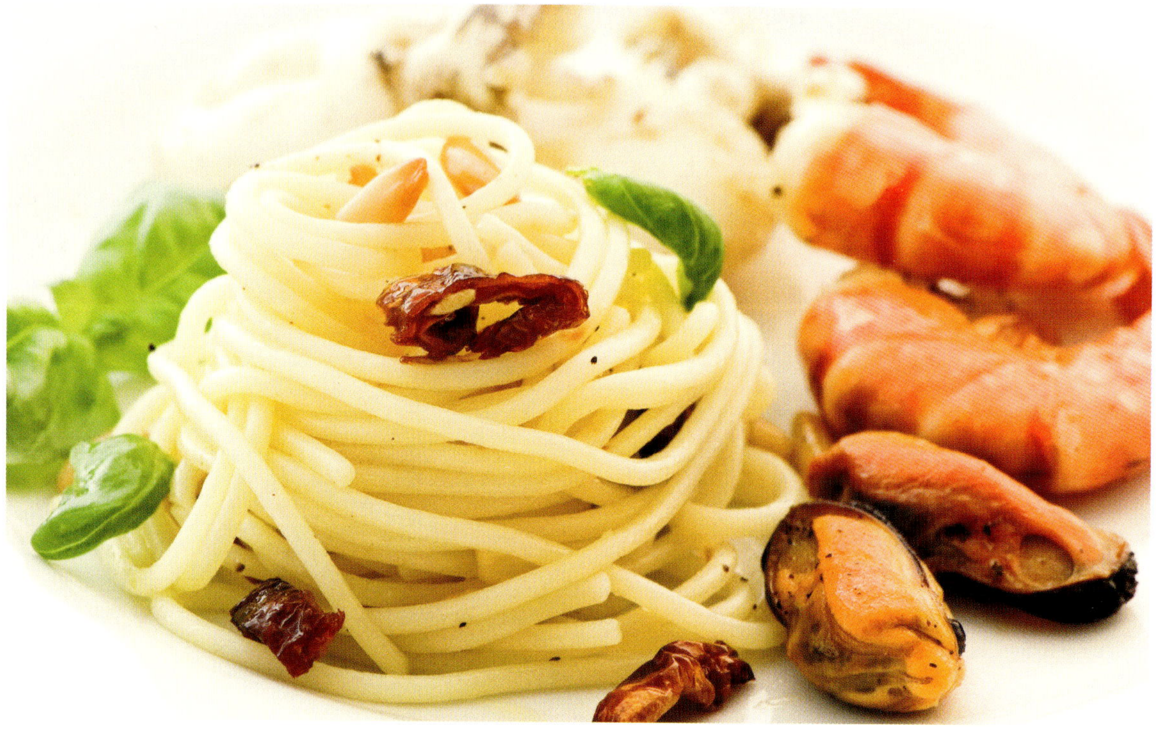

Y finalmente, tras el descubrimiento del continente americano, el tomate, la patata, la judía, el pimiento, el maíz, los cacahuetes, etc., pasaron a ser ingredientes propios de esta dieta, una vez superado el largo período de aclimatación y adaptación.

Sus características

A mediados del siglo XX, la dieta mediterránea tradicional mantenía grandes paralelismos con la vegetariana, pero con la diferencia que incluía proteínas de origen animal. Se basaba en el consumo de una amplia gama de alimentos de origen vegetal, como frutas, verduras, hortalizas y legumbres, la mayoría de ellos estacionales, es decir, de temporada, y por lo tanto de periodicidad regular. Asimismo, incluía alimentos ricos en hidratos de carbono y en fibras como, por ejemplo, pan, pasta, cereales, patatas y arroz en cantidad abundante. Por el contrario, los productos lácteos, como quesos y yogures, el pescado, las aves de corral y las carnes magras se tomaban de forma moderada, siendo prácticamente esporádico el consumo de carnes rojas.

Las comidas se acompañaban casi siempre de vino, pero éste se bebía con suma moderación e incluso rebajado con agua. Y un factor de suma importancia, como grasa se utilizaba el aceite de oliva. La población era en su mayor parte campesina, por lo que mantenía una actividad física regular que determinaba su aspecto físico, raramente obeso.

Fruto de las investigaciones antes mencionadas y de otros estudios complementarios efectuados en años posteriores, se conocen las características más destacadas de la dieta mediterránea. En síntesis puede definirse como una dieta baja en proteínas animales y en grasas saturadas (carnes rojas), pero rica en fibras y antioxidantes (cereales, frutas, frutos secos, verduras y legumbres), así como en grasas monoinsaturadas (aceite de oliva), que además aporta ácidos grasos poliinsaturados ricos en omega-3 (pescado), con los conocidos efectos beneficiosos para la salud que ello significa. Bien aplicada, la dieta mediterránea cubre todos los requisitos nutricionales del organismo humano, incluidas las vitaminas y sales minerales, por lo que normalmente no se precisa ingerir productos complementarios, como puede ocurrir en otro tipo de regímenes.

Con frecuencia los médicos y profesionales de la salud recomiendan la dieta mediterránea para prevenir problemas del corazón. La razón se debe a que las investigaciones científicas han demostrado que algunos alimentos de la dieta mediterránea (frutas, verduras, aceite de oliva, etc.) contribuyen, y mucho, a reducir el riesgo de nuevos infartos en pacientes que ya han sufrido uno, algo que no ocurre en otras dietas. Es más, según las estadísticas médicas de países donde este tipo de dieta es raro, los pacientes cardíacos que han sufrido un primer infarto presentan un riesgo elevado de repetirlo una segunda e incluso tercera vez. Como medida preventiva en esas ocasiones, los expertos que los tratan les recomiendan modificar drásticamente sus hábitos dietéticos y adoptar los de la dieta mediterránea.

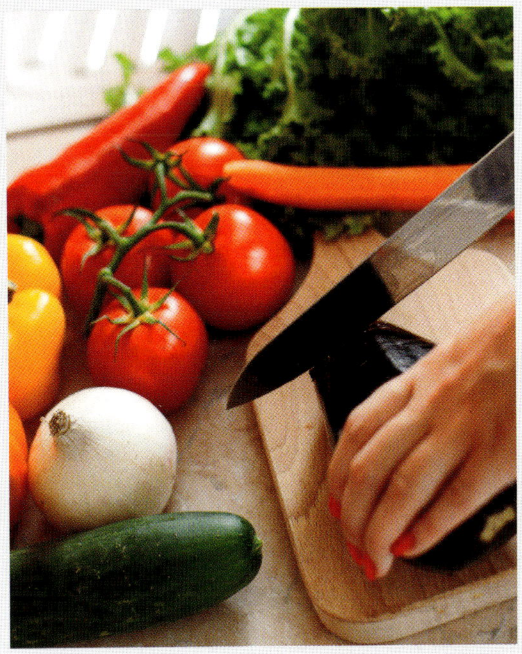

Los alimentos

Hortalizas, cereales, frutas, frutos secos y aceite de oliva son los alimentos básicos que integran la dieta mediterránea. Este régimen se complementa no obstante con el consumo de pescado, aves de corral, huevos y productos lácteos, y ocasionalmente de carnes rojas. Además, todas las comidas incluyen una cantidad moderada de vino, es decir, un vaso o una copa. De la sabia combinación de los diferentes alimentos que componen estos grupos, surge la célebre dieta que hoy se sigue como modélica en buena parte del mundo. Según los parámetros establecidos por los expertos en nutrición, los alimentos se distribuyen en cuatro grupos. Atendiendo al consumo diario de calorías de una alimentación equilibrada, estos grupos deben representar las siguientes proporciones:

- Frutas y hortalizas (incluidos tubérculos y legumbres), como mínimo 50 %.
- Leche y derivados, como mínimo 20 %.
- Cereales, como máximo 20 %.
- Carne, pescado y huevos, como máximo 10 %.

Alimento muy completo, la pasta, en sus diversas variedades, es un producto derivado de los cereales que hoy se consume en todo el mundo.

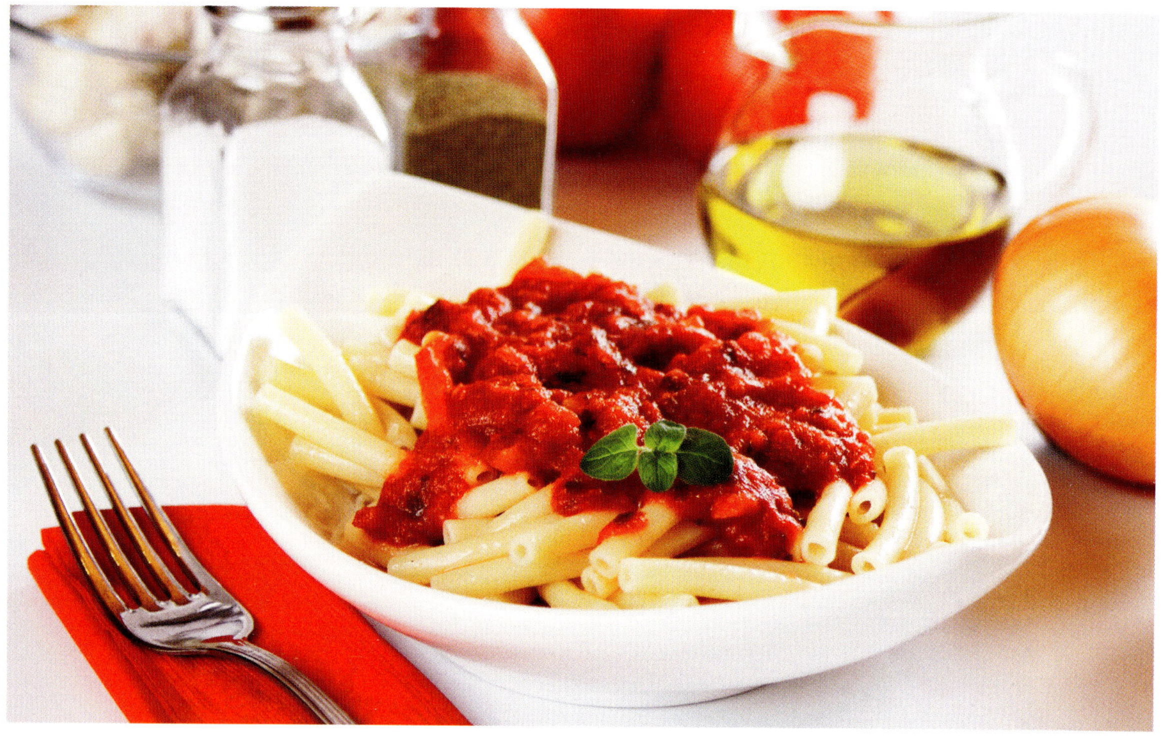

Estas proporciones son válidas incluso para niños de más de dos años. No obstante, hay que señalar que los porcentajes definitivos deben calcularse sobre las calorías totales que correspondan a cada persona, según la edad y circunstancias.

Los cereales

Los cereales son la fuente más importante de nutrientes de la humanidad. Consumidos en todo el mundo, tienen una buena relación entre su coste, su contenido nutritivo y su capacidad de saciar el hambre. Históricamente han sido, y todavía son en algunos lugares, uno de sus alimentos básicos. Desde hace miles de años, la humanidad consume trigo, centeno, avena, cebada, etc., aunque no todos en conjunto, sino que en cada región geográfica ha prosperado un cereal u otro según la climatología y el tipo de suelos. En nuestro entorno, así como en buena parte del resto de Europa, el trigo es el cereal más consumido, seguido del arroz, prioritario en los pueblos asiáticos. El maíz (dominante en América) y en menor proporción la avena ocupan también un lugar destacado, aunque a bastante distancia de los primeros. De ellos deriva una gran variedad de productos, como las harinas, las sémolas, los copos, el salvado, el germen, etc.

Elaborado con diferentes tipos de cereales, el pan, un producto presente en toda la cuenca mediterránea, es fuente importante de nutrientes.

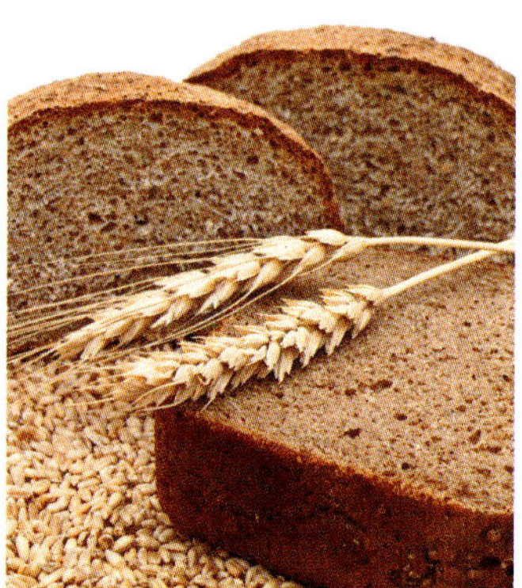

El trigo. Este cereal es la base del pan, un alimento tradicional de la dieta mediterránea, pero poco frecuente en las mesas del norte de Europa. El trigo puede consumirse entero, pero lo más habitual es hacerlo una vez transformado en harina, pasta o sémola. Su capacidad energética es de 340 kilocalorías por cada 100 gramos de grano descascarillado. Se la proporcionan los 70 gramos de hidratos de carbono que contiene. El resto de sus nutrientes está constituido por alrededor de 10 gramos de proteínas, unos 4 gramos de fibra, algo de grasa, así como diferentes minerales y algunas vitaminas. Hay que señalar, sin embargo, que buena parte de las vitaminas, minerales y fibra desaparece al refinarlo para producir harina blanca, fenómeno que actualmente se corrige incorporando algunos de esos nutrientes en un proceso posterior de la fabricación. Eso no ocurre en la harina integral, que conserva todas las sustancias del grano.

El arroz. Originario de las zonas deltaicas y cálidas del planeta, es el alimento básico en Asia, aunque sus innumerables virtudes gastronómicas lo han convertido en el cereal más universal. Su valor nutritivo es superior si conserva la cascarilla, es decir, sin refinar, sobre todo en lo que atañe a su contenido en fibra, vitaminas y minerales. Por el contrario, el valor energético apenas varía y corresponde a unas 350 kilocalorías por cada 100 gramos, que le proporciona su principal elemento nutritivo, los glúcidos.

El maíz. Originario de América, el maíz es uno de los cereales más completos y el tercero en importancia del mundo. Al igual que todos los cereales, tiene un alto porcentaje de hidratos de carbono, que le proporcionan su gran capacidad energética, alrededor de un 10 % de proteínas y pocas grasas. Pero, a diferencia de los demás, contiene gran cantidad de carotenos, provitamina A, vitaminas del grupo B y minerales. La polenta, muy popular en Italia, y la maicena son los productos derivados más conocidos.

Otros cereales. La avena, el centeno y la cebada son cereales que desempeñan también un papel importante en la alimentación mundial. Como todos los integrantes de este grupo, son muy ricos en hidratos de carbono y por lo tanto muy energéticos. Contienen también proteínas (10 %) y un porcentaje casi insignificante de grasas. La avena es el cereal tradicionalmente utilizado en los países nórdicos para elaborar pan.

Excelente para combinar con diferentes tipos de alimentos, el arroz, a la izquierda, es de origen asiático, mientras que el maíz, abajo, empezó a cultivarse en América.

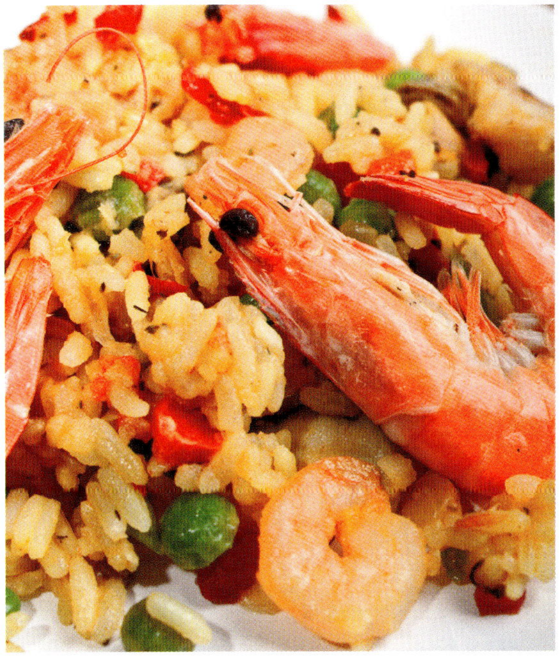

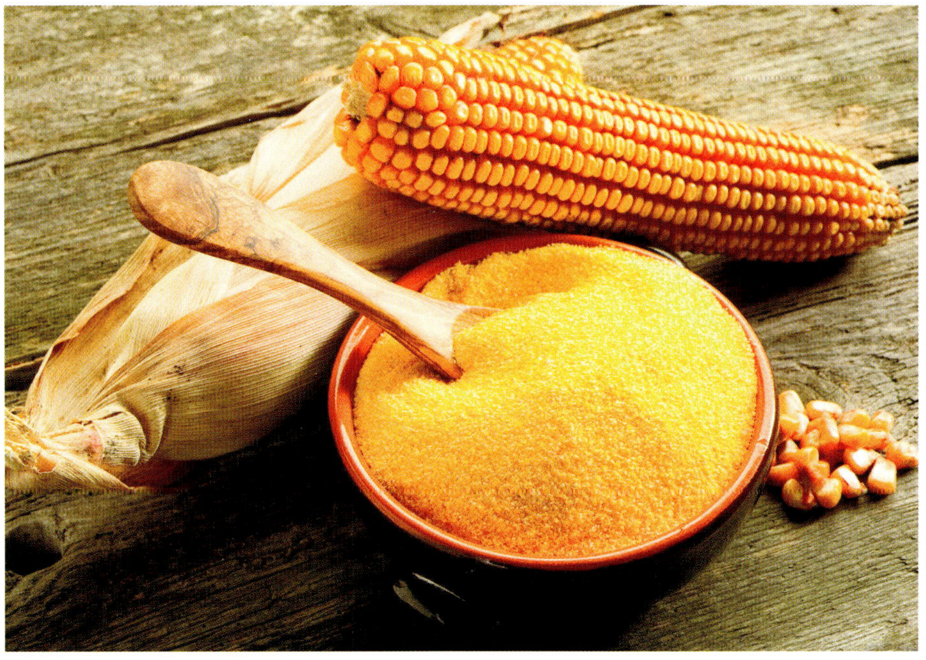

Las hortalizas

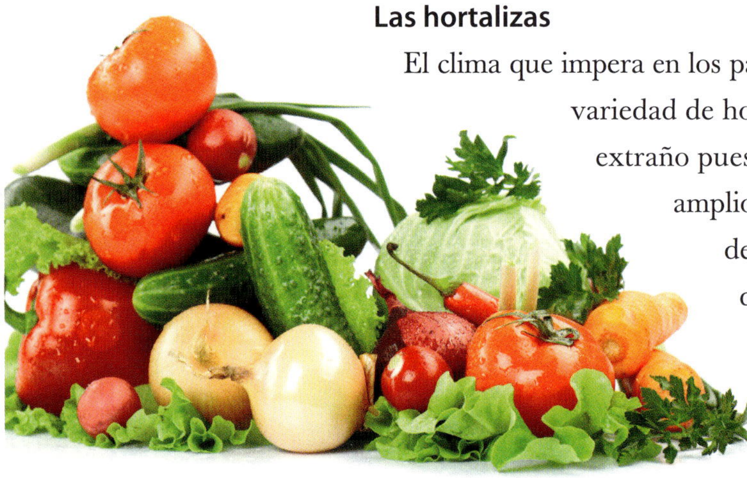

Gracias a la benignidad de su clima, en los suelos de la cuenca mediterránea crece una gran variedad de productos vegetales.

El clima que impera en los países ribereños del Mediterráneo favorece el cultivo de una gran variedad de hortalizas, a veces conocidas simplemente como verduras. No es extraño pues que estos alimentos formen parte importante de su dieta. Un amplio abanico de vegetales integra este grupo de alimentos, que puede subdividirse en verduras (coles, espinacas, lechugas), frutos no dulces (tomates, pimientos, berenjenas), tubérculos (patatas, boniatos), brotes (espárragos, apio), bulbos (ajos, cebollas, puerros) e incluso flores (de calabaza, calabacín).

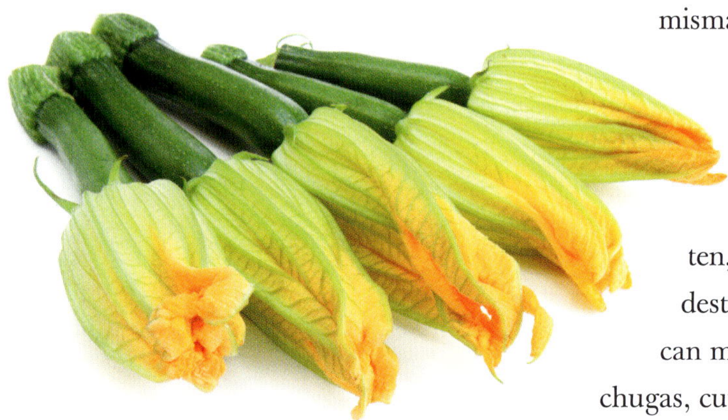

En general, las verduras tienen un contenido energético bajo y muy pocas grasas, pero aportan proteínas vegetales e hidratos de carbono. Además, son excelentes proveedoras de fibra, vitaminas (A, C, E, K, B_1 y B_2) y minerales (hierro, potasio y magnesio). No obstante, estos nutrientes no se encuentran repartidos en las mismas proporciones en todas ellas, sino que cada especie presenta sus particularidades. Así, por ejemplo, las patatas son extraordinariamente ricas en hidratos de carbono, principalmente en forma de almidón, mientras que las zanahorias son una de nuestras principales fuentes de vitamina A en forma de caroteno. Existen, sin embargo, algunas pautas que permiten conocer los rasgos más destacados de su contenido. Por ejemplo, los colores más intensos indican mayor contenido vitamínico. Una buena muestra la ofrecen las lechugas, cuyas hojas más verdes contienen mayor proporción de vitamina A que las blancas o amarillas. Y si el color es rojo, indica la presencia de cantidades importantes de vitamina C, como ocurre con los tomates, pimientos rojos, etc.

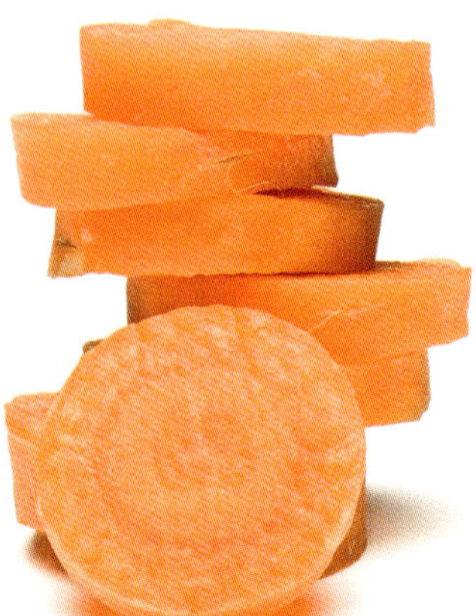

Por su elevado contenido en caroteno, las zanahorias son una fuente importante de vitamina A.

Hay verduras que deben consumirse crudas, pero otras es mejor cocerlas previamente a fin de mejorar su sabor, ablandar sus paredes fibrosas para facilitar que el organismo las asimile y asegurar su higiene. En general, todas las verduras admiten cualquier técnica de cocción, pues son extraordinariamente versátiles, cualidad que, junto con su particular contenido nutritivo, las ha convertido en uno de los pilares más sólidos de la alimentación humana. No sólo se pueden asar al horno o a la parrilla, dorar y freír, brasear y estofar, sino también hervir, cocer al vapor y blanquear, técnicas todas ellas que potencian sus sabores y aromas y conservan sus cualidades, si se aplican de la forma adecuada.

Las legumbres

Se conocen con este nombre los frutos o simientes de unas plantas llamadas leguminosas. Estas simientes son muy energéticas, ricas en hidratos de carbono de absorción lenta y fibra insoluble. Contienen también una buena cantidad de proteínas vegetales, cuyo valor biológico se acrecienta

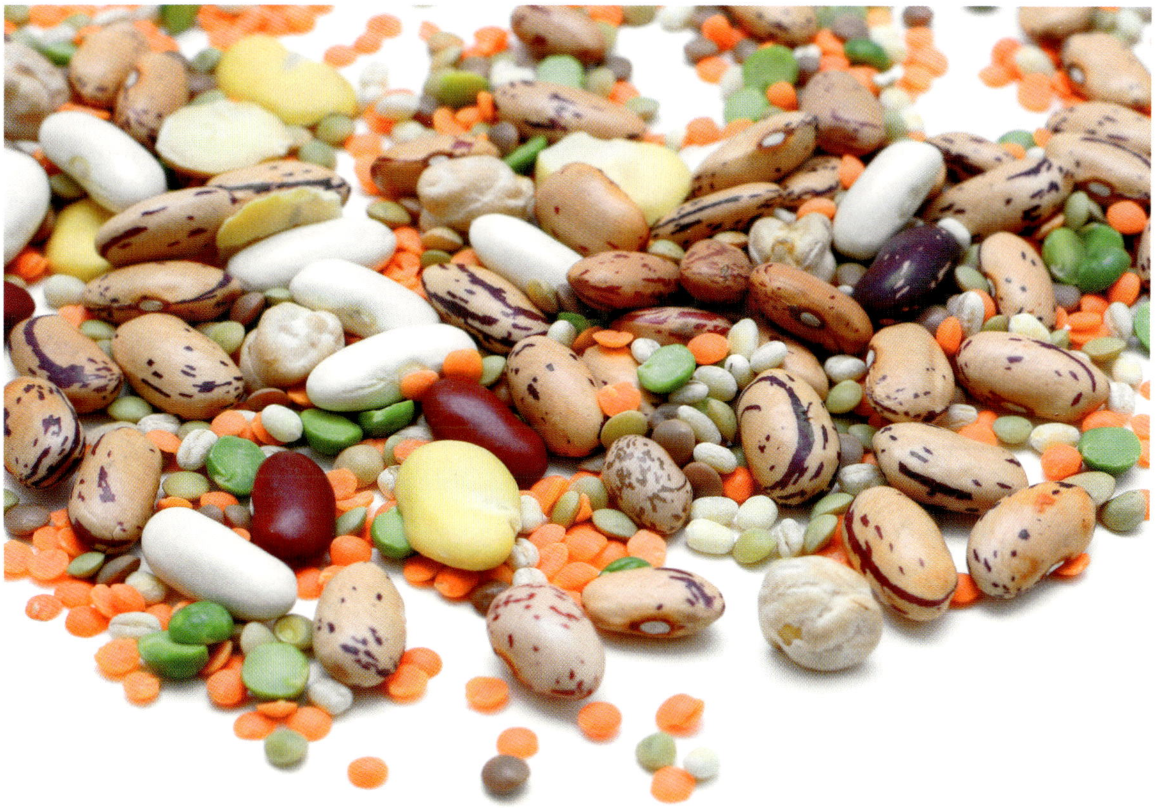

Con muy raras excepciones, las legumbres se consumen tras haber sido sometidas a una cocción para ablandar sus paredes fibrosas y mejorar su digestibilidad.

cuando se combinan con otros productos como, por ejemplo, cereales, patatas, etc., que les permiten completar los aminoácidos esenciales que no contienen. Son además pobres en grasas y en sodio, no tienen colesterol y aportan también vitaminas y sales minerales. Son, pues, un alimento muy completo y de bajo coste que, por la gran cantidad de fibra soluble que contienen, resultan muy eficaces en la lucha contra el colesterol, el estreñimiento y la obesidad.

Durante algún tiempo, a medida que el nivel de vida aumentaba, su consumo decayó en las sociedades más industrializadas y desarrolladas. Su lugar fue ocupado en ese momento por la carne, por considerarla más nutritiva. Craso error: hoy los dietistas han dictaminado que un exceso de proteínas animales no es bueno ni para el corazón ni para los riñones y recomiendan regresar al consumo de legumbres. Entre las numerosas ventajas que ofrecen, una de ellas es que favorece la motilidad intestinal, contribuyendo por tanto a reducir los niveles de colesterol en sangre y a disminuir el riesgo de sufrir cáncer de colon y recto. Entre las numerosas variedades de leguminosas existentes, las más habituales en nuestro entorno son las alubias, también llamadas judías, las lentejas y los garbanzos.

Las frutas

Este grupo de alimentos es asimismo básico en la dieta mediterránea, tanto porque tradicionalmente ha habido abundancia de estos productos como por sus extraordinarios efectos beneficiosos para la salud del organismo humano.

Además de las frutas procedentes de las huertas, el arco mediterráneo es rico también en frutos del bosque silvestres, asimismo muy sabrosos y nutritivos.

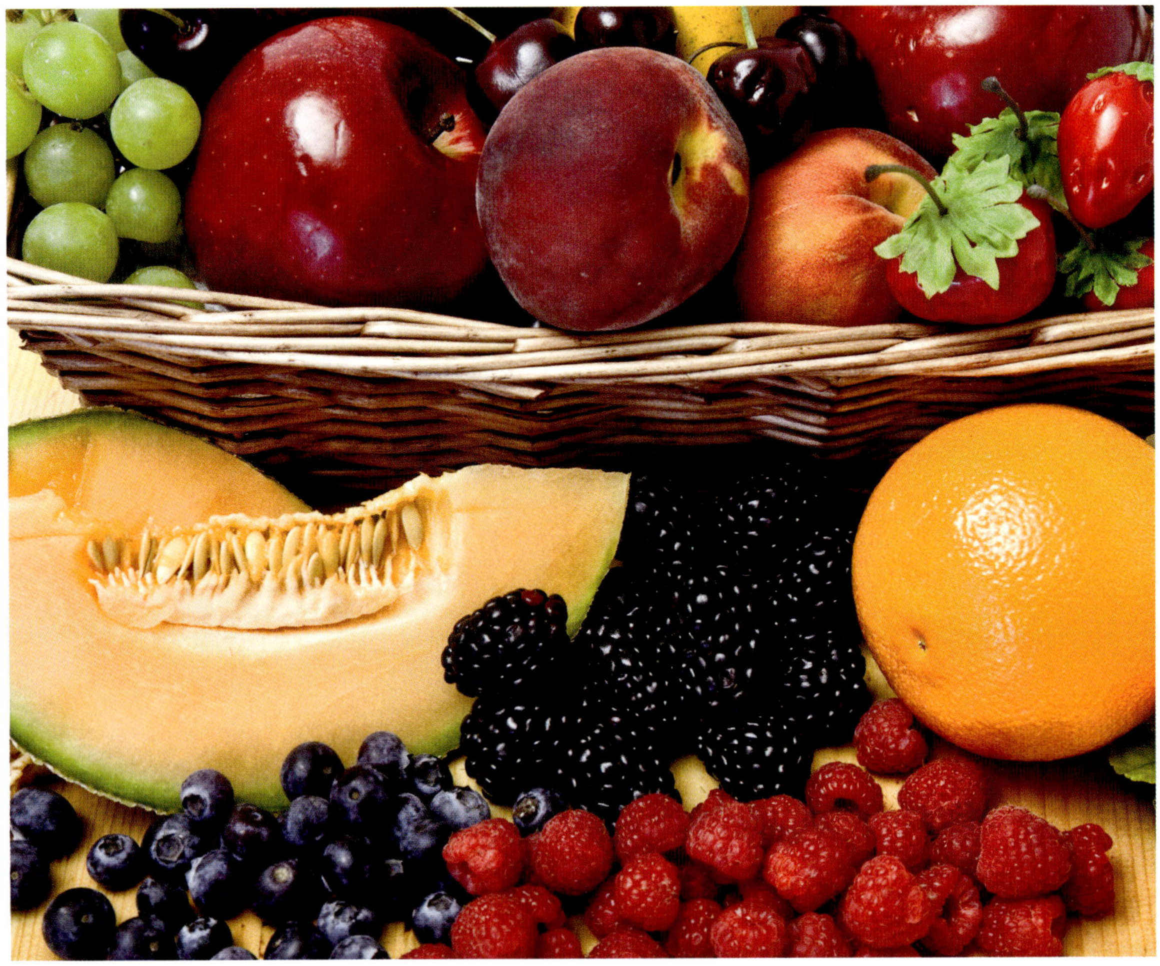

Así, las frutas lo proveen básicamente de vitaminas y sales minerales, pero algunas son también fuente importante de fibra, sobre todo, si se consumen con piel, por supuesto, una vez convenientemente lavadas. Esta sustancia, la fibra, contribuye a regular el tránsito intestinal del bolo alimenticio, mientras que otra, la pectina, presente en diversas frutas (manzanas, peras, etc.), ayuda a regular el colesterol.

Entre las frutas que más abundan en los países del Mediterráneo, y en concreto en España, se encuentra el grupo de los cítricos, formado por naranjas, mandarinas y limones. Se trata de alimentos que contienen importantes cantidades de vitamina C y antioxidantes, sustancias muy adecuadas para prevenir algunas enfermedades, entre ellas el cáncer. Los cítricos son propios de la temporada fría del año, y por ello son raros o de peor calidad durante el verano. En esa época del año hay que abastecerse de otras especies, pues es muy importante para la salud comer las frutas de temporada, naturales y locales, a ser posible sin exceso de conservación en nevera. Con ello el cuerpo recibe los diferentes nutrientes de forma regular.

Por ejemplo, los albaricoques son muy ricos en vitamina A, algunas sales minerales, como el potasio, y fibra, mientras que las cerezas, fresas y frambuesas, aportan sobre todo vitaminas A y C.

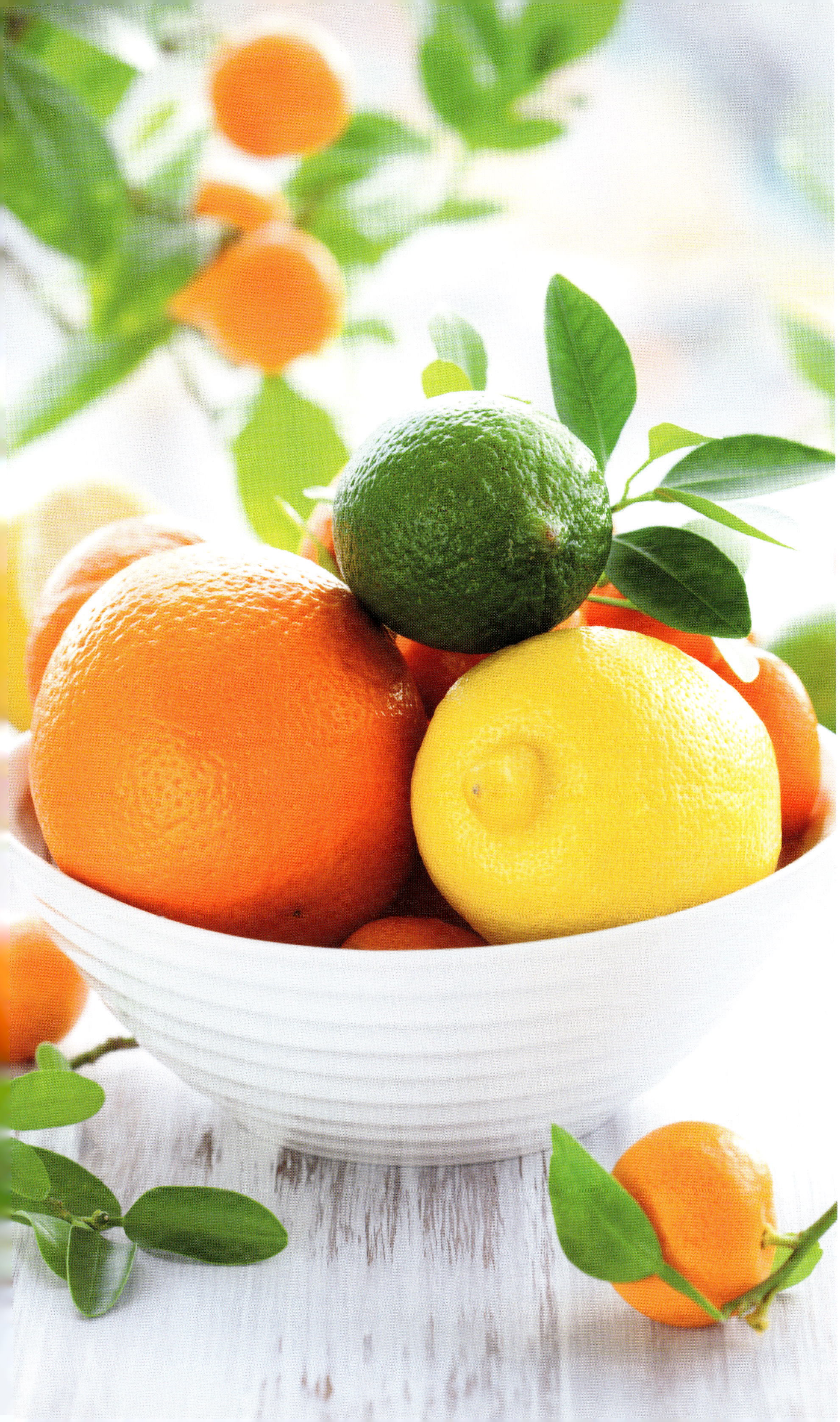

Productos estrella en los países ribereños del Mediterráneo, los cítricos son frutos con propiedades muy saludables a causa de su elevado contenido de vitamina C.

De sabor exquisito, los higos son frutos de temporada que se comen frescos, secos o acompañando otros alimentos.

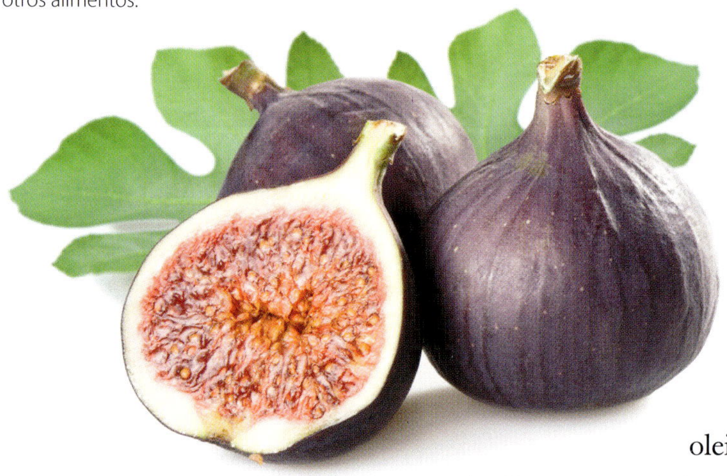

Frutas de finales del verano y principios de otoño son los higos, nutritivos, laxantes, diuréticos y ricos en fibra; las ciruelas, ricas en minerales y en menor cantidad vitamina E, antioxidante y protectora contra el cáncer; las uvas, cuya piel parece contener resveratrol, una sustancia anticancerígena, o las manzanas, con fama de panacea universal y numerosas variedades, que hoy se encuentran también a lo largo de todo el año, gracias a importarse de diversas zonas del mundo. En cuanto a las peras, depurativas y remineralizantes, hay diferentes variedades que cubren la mayor parte del año.

Los frutos secos

Productos típicos de los países que bordean el Mediterráneo, los piñones, las almendras, avellanas y nueces tienen un elevado valor calórico. Además, contienen una gran cantidad de ácido oleico, sustancia que reporta numerosos beneficios al sistema circulatorio. Esta característica era ya conocida en el siglo XIII y así lo documentó Ramón Llull en su libro *Blanquerna*, escrito en 1252. En la actualidad, estos alimentos se han ampliado con la incorporación de otros de procedencia exótica como cacahuetes, pistachos y anacardos, frutos secos también grasos y cada vez más populares y apreciados.

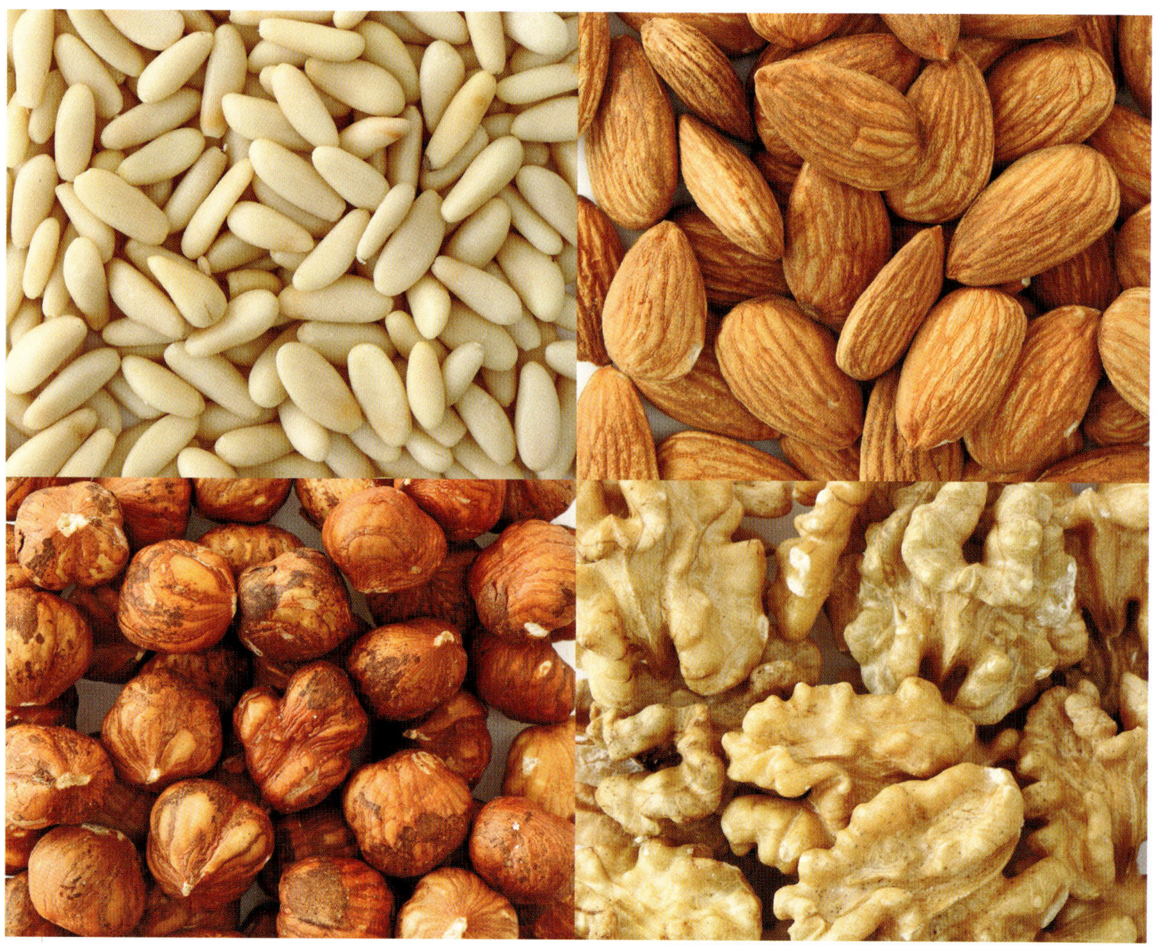

Excelentes para el sistema cardiovascular, los frutos secos son ingredientes característicos de la dieta mediterránea.

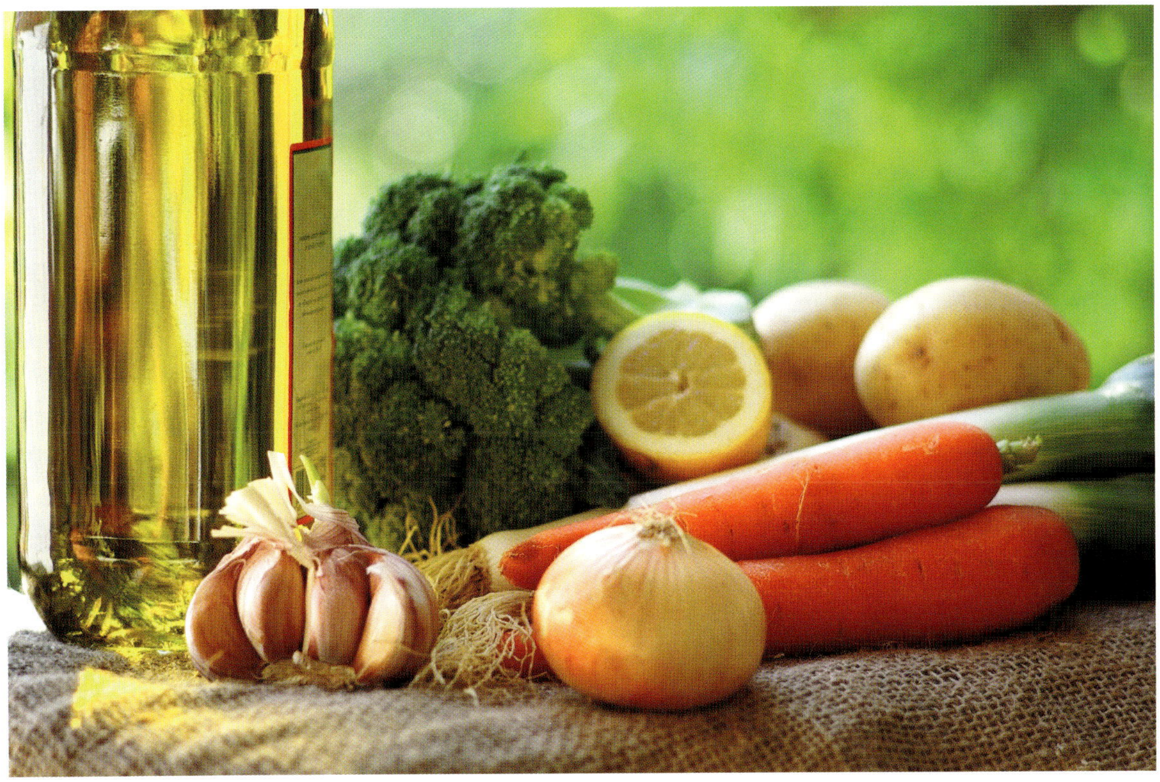

Antaño sustituido por otros aceites vegetales, hoy se sabe que el aceite de oliva es el que más beneficios reporta al organismo.

El aceite de oliva

Alimento estrella de la dieta mediterránea, el aceite de oliva ha ganado la batalla de las grasas y está presente en todos o casi todos sus platos. Gracias a su contenido en ácido oleico, su consumo contribuye a reducir en la sangre la concentración del colesterol «peligroso» o «malo», como suele denominarse popularmente al LDL. De forma paralela se produce un incremento de las grasas protectoras o HDL, vulgarmente denominadas colesterol «bueno». Fruto de ambas acciones, el aceite de oliva contribuye a disminuir ostensiblemente el riesgo de enfermedades cardiovasculares como, por ejemplo, la arteriosclerosis, la angina de pecho o el infarto de miocardio, así como diferentes tipos de cáncer. También ayuda a controlar las secreciones de ácido gástrico y del páncreas, mejorando los procesos digestivos, previene la formación de cálculos biliares y dinamiza el movimiento de los intestinos.

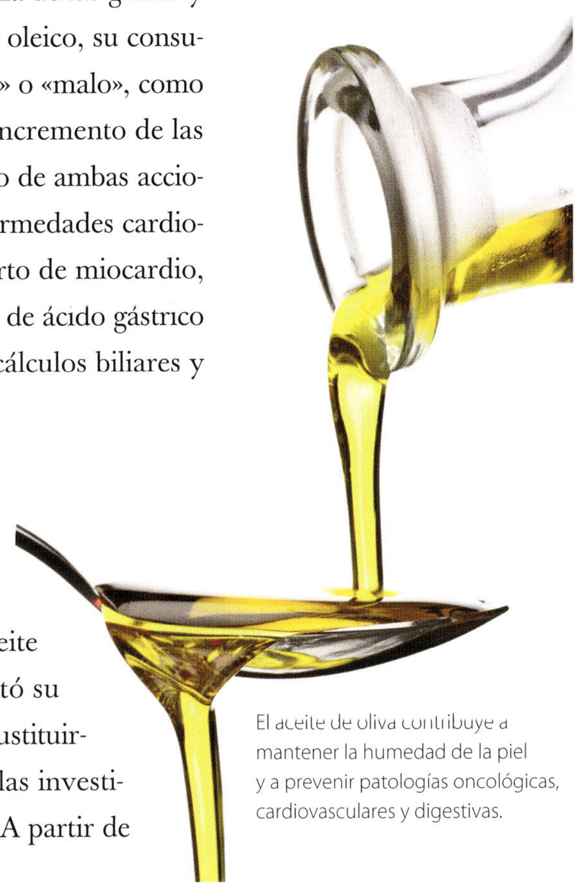

El aceite de oliva contribuye a mantener la humedad de la piel y a prevenir patologías oncológicas, cardiovasculares y digestivas.

Bastante desconocido hasta hace unas décadas en países poco relacionados con el área mediterránea, su consumo pasó a un primer plano y despertó interés al descubrirse los numerosos beneficios que reportaba para la salud. Es más, incluso en algunos países mediterráneos con fuerte implatanción del aceite de oliva en la dieta alimentaria hubo un período del siglo XX en que se limitó su consumo a quienes presentaban problemas cardiovasculares, recomendando sustituirlo por otros aceites vegetales, como el de maíz, girasol, soja, etc. Finalmente, las investigaciones científicas demostraron su extraordinario valor nutritivo y sanitario. A partir de entonces, la tendencia se invirtió y su consumo milenario renació.

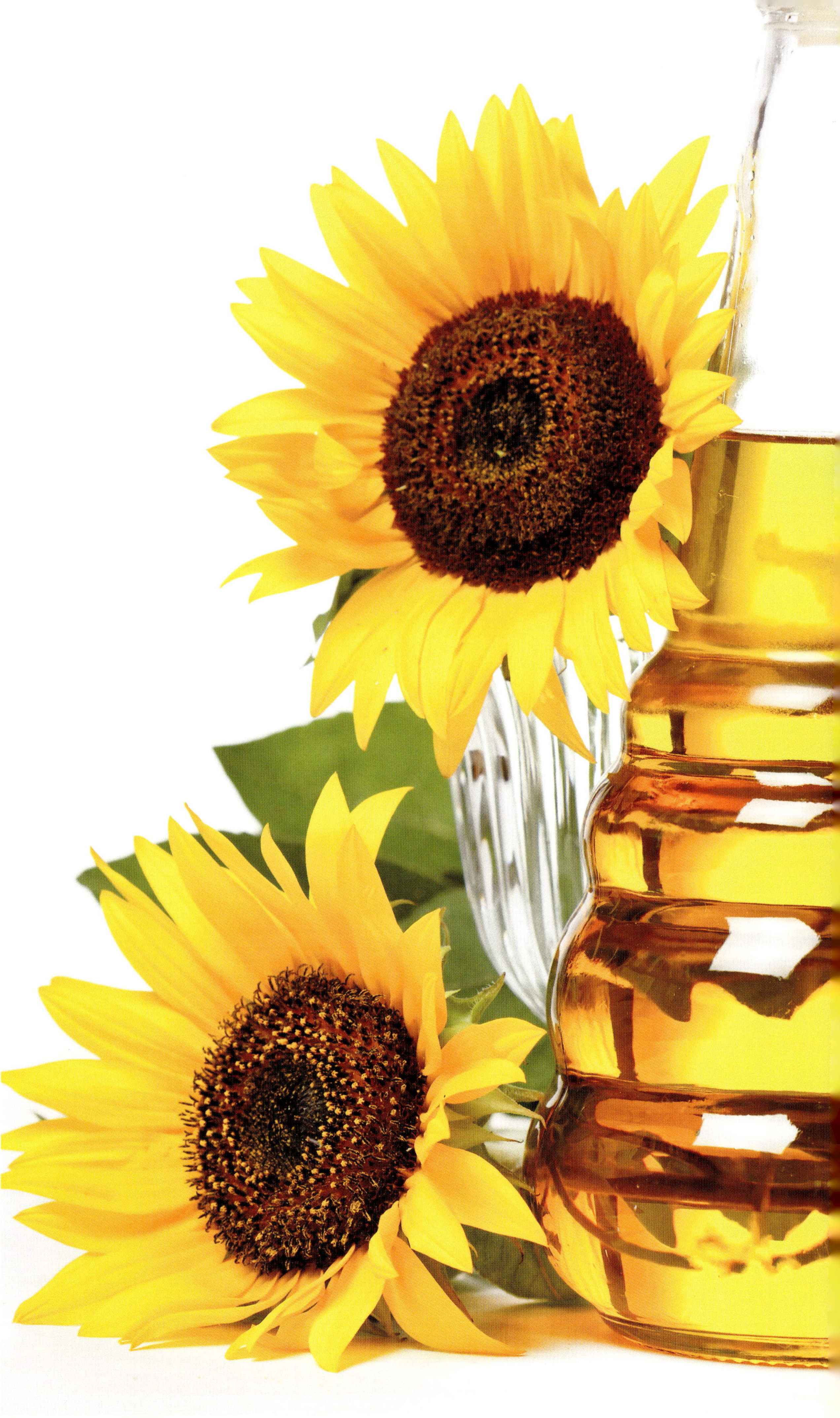

De las semillas de girasol se obtiene un aceite rico en vitamina E y ácidos grasos esenciales que permiten regular el colesterol.

Existen numerosos tipos de aceite de oliva, cuyas diferencias organolépticas vienen marcadas por las variedades de aceituna utilizadas para elaborarlos, siendo algunas de las más empleadas la arbequina, la picual, la lechín y la picuda. Por otra parte, hay quien le agrega sabores incorporando algunas especias y hierbas aromáticas. Y también varía en cuanto a calidad, factor que viene determinado por su acidez.

El más valorado es el aceite de oliva virgen extra, cuya acidez máxima es de 1°. Le sigue el aceite de oliva virgen, con una acidez máxima de 2°. Menos apreciada es la mezcla de aceite de oliva refinado y aceite de oliva virgen, comunmente conocida como aceite de oliva y cuya acidez es de 1,5°. Por último, el aceite de orujo de oliva está compuesto por aceite de orujo de oliva refinado y aceite de oliva virgen.

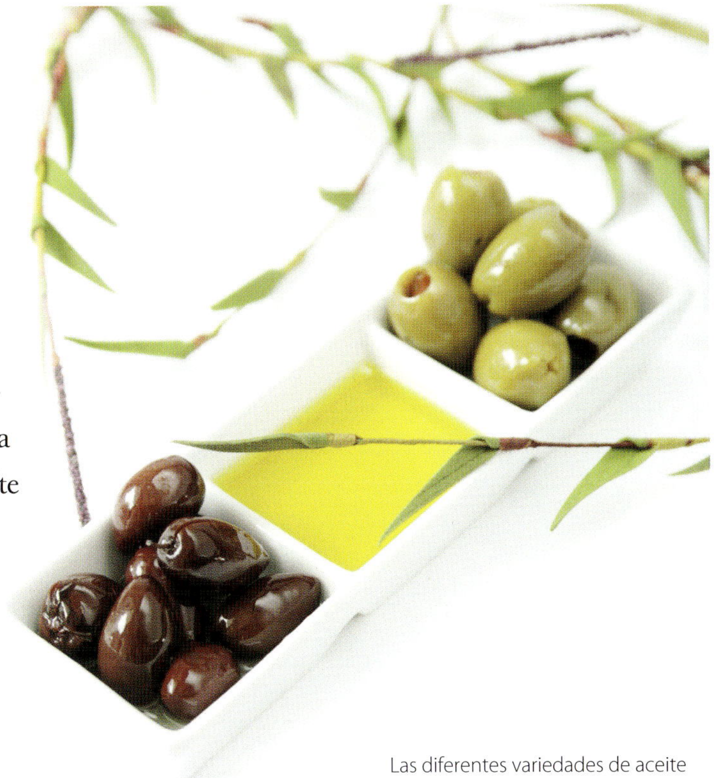

Las diferentes variedades de aceite dependen de los tipos de aceituna, del grado de pureza y, a veces, de las hierbas que se le incorporan.

Otros aceites

Además del aceite de oliva, existen otros aceites vegetales. En algunos las grasas dominantes son poliinsaturadas, con especial presencia de ácido linoleico. Forman este grupo, por ejemplo, los que se obtienen de las semillas de girasol, soja o maíz. En cambio, otros están compuestos particularmente por ácidos grasos monosaturados. Entre ellos destacan el aceite de coco y el de palma, con un elevado porcentaje de grasas (85 y 45 %, respectivamente). Estos últimos son, por lo tanto, aceites muy perjudiciales para la salud del organismo humano y su consumo está prohibido en la actualidad en muchos países.

El vino

Consumido desde que los griegos lo difundieron, el vino se obtiene de la vid, planta que, con el aceite y los cereales, forma la afamada «tríada mediterránea», ensalzada e imitada por sus virtudes nutritivas y alimentarias. La ciencia médica ha comprobado que un consumo moderado de vino (dos vasos diarios) contribuye a reducir el riesgo de sufrir enfermedades cardiovasculares, en particular las que atañen al corazón. Por el contrario, sobrepasar la cantidad indicada ya no supone un beneficio, sino el riesgo de otras enfermedades, entre ellas la adicción y el alcoholismo, que con el tiempo puede desembocar en cirrosis hepática y otras patologías graves. Además de alcohol, el etanol, el vino contiene taninos y flavonoides, de propiedades antioxidantes, y también algo de hierro.

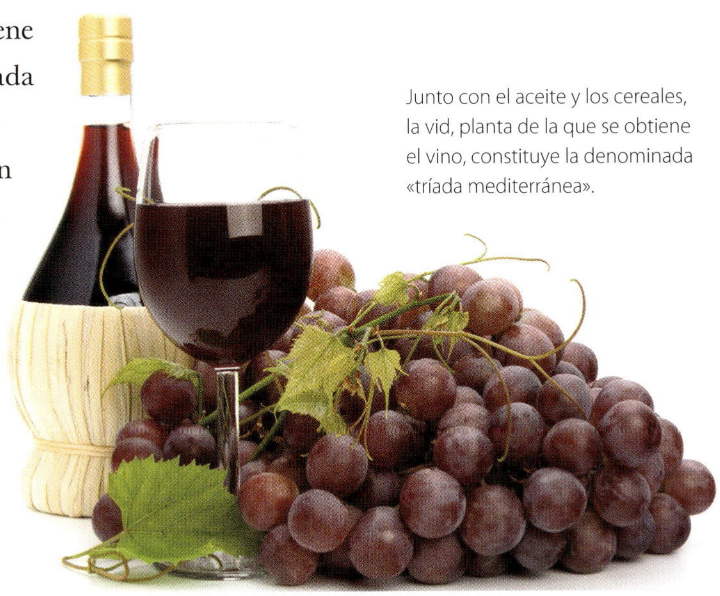

Junto con el aceite y los cereales, la vid, planta de la que se obtiene el vino, constituye la denominada «tríada mediterránea».

Indispensable para el buen funcionamiento del organismo humano, el agua es una bebida que no puede faltar en la ingesta diaria. Tampoco en la dieta mediterránea, a pesar de que no se la considere uno de sus productos característicos. Aunque este régimen se compone de alimentos que contienen un importante porcentaje de agua, también hay que beberla directamente y en cantidades abundantes, ya que el aporte diario, entre el que se recibe mediante los alimentos y el bebido, debe oscilar alrededor de 1,5 a 2 litros diarios. Esta cantidad, extraordinariamente saludable, no suele ser habitual, pero es importante esforzarse en cumplirla. Con esta medida pueden prevenirse patologías tan molestas como los cálculos renales y el estreñimiento, entre los más simples y habituales. Y no es preciso beber aguas especiales, si no hay una recomendación médica previa, pues una de las más sanas y controladas es la del grifo.

El pescado

Es de sobra conocido que el pescado es uno de los mejores alimentos que existen, y lo han consumido desde tiempos inmemoriales las poblaciones próximas al mar, un río o un lago. Es pues natural que forme parte integrante de la dieta mediterránea, seguida por todos los países ribereños del mar que le da nombre.

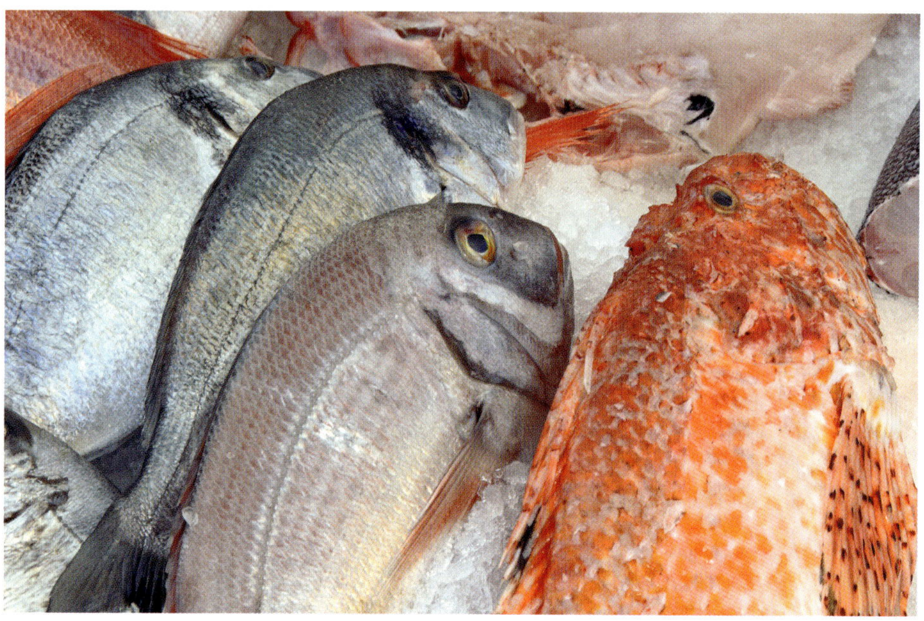

Tradicionalmente consumido por todos los pueblos del litoral mediterráneo, el pescado es un alimento muy saludable.

Carentes por completo de hidratos de carbono, los pescados tienen como principales nutrientes las proteínas, muy completas, tanto como las de la carne. También contienen vitaminas A, B (B_1, B_2 y niacina) y D, así como sales minerales (sodio, potasio, hierro, flúor, yodo, calcio y fósforo), mientras que su aporte energético depende de las grasa, cuyo porcentaje varía de unas especies a otras. Este último valor es el que determina la clasificación más estricta que de ellos se hace: pescados azules o grasos, semigrasos y blancos o magros. Los del primer grupo contienen entre un 5 y un 10 % de lípidos, los del segundo entre un 2 y un 5 % y los del tercero un 2 %. No obstante, los semigrasos a veces se integran en el grupo de los blancos, por lo que en ese caso sólo se habla de dos tipos de pescado, el azul y el blanco.

Pescados blancos y semigrasos. El pescado blanco es valorado por los consumidores por su menor contenido en grasas y, por tanto, su mayor digestibilidad. Cabe señalar, sin embargo, que las características grasas de los pescados dependen de la época del año en que son capturados, del alimento que consumen y del período reproductivo en que se encuentran al pescarlos.

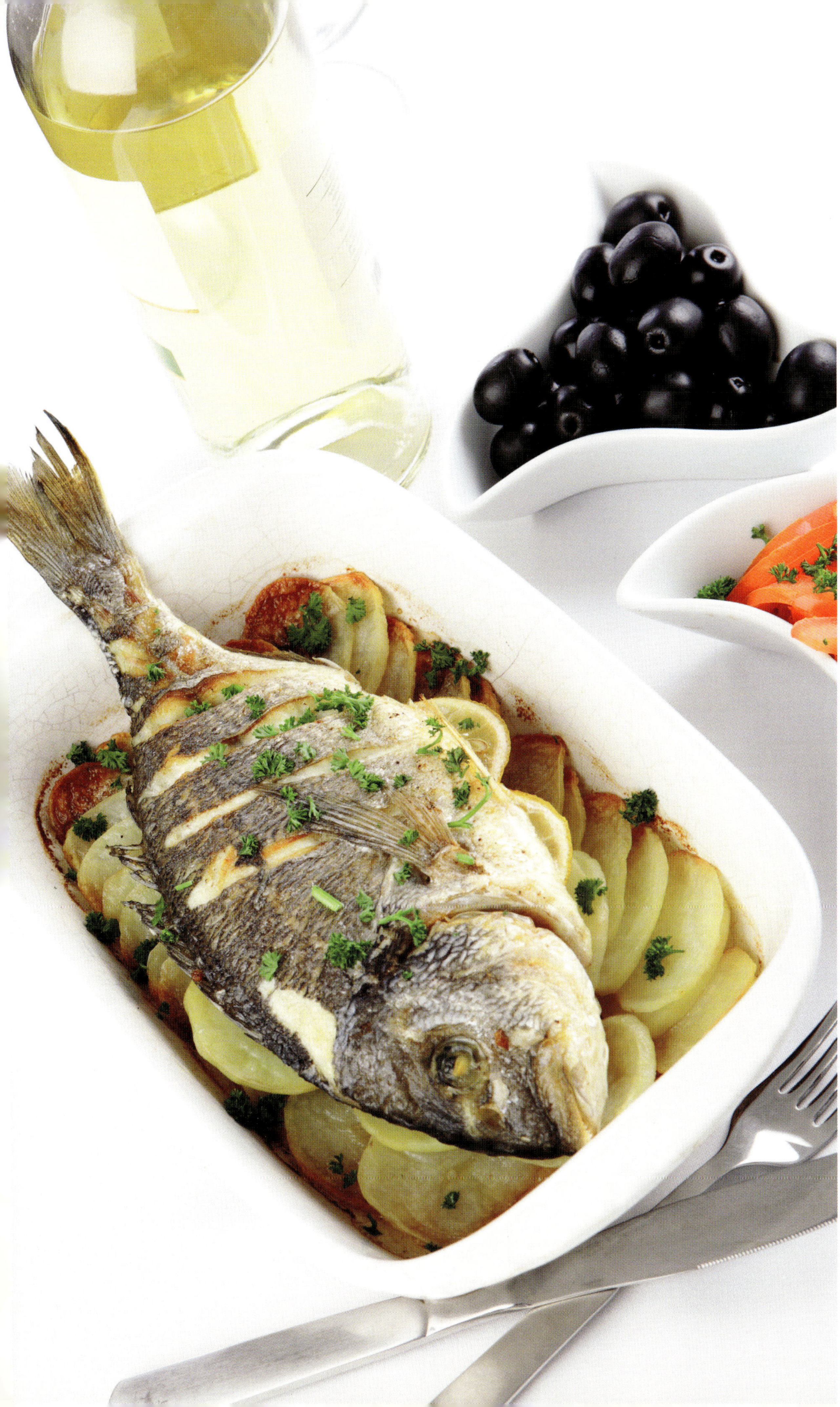

Calificada como semigrasa, la carne de la dorada es muy apreciada y suele formar parte de numerosos menús de la dieta mediterránea.

Una de sus principales particularidades es que acumulan la grasa en el hígado. Además, su carne se caracteriza por una textura suave, color blanco y sabor muy delicado. Algunos incluyen en el mismo grupo los pescados semigrasos, de modo que el contenido en grasas de algunas especies puede llegar al 5 %. Entre las especies más conocidas se encuentran el abadejo, el bacalao, de consumo mundial, la bacaladilla, muy popular en el litoral mediterráneo, el sabroso besugo, la dorada, la delicada lubina, la digestiva merluza, el inigualable mero, el rape, el gallo, el halibut y el lenguado, entre otros muchos, todos ellos excelentes y muy digestivos.

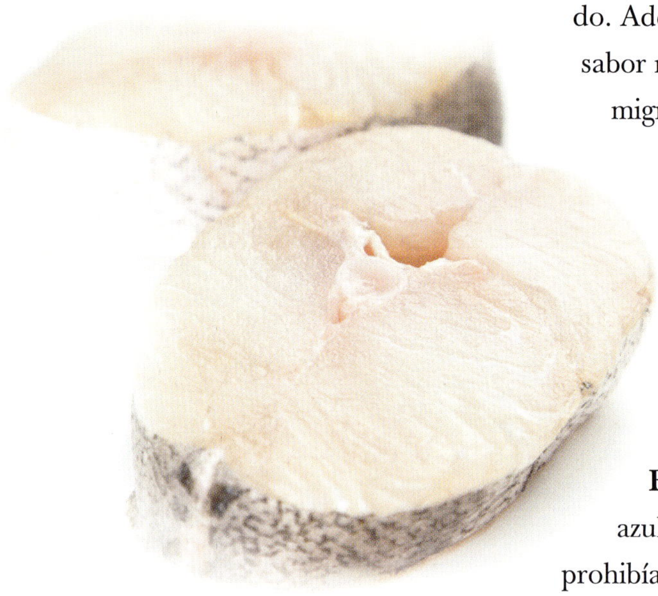

La merluza, uno de los pescados más populares, es de carne blanca y resulta exquisita, sea cual sea la forma en que se prepare.

El pescado azul. En la actualidad, los valores dietéticos del pescado azul están ampliamente reconocidos y han pasado los tiempos en que se prohibía su consumo por temor a las consecuencias de su alto contenido en grasas, de las que se desconocía su naturaleza. Es más, los profesionales de la medicina recomiendan ingerir este tipo de pescado con cierta regularidad, por los beneficiosos efectos que tiene en la prevención de problemas cardiovasculares.

Por otra parte, el aceite que se extrae del hígado de ciertos pescados, y especialmente de algunos azules, contiene sustancias que son muy valiosas para la circulación sanguínea de nuestro organismo. Antiguamente se le atribuían características perjudiciales para la salud, pero los estudios científicos han demostrado lo contrario. No sólo es rico en proteínas con aminoácidos esenciales, sino que su grasa es poliinsaturada y, por lo tanto, eficaz reductora de la tasa de colesterol en la sangre.

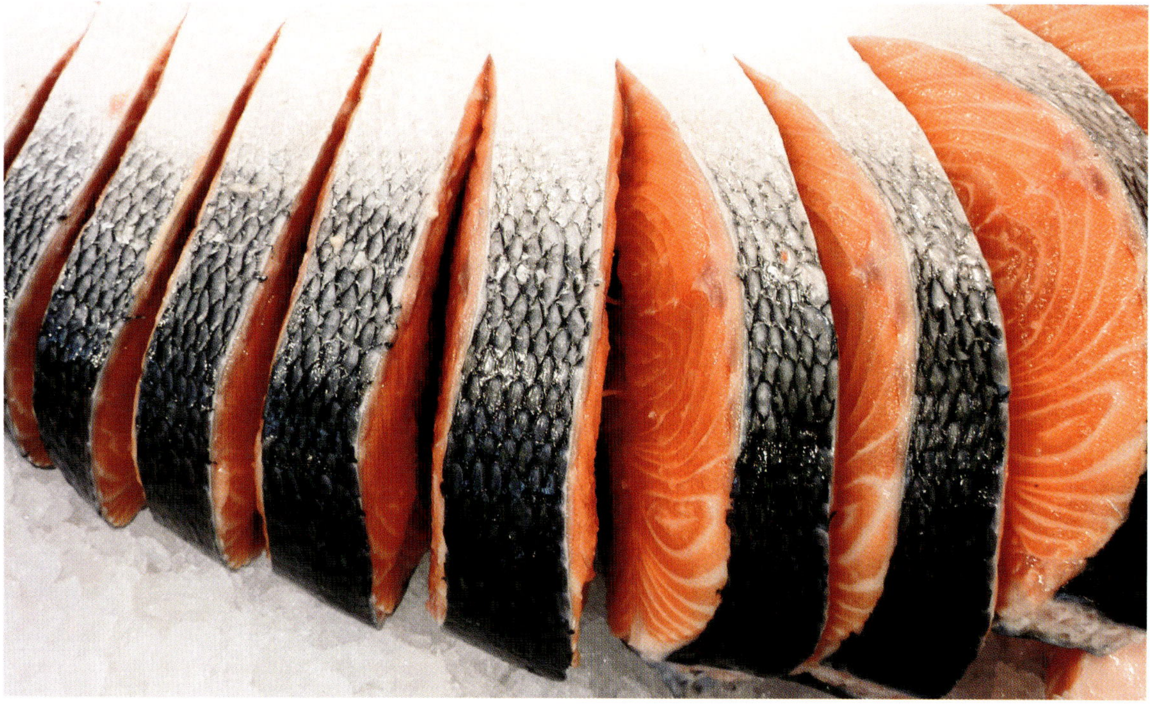

Al igual que el resto de pescados azules, el salmón aporta numerosos beneficios para la salud.

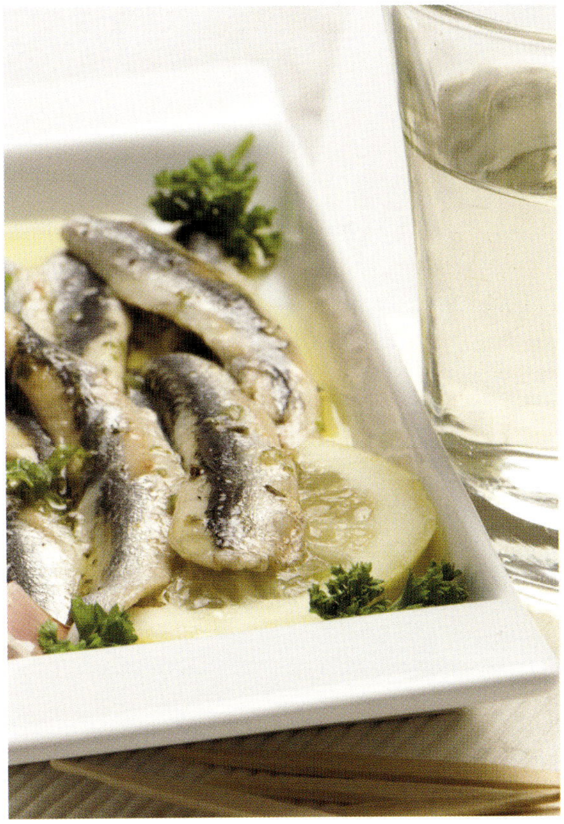

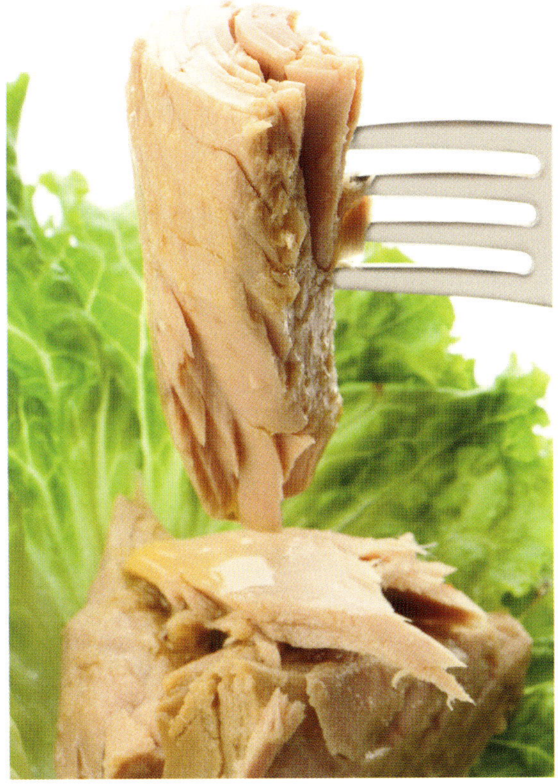

A la izquierda, boquerones en adobo y, junto a estas líneas, lomo de atún, dos pescados azules muy sabrosos y apreciados.

Se trata de un tipo de pescado que desde siempre ha sido muy consumido en los pueblos mediterráneos, donde suelen prepararlo por lo general a la plancha, a la parrilla o al horno, técnicas todas ellas muy simples, sin grasa, o con muy poca grasa añadida. Su valor energético es más alto que el de los pescados blancos, precisamente porque su contenido graso se encuentra distribuido por todo el cuerpo y se mantiene inalterado. No obstante, los contenidos grasos de estos pescados varían mucho incluso dentro de la misma especie en función de la época del año en que se pesquen, la zona donde se han alimentado o el sexo.

Con frecuencia sólo se clasifican como pescados azules la sardina, el boquerón, la caballa, el atún y el salmón, pero forman parte también de este grupo la anguila, el arenque, el bonito, el congrio, el cabracho, el jurel, el pez espada o emperador, el salmonete y la trucha, entre otros muchos, menos conocidos y populares.

La carne

Aunque la carne es también un alimento que forma parte de la dieta mediterránea, su consumo ha sido tradicionalmente muy esporádico, es decir, con una regularidad que normalmente no sobrepasaba una ingesta por semana. Además, con frecuencia esta carne procedía de aves de corral, como gallo, gallina o pollo, y también de conejos, especies todas ellas de crianza doméstica, reservándose los guisos y otras preparaciones a base de cordero principalmente para ocasiones festivas y celebraciones familiares.

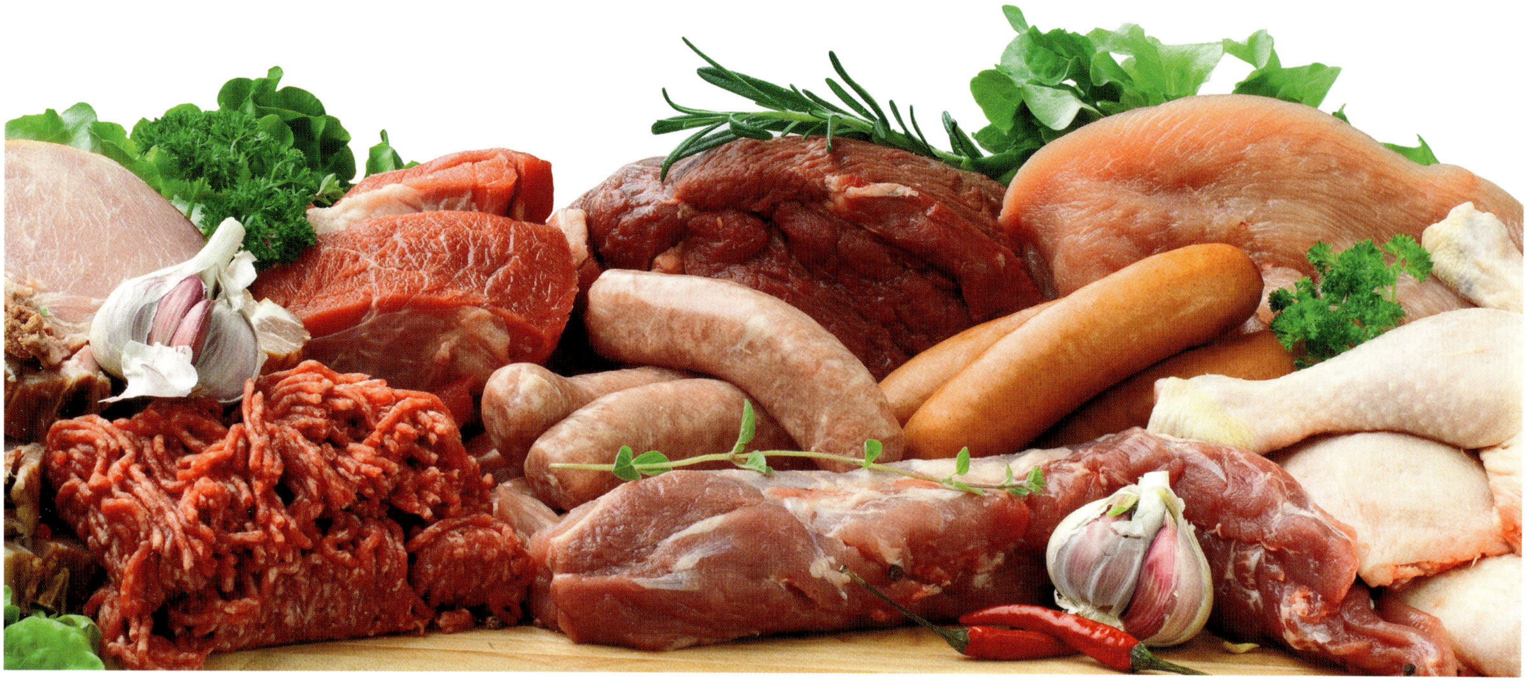

Tradicionalmente, la carne, en particular la roja, ha tenido un protagonismo secundario en la dieta mediterránea.

La ventaja de estas carnes para la salud del organismo humano es que, a excepción del cordero, son blancas, es decir, muy poco grasas y ricas en proteínas de alto valor biológico, minerales y vitaminas. En cuanto a la carne de vacuno era muy rara en el entorno mediterráneo, principalmente por tratarse de tierras en las que el pasto escaseaba.

Sugerencias e ideas

La larga tradición que acumula la dieta mediterránea es el motivo por el que existe una gran variedad de platos y extenso recetario. Todos utilizan los alimentos que se describen antes, pero lo hacen en combinaciones diferentes y siguiendo técnicas también diversas, aunque siempre muy simples y saludables. Estas diferencias se deben, sobre todo, a las costumbres y tradiciones culturales que imperan y caracterizan a los distintos países que rodean la amplia cuenca conocida como Mare Nostrum.

Alubias y acelgas salteadas

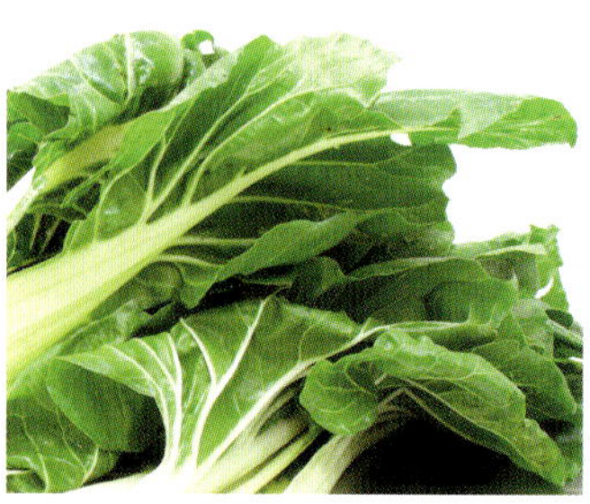

Muy ricas en minerales y vitaminas, las acelgas son las hojas de una planta que precisa muy pocos cuidados para desarrollarse.

Al igual que todas las legumbres, las alubias o judías contienen muchas proteínas e hidratos de carbono, por lo que son extraordinariamente nutritivas y energéticas. Por el contrario, las acelgas no son muy energéticas, pero sí muy ricas en minerales y vitaminas, de modo que la combinación de ambos alimentos en esta receta resulta muy interesante y complementaria. Para preparar este plato se precisan los siguientes ingredientes: 150 gramos de alubias; 2 kilogramos de acelgas bien lavadas; 4 o 5 dientes de ajo; aceite de oliva, y sal.

Previamente hay que haber cocido las alubias según la fórmula habitual, es decir, poniéndolas en remojo durante una noche (en el caso de comprarlas secas) e hirviéndolas en agua abundan-

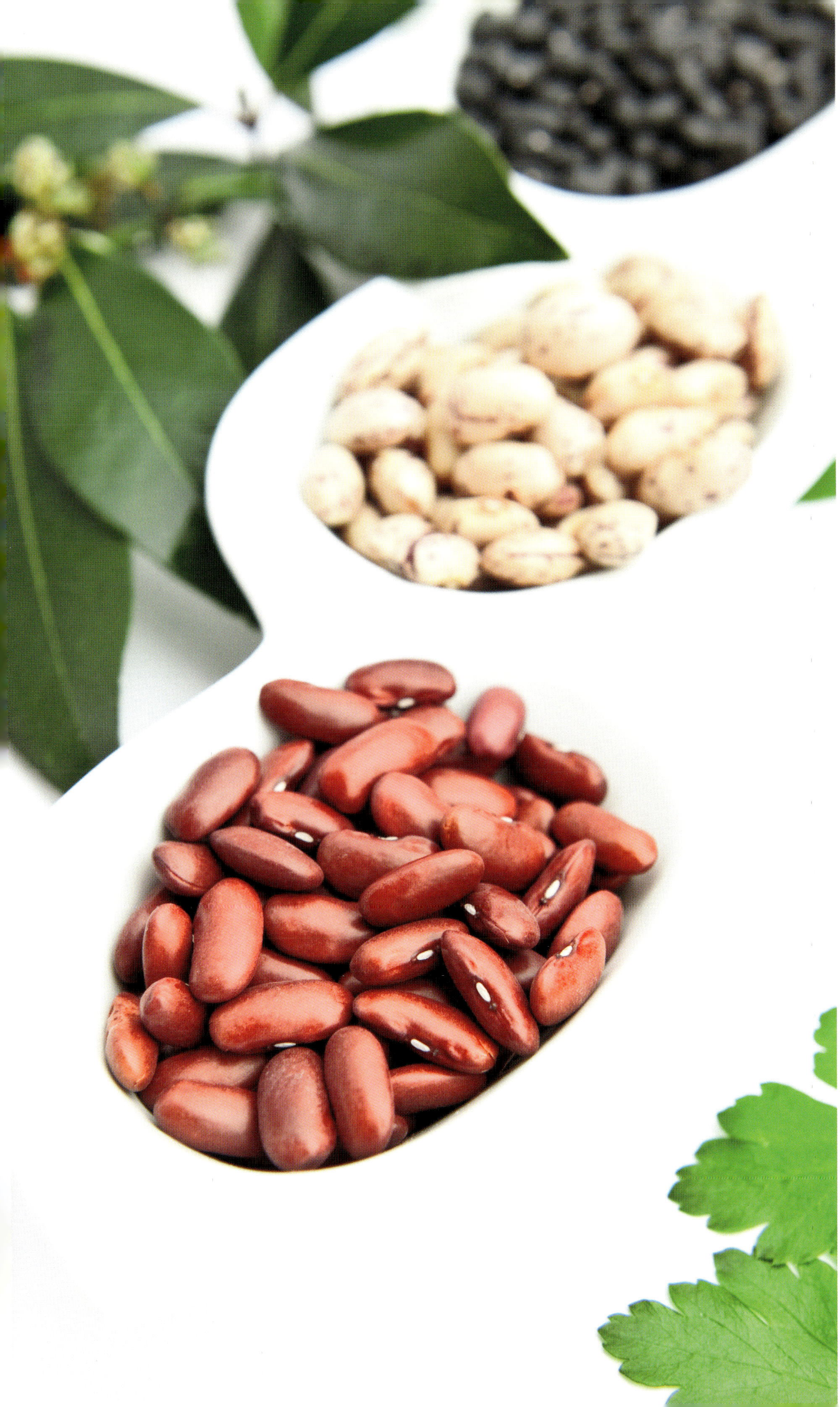

Combinadas con las acelgas, las alubias, ricas en proteínas e hidratos de carbono, constituyen un plato muy nutritivo y sabroso.

te, a ser posible descalcificada. También deben hervirse previamente las acelgas con agua abundante y sal y, cuando han adquirido la consistencia adecuada, se escurren bien. Mientras tanto, se sofríen en una sartén los dientes de ajo cortados a láminas finas. Cuando ya están dorados, se agregan las acelgas, se tapan, se rehogan a fuego lento y se apartan. En la misma sartén se saltean las alubias previamente cocidas y se colocan junto a las acelgas.

Arroz a banda

El arroz es un cereal que goza de enorme popularidad en la Comunidad Valenciana y en Cataluña, por lo que abundan las recetas que lo utilizan como base. Tradicionalmente se ha utilizado el refinado o descascarillado, que contiene aproximadamente un 75 % de almidón y un 10 % de proteínas. Los diferentes sabores y valores nutritivos que consigue el arroz proceden de los alimentos que se utilizan para cocinarlo. El que aquí se propone era muy común entre los pescadores del litoral mediterráneo, que lo elaboraban con los pescados menos valorados de sus capturas. Su nombre significa al lado, e indica la forma de comerlo, que consiste en separar el pescado del caldo ya hecho y, mientras se cuece el arroz, comerlo aparte.

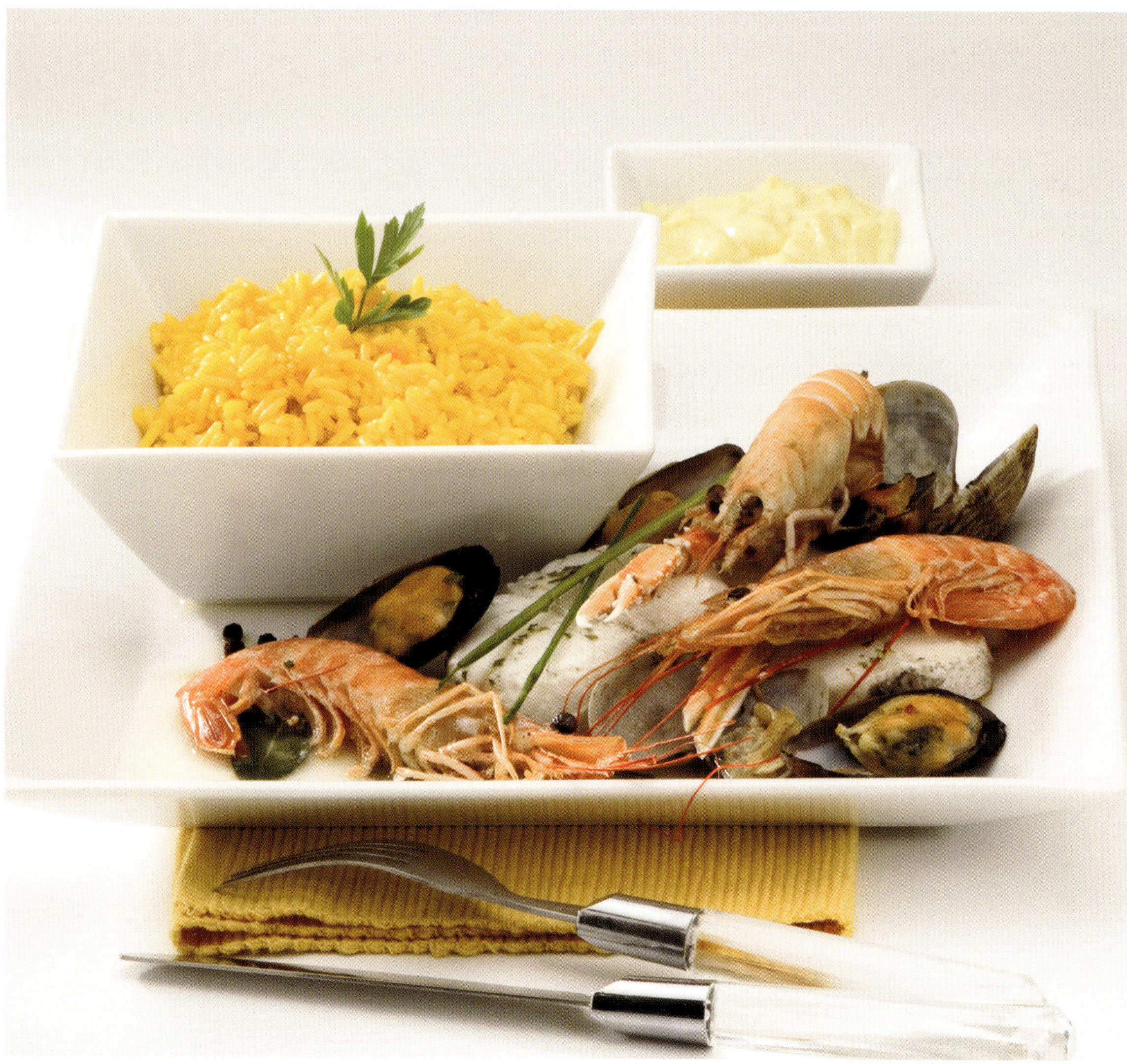

Con gran prestigio gastronómico, el arroz a banda es un plato tradicional de los pescadores del litoral mediterráneo español.

Los ingredientes para elaborar este sabrosísimo plato son: 1,5 kilogramos de pescado que incluya cabeza de rape o rapes pequeños, cabrachos, congrio, cangrejos de mar y otros menos conocidos como la cabrilla, el chaparrudo, el graneo, etc.; 500 gramos de arroz; 50 gramos de cebolla finamente picada; 1 diente de ajo pelado y picado, tomillo, laurel, aceite de oliva, sal y pimienta.

En una olla se pone el agua con sal, la pimienta, las hierbas indicadas y el pescado y se calienta hasta que arranca el hervor. Cuando esto sucede, se reduce el fuego para que hierva suavemente alrededor de media hora y el pescado no se deshaga. Luego, se cubre el fondo de una cazuela con aceite de oliva y se rehogan la cebolla y el diente de ajo picados. Cuando se han dorado, se incorpora el arroz y se le da unas vueltas antes de añadir el caldo hirviendo y previamente separado del pescado con la ayuda de un colador. Se deja que cueza durante diez minutos y luego se reduce el fuego para que cueza otros diez minutos más, añadiendo más caldo si es preciso.

Hay quien prefiere introducirlo entonces en el horno previamente calentado para asegurar que queda muy seco y con la superficie dorada. Transcurridos los veinte minutos de rigor, se separa del fuego y se sirve. Los pescados, por su parte, se sirven separados como ya se ha indicado. Pueden acompañarse de una salsa mayonesa o alioli.

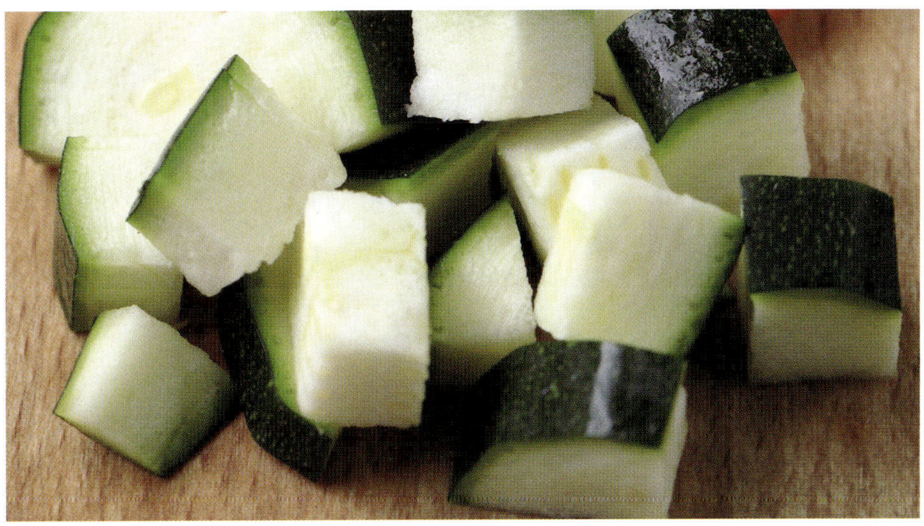

Excelentes para cortar a dados por su prieta pulpa, los calabacines son ideales para montar broquetas y como guarnición en platos de carne.

Broquetas de cordero con calabacines

Aunque de forma más esporádica que otros alimentos, el cordero ha estado presente en la dieta mediterránea desde hace miles de años, cuando, con el descubrimiento de la agricultura y la domesticación de los animales, el Próximo Oriente inició el camino hacia la economía productiva. Para elaborar esta sencilla y sabrosa receta se necesitan los siguientes ingredientes: 1 kilogramo de cordero, de la espalda o de la pierna, cortado a dados no demasiado grandes; 2 calabacines de buen tamaño, lavados y cortados también a dados; 2 tomates maduros pero firmes, lavados, sin semillas ni piel y cortados a cuartos; caldo, sal y pimienta.

Con la carne y los calabacines cortados a daditos, se procede a montar las broquetas, alternando de forma sucesiva tres dados de cordero con dos de calabacín. Luego, se pone a calentar medio vaso de aceite de oliva en una cazuela de diámetro suficiente para que puedan rehogarse las broquetas, dándoles la vuelta con frecuencia y sazonándolas con sal y pimienta, una vez están algo hechas. En ese momento, se incorpora un poco de caldo y se dejan cocer hasta que se han dorado bien. Poco antes de retirar las broquetas del fuego, se echan en una sartén los tomates y se calientan a fuego vivo para servirlos como guarnición.

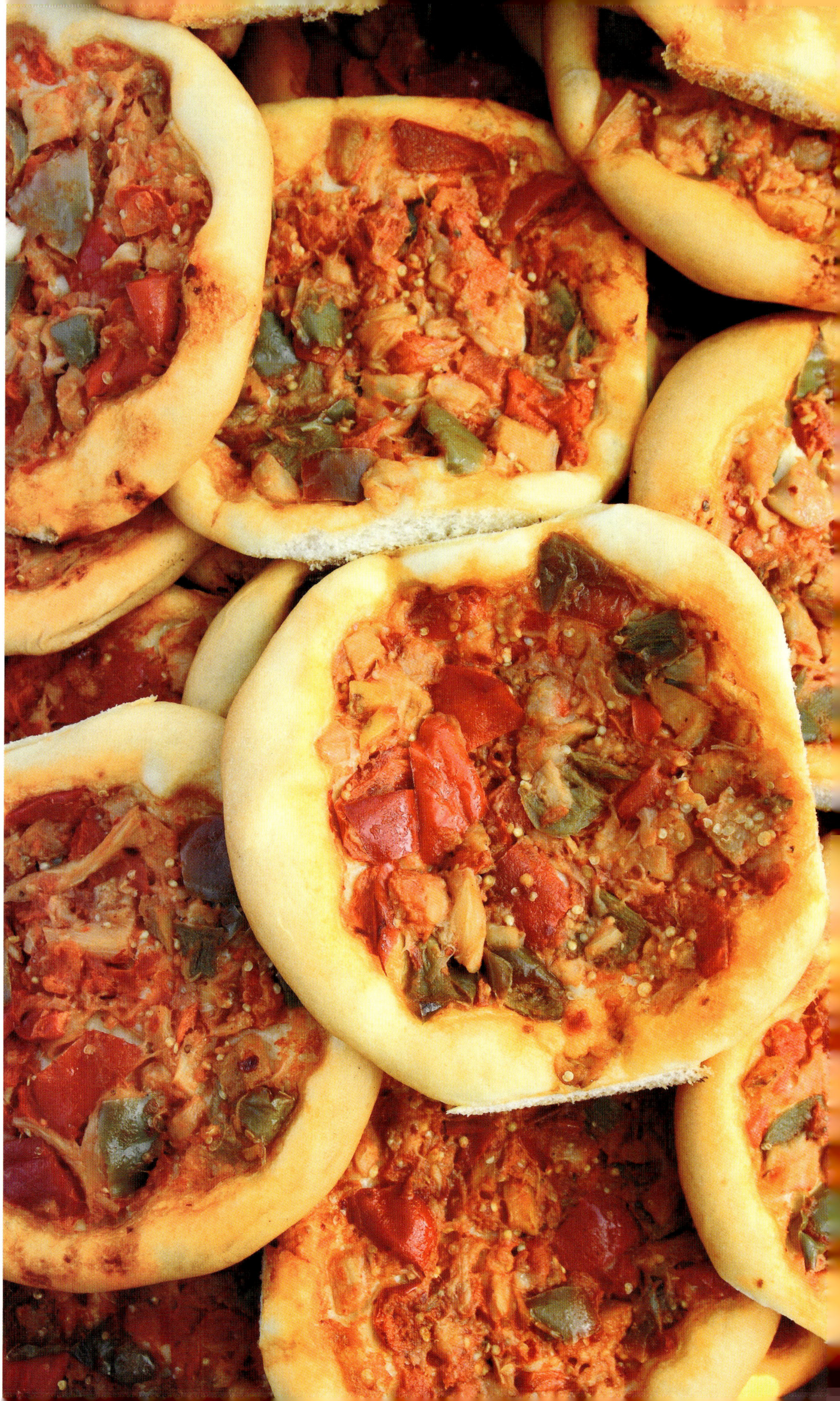

Emparentada con la pizza italiana, la coca es una base de preparaciones muy apreciada en Baleares, Cataluña, Comunidad Valenciana y Aragón.

Coca de escalivada

Pariente cercana del la pizza italiana, la coca es una pasta muy fina que en Baleares, Cataluña, Comunidad Valenciana y oriente de Aragón se utiliza como base de preparaciones culinarias dulces y saladas, como la que aquí se propone, algo laboriosa, pero muy rica y sabrosa. En esta receta, la coca se cubre con otra preparación típica de estas tierras, la escalivada, elaborada con productos típicamente mediterráneos. La pasta de pan que se utiliza está hecha de harina de trigo refinada, muy rica en fibra, lo mismo que el resto de los ingredientes que componen esta coca.

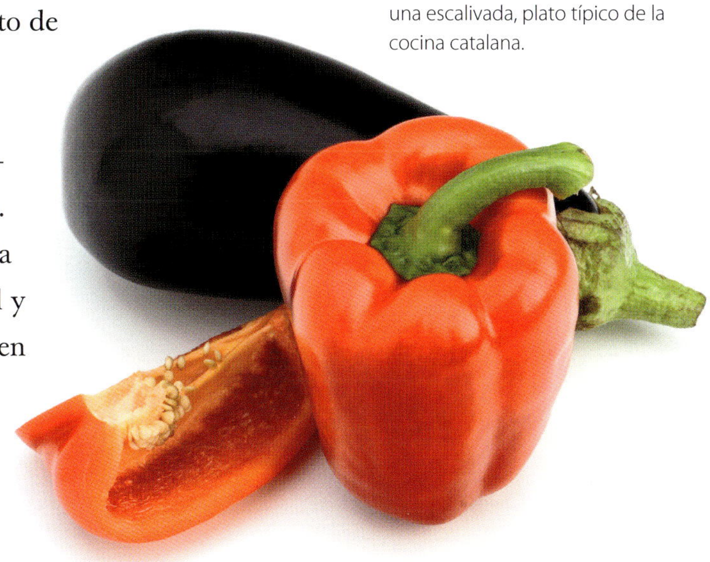

Pimientos y berenjenas son los ingredientes básicos para preparar una escalivada, plato típico de la cocina catalana.

Para elaborar la pasta de la coca se precisan los siguientes ingredientes: 400 gramos de harina; 10 gramos de levadura; sal, y agua. Y para el relleno: 3 tomates grandes enteros pero lavados; 1 cebolla mediana pelada; 1 berenjena lavada; 2 pimientos rojos lavados, sal y aceite de oliva. Lo primero que debe llevarse a cabo es mezclar bien la harina con los restantes ingredientes, amasarlo todo hasta que quede una pasta uniforme y consistente, que se deja en reposo durante unas 5 o 6 horas en un lugar templado.

Luego, se asan los pimientos, la berenjena, la cebolla y los tomates, a ser posible sobre brasas de carbón de encina. Pero como esto no suele ser muy habitual en las casas de hoy, puede hacerse directamente sobre el fuego de gas o también en el horno. Una vez asadas todas las hortalizas, se pelan, se les extraen las simientes en las que sea preciso (tomates y pimientos), se cortan en tiras largas y estrechas, se sazonan con sal, y se aliñan con aceite de oliva.

Cuando se procede a elaborar la coca, hay que agregar media tacita de aceite de oliva a la pasta, amasarla con las manos y estirarla con la ayuda de un rodillo. Cuando está bien fina, se coloca sobre una bandeja de horno amplia, previamente espolvoreada de harina. Sobre la pasta, se agregan las hortalizas asadas, y a continuación, se introduce la bandeja en el horno, calentado previamente a una temperatura de entre 160 y 180 °C, durante unos 20 o 30 minutos. Cuando está lista, resulta tan deliciosa fría como caliente.

Empanadillas

La combinación de ingredientes de esta receta es muy nutritiva y completa, además de típicamente mediterránea, aunque no exclusiva, pues reúne en un mismo plato ingredientes tales como cereales, carne, huevo y hortalizas. Para elaborar esta receta, dependiendo del apetito, se precisan los siguientes ingredientes: 12 obleas de pasta brick; 400 gramos de carne picada; 1 huevo; 1 cebolla; 2 dientes de ajo; 1 cucharada de perejil picado; 5 cucharadas de aceite de oliva; sal, y pimienta.

Primero se pelan y se pican finamente la cebolla y los dientes de ajo. A continuación, se cubre el fondo de una sartén con cuatro cucharadas de aceite de oliva, se calienta y se rehogan la cebolla y el ajo picados. Cuando la cebolla se ha vuelto transparente, está blanda y algo dorada, se agregan la carne picada y la cucharada de perejil picado, y se sazona con sal y una pizca de pimienta. Se cuece un poco y se reserva.

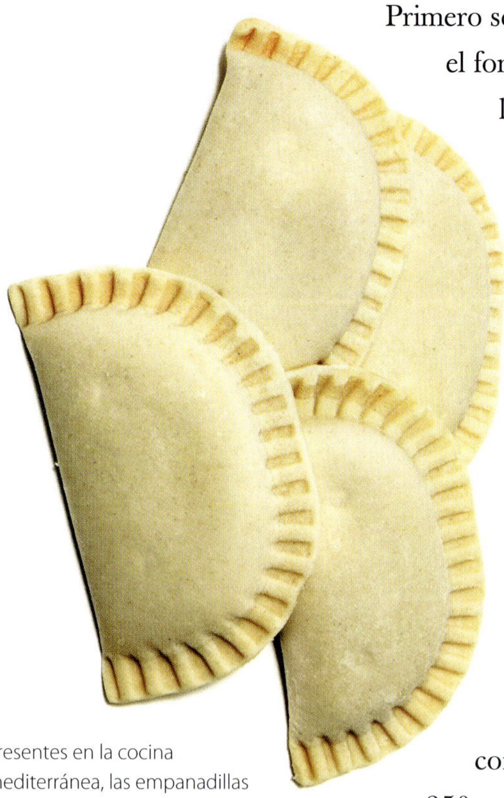

Presentes en la cocina mediterránea, las empanadillas reúnen ingredientes muy diversos y nutritivos, que varían en función del relleno elegido.

Una vez frío, el relleno se mezcla con el huevo hasta obtener una pasta homogénea. Luego, se distribuye equitativamente, colocando la masa en el centro de las obleas. Se pintan los bordes de las hojas de brick con un poco de aceite y se cierran dándoles forma de triángulo o media luna. Se pintan también con un poco de aceite por encima y se colocan en el horno, previamente calentado a 180 °C, durante unos 15 minutos.

Ensalada de lentejas

Muy sencilla de preparar, esta receta es a la vez ligera, energética y nutritiva, gracias a que los ingredientes que la componen aportan los nutrientes que precisa una comida equilibrada. Para elaborar la receta se necesitan los siguientes ingredientes: 250 gramos de lentejas; 4 tomates maduros; 1 cebolla grande; 2 cebolletas; 1 pimiento morrón asado; 16 hojas de lechuga bien lavadas; 2 cogollos también lavados; 2 dientes de ajo; 1 hoja de laurel; sal, aceite de oliva y vinagre.

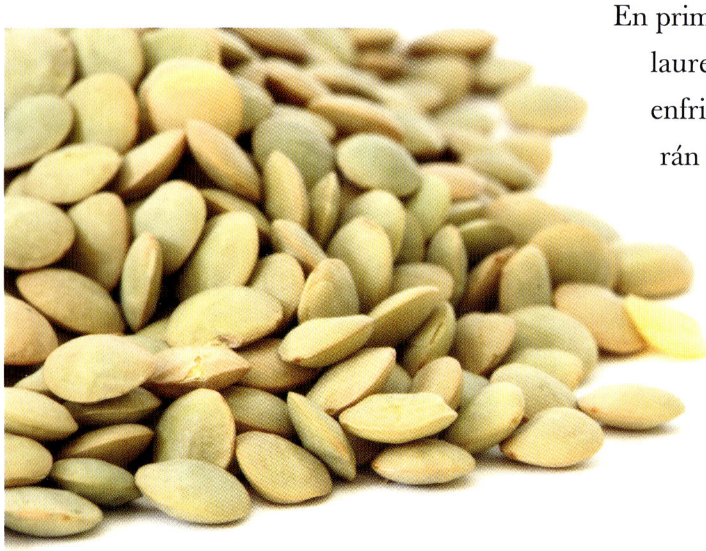

Muy energéticas, nutritivas y sabrosas, las lentejas son las legumbres de consumo más universal.

En primer lugar hay que cocer las lentejas en una cazuela con la cebolla, el laurel, el ajo y un poco de sal. Una vez cocidas, se escurren y se dejan enfriar. Mientras, se prepara el resto de los ingredientes que conformarán la ensalada. Para ello, se cortan en pedacitos muy pequeños las hojas de lechuga, bien lavadas y escurridas, los cogollos, asimismo lavados y escurridos, las cebolletas, el pimiento morrón asado, lavado y sin simientes, y los tomates, lavados, pelados y sin semillas. También se elabora una vinagreta batiendo bien el aceite de oliva y el vinagre con una pizca de sal. Cuando todo está listo y las lentejas frías o, si se prefiere, templadas, se mezcla bien, se aliña con la vinagreta y ya puede servirse.

Habas estofadas

Las habas son legumbres de consumo muy extendido en todos los países que bordean el Mediterráneo. Por lo general, llegan a la cocina frescas, pero también se las encuentra en los mercados secas. Su consumo aporta unas 64 kilocalorías por cada 100 gramos; unos 5 gramos de proteínas, 10 gramos de hidratos de carbono y 4 gramos de fibra, así como diversas sales minerales y vitaminas, pero en cantidades más reducidas.

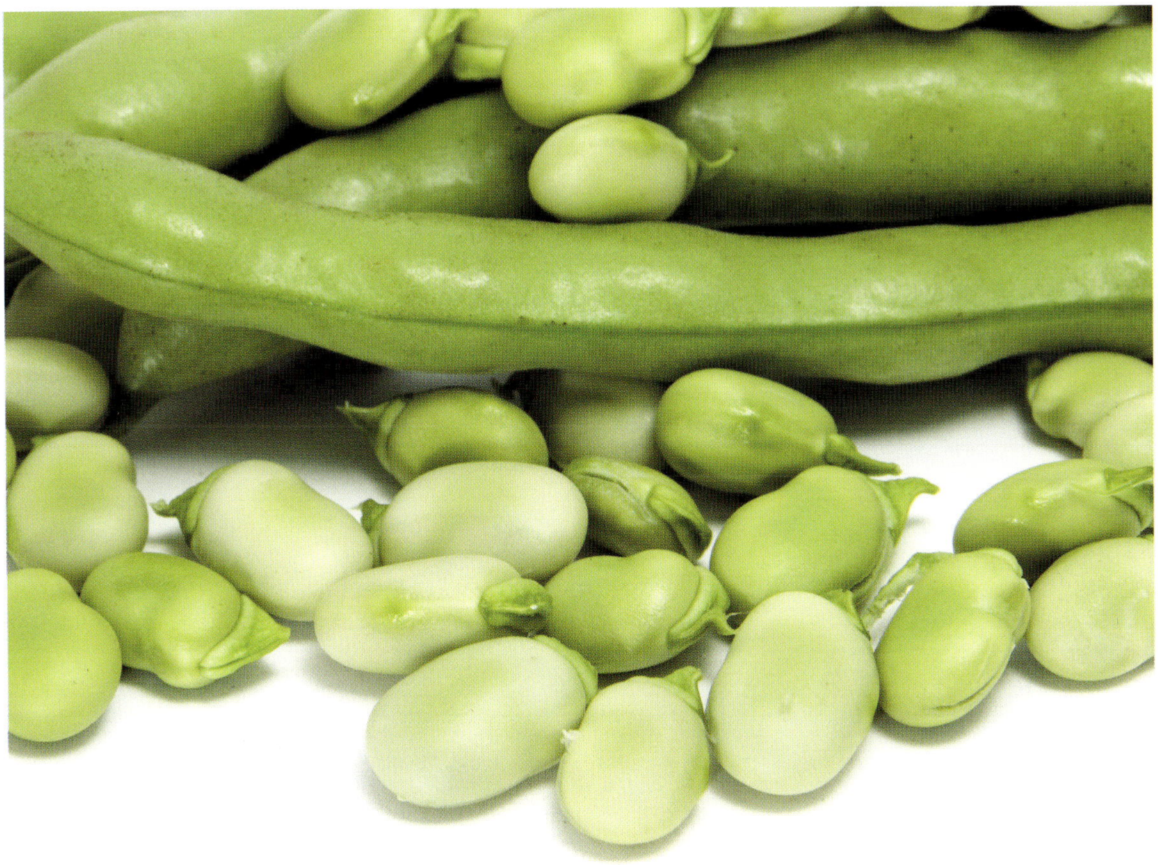

Secas como legumbres o frescas como verdura, las habas son ricas en almidón, proteínas, caroteno y vitamina A.

Para elaborar esta tradicional receta se precisan los siguientes ingredientes: 1,5 kilogramos de habas sin desgranar o la cantidad equivalente si se compran frescas y desgranadas; 1 cebolla, pelada y picada fina; 100 gramos de jamón troceado en pequeños pedazos; 2 cucharones de caldo; 4 cucharadas de aceite de oliva; sal, y pimienta.

Una vez las habas están desgranadas, se coloca el aceite en el fondo de una cazuela y se calienta para sofreír en él la cebolla picada. Cuando está dorada, se incorpora el jamón cortado en pedacitos, se le da unas vueltas y se agregan a continuación las habas, que deben impregnarse de los condimentos. Luego se sazonan con la sal, se humedecen con los dos cucharones de caldo y se cuecen a fuego muy moderado durante aproximadamente media hora, vigilando que no se sequen en exceso. En ese caso hay que añadir algo más de caldo o agua en su defecto. Una vez listas, se sirven muy calientes.

Horchata de chufa

Alimento propio de la dieta mediterránea, la horchata de chufa es una bebida natural deliciosa y muy sana que elaborada de la forma tradicional conserva todas sus propiedades nutricionales. Muy energética por su elevado contenido en hidratos de carbono, es rica en sales minerales, en particular hierro, magnesio, fósforo y potasio, y contiene también valores sustanciales de las vitaminas C y E.

Elaborada con chufa, la horchata es una bebida natural que goza de gran popularidad por su delicioso sabor y sus saludables efectos.

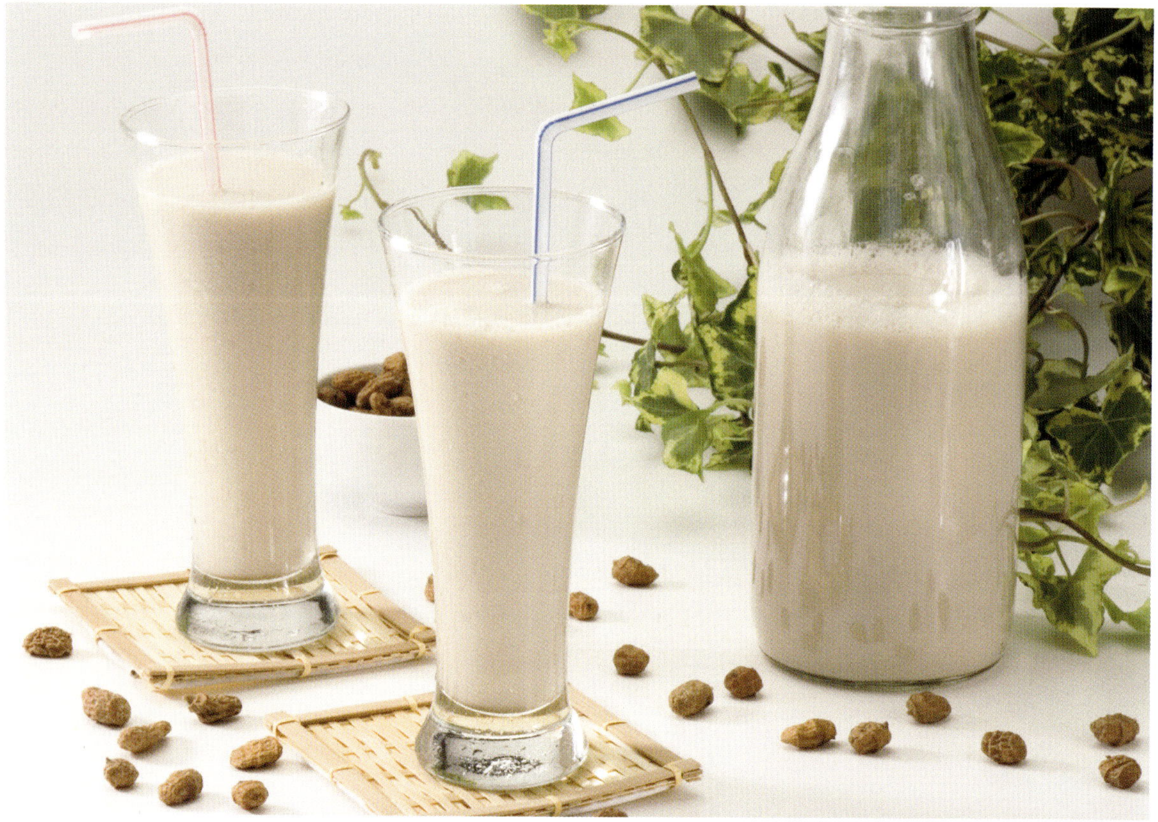

Para elaborar esta bebida se precisan los siguientes ingredientes: 300 gramos de chufa y 250 gramos de azúcar y agua en abundancia. Cuando se quiere proceder a elaborarla, antes deben limpiarse cuidadosamente las chufas a chorro de agua potable. Seguidamente, se ponen en remojo en tres o cuatro litros de agua fría, durante al menos ocho horas. O lo que es lo mismo, durante toda una noche. Una vez remojadas, vuelven a lavarse dos e incluso tres veces más para asegurar su total higiene. Y se trituran lo más finamente posible hasta conseguir una pasta muy fina, a la que se agrega el azúcar y un litro y medio de agua. La mezcla resultante se deja macerar durante unas cuatro horas antes de pasarla por el tamiz escurriéndola muy bien para que suelte todo el jugo. Si es preciso puede colocarse en una servilleta o paño de cocina muy limpio y exprimirla al máximo retorciendo el paño o servilleta. A continuación, se coloca la horchata en el frigorífico y se sirve muy fría, helada o granizada.

De origen americano, las judías verdes son la vaina de una planta y resultan tanto más exquisitas cuanto más tiernas y frescas son.

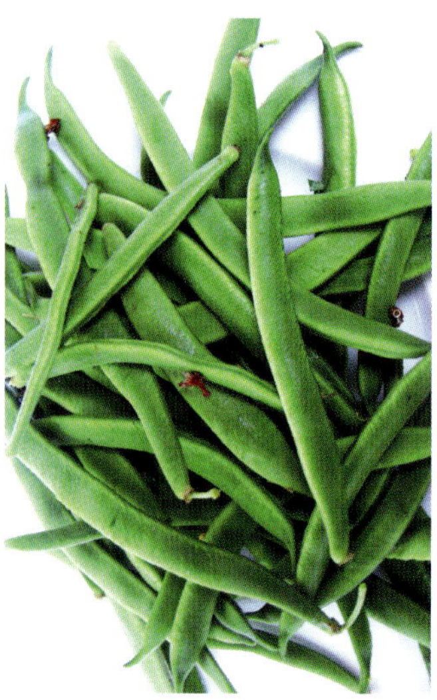

Judías verdes con jamón

Las judías verdes, si son de buena calidad, resultan excelentes simplemente hervidas. Pero no todo el mundo opina igual y con frecuencia hay que agregarles otros sabores para que sean más apetitosas y gusten a todos los miembros de una familia. Para elaborar esta deliciosa y sencillísima receta, se precisan los siguientes ingredientes: 1 kilogramo de judías verdes, desprovistas del rabo y el pedúnculo, lavadas y escurridas; 150 gramos de jamón cortado en trocitos muy pequeños; 250 gramos de tomates lavados, pelados y sin simientes; 1 litro de agua; media cucharadita de sal, y una pizca de pimienta.

En una cazuela un poco grande se ponen las judías, el jamón cortado a trocitos y los tomates pelados y troceados. Seguidamente, se cubre todo con agua, se salpimienta y se tapa, dejando que cueza todo durante aproximadamente una hora, pues hay que tener en cuenta que estos ingredientes cuecen más lentamente por este procedimiento que cuando hierven en agua abundante. Aunque tampoco quedan verdes, estas judías tienen un sabor delicioso y una presentación muy original. Esta cocción puede efectuarse asimismo con la ayuda de la olla a presión, lo cual permite reducir considerablemente el tiempo, aunque debe tenerse en cuenta que hay que reducir también la cantidad de líquido. Por otra parte, las judías resultan todavía más sabrosas si se utiliza caldo vegetal en vez de agua.

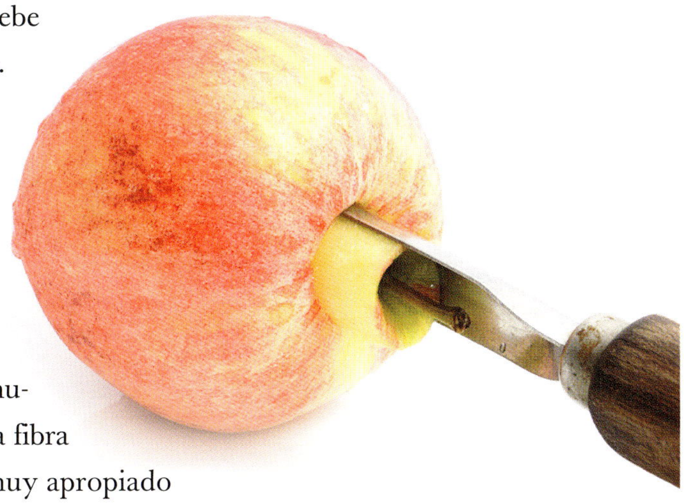

Manzanas rellenas

Una de los hábitos alimentarios más saludables que existen es consumir frutas a diario. No sólo son deliciosas por su sabor, sino que además aportan numerosos nutrientes al organismo, gracias a las muchas vitaminas, sales minerales y azúcares que contienen. El agua y la fibra también abundan en ellas; esta última es además un componente muy apropiado

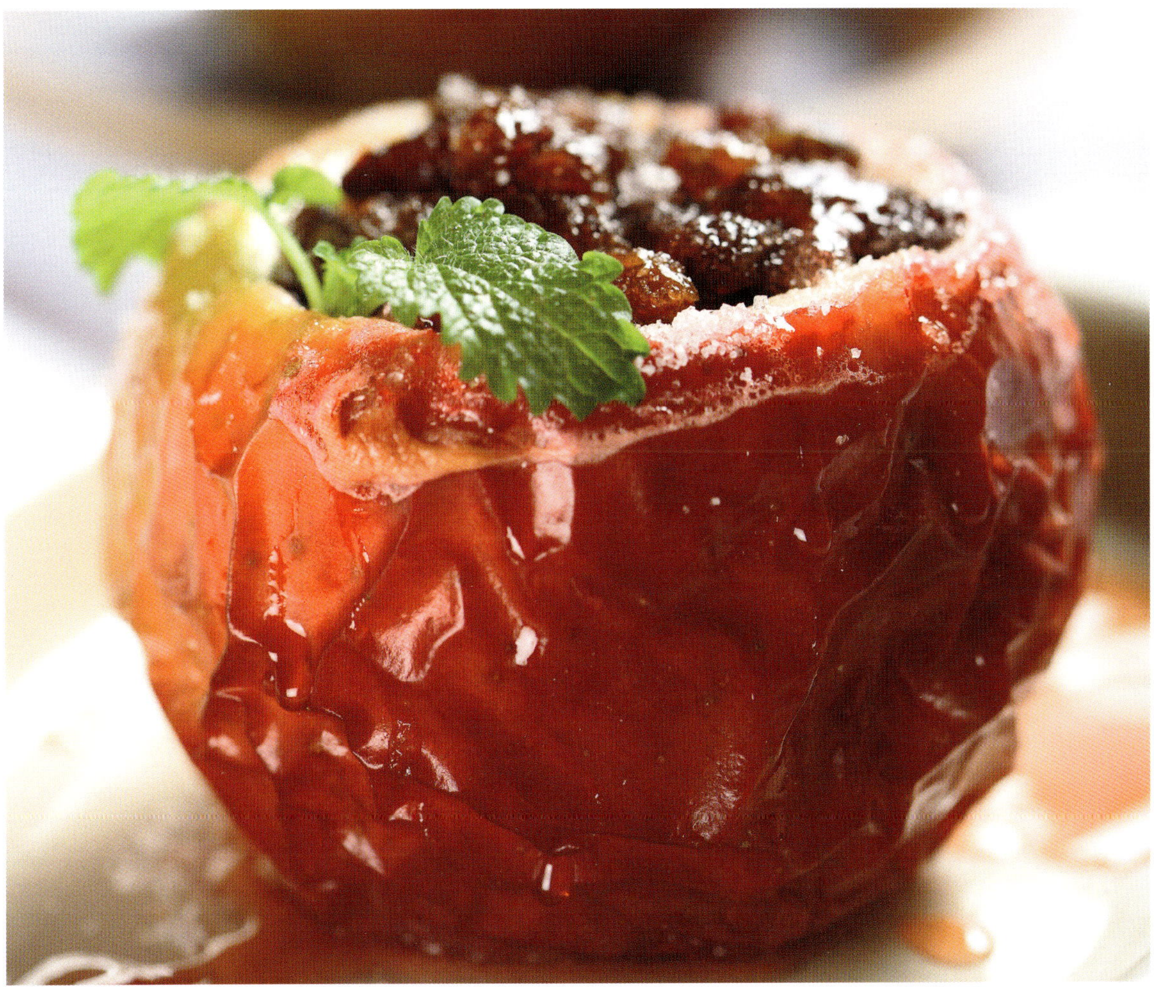

Una vez lavadas y preparadas, las manzanas se introducen en el horno, donde se cuecen hasta lograr que su pulpa se ablande.

para evitar o tratar el estreñimiento. Asimismo, las frutas dejan un residuo alcalino muy conveniente para neutralizar la acidez de otros alimentos. Para elaborar este delicioso postre se precisan los siguientes ingredientes: 6 manzanas lavadas; 150 gramos de requesón; 2 cucharadas de trocitos de orejones de melocotón; 2 cucharaditas de miel, y canela en polvo.

En primer lugar, se preparan las manzanas, lavándolas y secándolas cuidadosamente antes de extraer su corazón, poniendo atención para que no se abran. Se colocan con el hueco hacia arriba sobre una bandeja apta para introducir en el horno. Luego, se mezclan bien el requesón, los trocitos de orejones y las dos cucharaditas de miel. Y con la pasta resultante se rellenan los huecos de las manzanas que antes ocupaban sus corazones.

Se introduce la bandeja con las manzanas en el horno precalentado a temperatura moderada y se deja que cuezan hasta que están blandas. Al retirar las manzanas del horno, se espolvorean con la canela en polvo y se dejan enfriar antes de servirlas. Son exquisitas algo templadas, aunque hay quien las prefiere frías o muy calientes, depende de los gustos de cada cual.

Pescaíto frito

Aparentemente muy sencilla, esta receta es deliciosa, sobre todo si se sabe freír bien el pescado, algo en lo que son maestros los andaluces. En realidad esta receta es básicamente un frito por inmersión en aceite de oliva abundante y muy caliente. Para elaborar esta receta se pueden in-

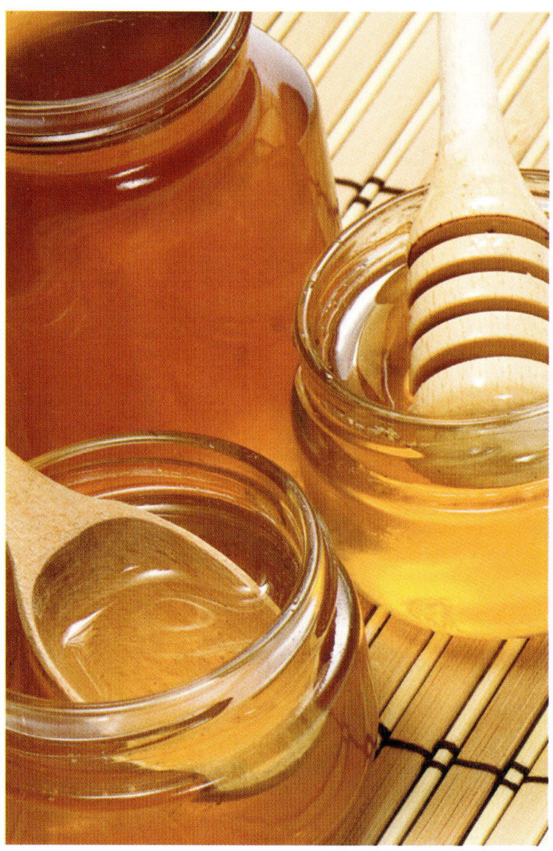

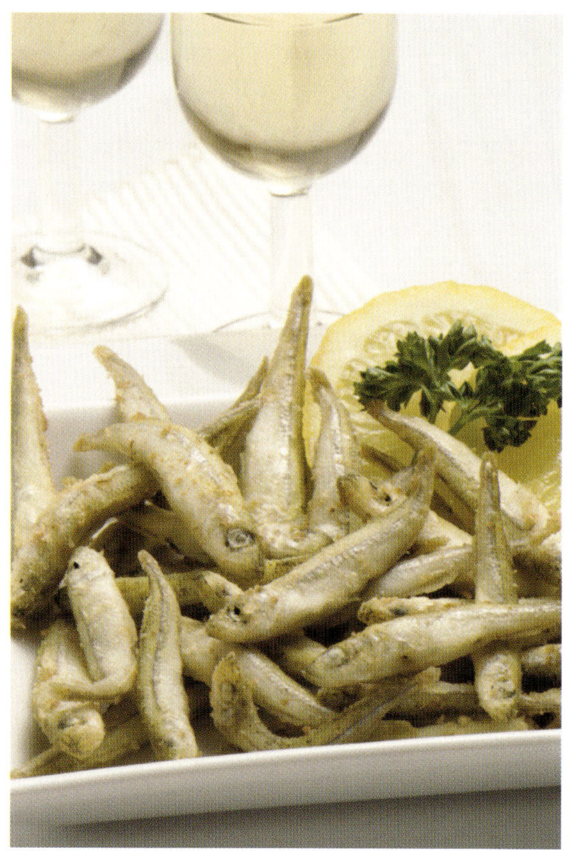

Tarros de miel de diferentes sabores y pescaíto frito, alimentos ambos muy apreciados en todo el ámbito mediterráneo.

cluir los ingredientes que se enumeran a continuación: 500 gramos de boquerones; 500 gramos de pescadilla pequeña; 250 gramos de salmonetes pequeños; 250 gramos de calamares pequeños; 250 gramos de chanquetes; 250 gramos de chopitos; 350 gramos de harina; 1 limón; perejil; 6 decilitros (3 vasos) de aceite de oliva; un poco de perejil, y sal.

Previamente hay que limpiar y lavar bien todo el pescado, escurrirlo, secarlo y sazonarlo con sal. Es conveniente prepararlo justo antes de servirlo. Para ello, se coloca una sartén amplia, honda y con aceite abundante sobre el fuego y mientras se enharina el pescado. Cuando el aceite está muy caliente, se comienza la fritura, cuidando que los pescados naden en el aceite sin apiñarse. Una vez estén bien dorados por ambos lados, se sacan de la sartén con la ayuda de una espumadera y se escurren, colocándolos en un colador provisto de papel absorbente, para que suelten por completo el aceite y queden crujientes. Seguidamente, se colocan en un plato o fuente de servir junto con limón cortado a rodajas. Es importante servirlo muy caliente.

Puré de manzanas y naranjas

Facilísimo de preparar, este postre es delicioso y con muchas aplicaciones, además de aportar todas las cualidades nutritivas de estas dos frutas tan populares en nuestro entorno. Para elaborarlo se precisan los siguientes ingredientes: 4 manzanas; 2 naranjas; 2 cucharadas de azúcar; 1 cucharadita de coñac, y opcionalmente crema de leche.

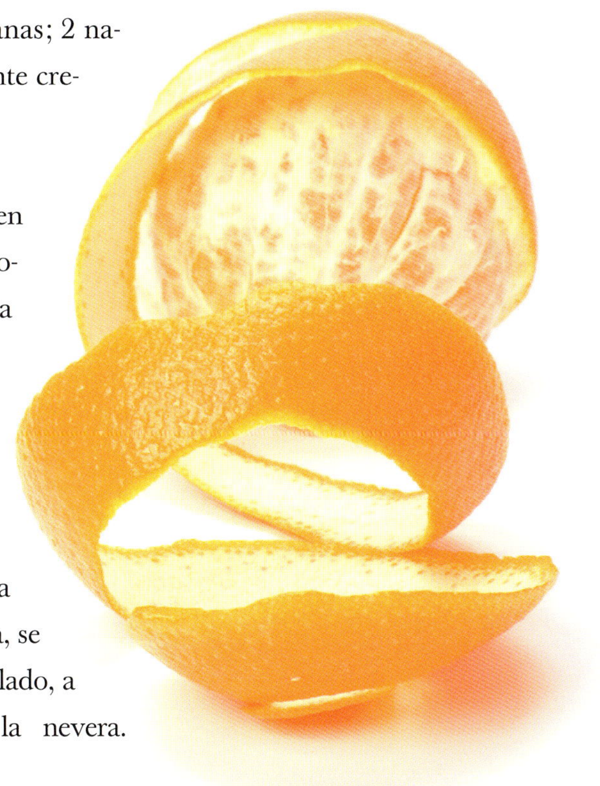

Las naranjas están presentes en numerosos postres y otras preparaciones culinarias mediterráneas.

Antes de todo, hay que mondar las manzanas y rallarlas. También deben pelarse las naranjas y quitarles la piel y las semillas a todos los gajos, procurando que el zumo que sueltan al hacerlo se vierta sobre la ralladura de manzanas. Una vez pelados todos lo gajos, se mezclan con las manzanas y la cucharadita de coñac y se remueve bien todo. A continuación, se vierten las dos cucharadas de azúcar en un cazo y se incorpora un poco de agua. La mezcla resultante se calienta a fuego suave hasta que toma color de caramelo, momento en que se incorporan las manzanas ralladas y los gajos de las naranjas. Se procede entonces a amalgamarlo todo bien. Cuando la pasta adquiere una textura homogénea, se coloca en copas o recipientes individuales y se sirve. Puede comerse templado, a temperatura ambiente o frío, tras haber permanecido unas pocas horas en la nevera. También puede acompañarse con un poco de crema de leche.

Sepia con tomates y guisantes

La sepia es un cefalópodo muy nutritivo que aporta 82 kilocalorías de energía y 19 proteínas por cada 100 gramos de su peso. Además es rico en vitaminas (A y algunas del grupo B) y sales minerales (calcio, hierro y cobre). Combinada con los guisantes, que aportan los hidratos de

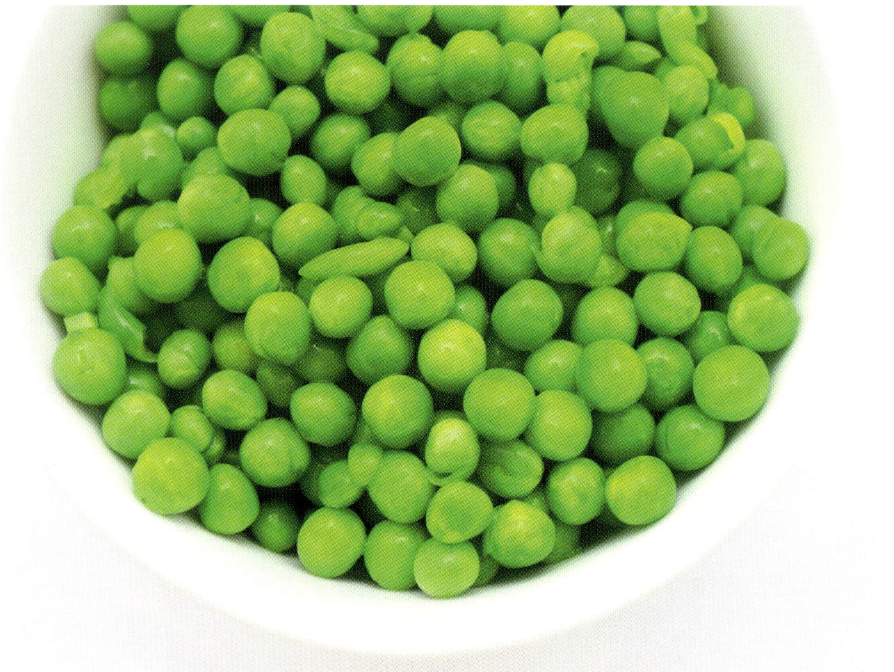

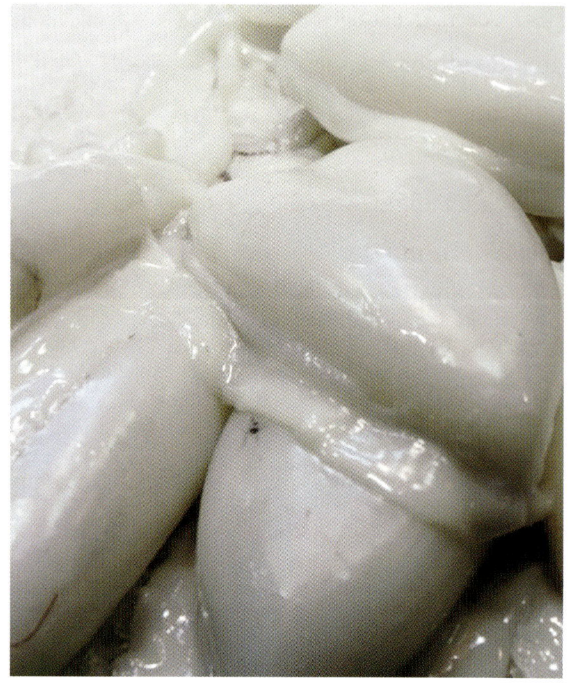

Con sepias y guisantes como ingredientes básicos se puede preparar una deliciosa y nutritiva receta, ideal para toda la familia.

carbono (16 %) y la fibra (5 %) que a ella le faltan, además de una nada despreciable capacidad energética (92 %) y proteínica (6 %), se logra una receta apta para los que tienen más apetito.

Para elaborarla se precisan los siguientes ingredientes: 1 kilogramo de sepia, limpia y cortada en tiritas o a pedazos de unos tres centímetros; 300 gramos de guisantes desgranados; 1 cebolla pelada y picada fina; 1 diente de ajo pelado y también triturado fino; 300 gramos de tomates maduros, pelados, sin semillas y troceados; perejil picado; aceite de oliva; sal, y pimienta. Con los ingredientes preparados, se cubre el fondo de una cazuela con tres cucharadas de aceite, se calienta y se sofríen la cebolla, el ajo y el perejil picados. Después, se incorporan las tiritas o trozos de sepia y se rehogan durante unos diez minutos. Transcurrido ese tiempo, se agregan los tomates, sin piel ni semillas y triturados y se prosigue la cocción a fuego suave durante unos 20 minutos, vigilando que no falte líquido y en caso de que así sea incorporando un poco de agua. A continuación, se echan los guisantes, se salpimenta, se agrega un poco más de agua y se deja cocer a fuego muy moderado durante una hora (o mucho menos si se utiliza la olla a presión). Hay que controlar que no falte líquido, pero la cocción se realiza con el justo, para que al finalizar quede sólo una salsa un poco espesa.

Originarios de tierras americanas, los tomates son una hortaliza con numerosas variedades, muy extendida por todo el Mediterráneo.

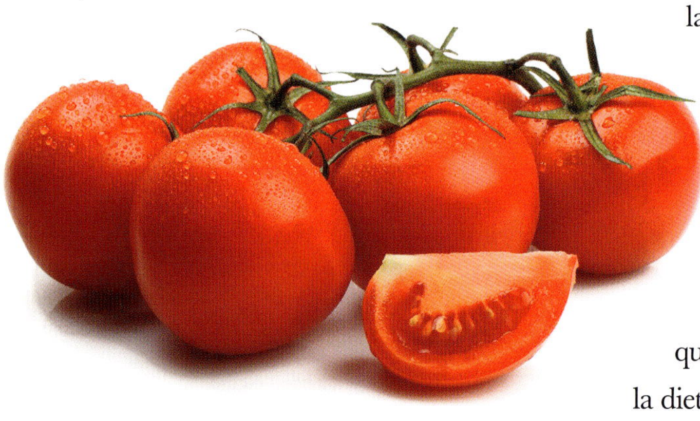

Torta de almendras

Debido a los frutos secos que lo componen, este delicioso postre es muy nutritivo pues estos alimentos son ricos en proteínas, hidratos de carbono, grasas y vitaminas A y del complejo B. Al igual que el queso y las legumbres, constituyen una valiosa aportación de proteínas a la dieta.

Para realizar esta torta se requieren los ingredientes que a continuación se especifican: 250 gramos de almendras molidas; 250 gramos de azúcar; 5 huevos; 1 corteza de limón rallada, canela en polvo, y opcionalmente azúcar glas o glaseado de albaricoque.

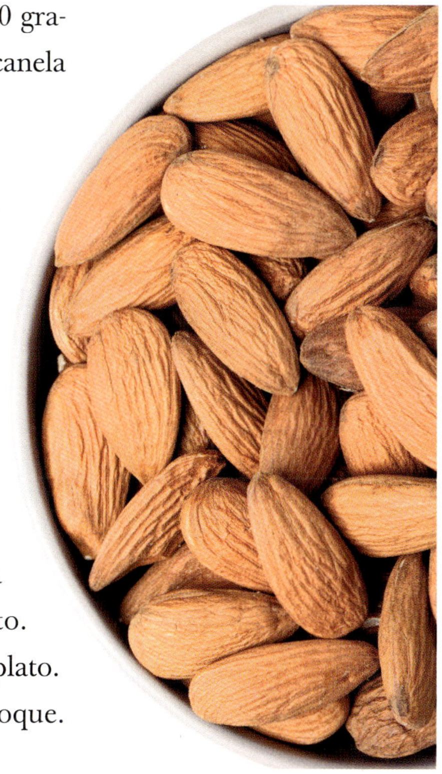

En primer lugar, hay que batir bien en un bol o recipiente hondo los huevos, junto con el azúcar, un poco del polvo de canela y la ralladura de limón. Como tiene que quedar muy espumoso, se recomienda utilizar la batidora. A continuación, se agregan las almendras molidas y se remueve todo bien pero sin batir.

Antes se habrá preparado un molde apropiado para tartas, untándolo con mantequilla o aceite y cubriendo el fondo con papel para evitar que se pegue (este paso no es preciso si el molde es de silicona que permite su manipulación con más facilidad). La pasta preparada se coloca en el molde y se introduce en el horno, previamente calentado a temperatura media. Y se cuece durante unos 35 o 40 minutos, hasta que se comprueba que está listo. Cuando la tarta está cocida y se ha enfriado un poco, se desmolda y se coloca sobre un plato. Una vez fría, puede espolvorearse con azúcar glas o bañarla con un glaseado de albaricoque. Puede servirse fría o un poco templada.

Crudas o tostadas, las almendras son un ingrediente básico en muchos de los postres más típicos de los países mediterráneos.

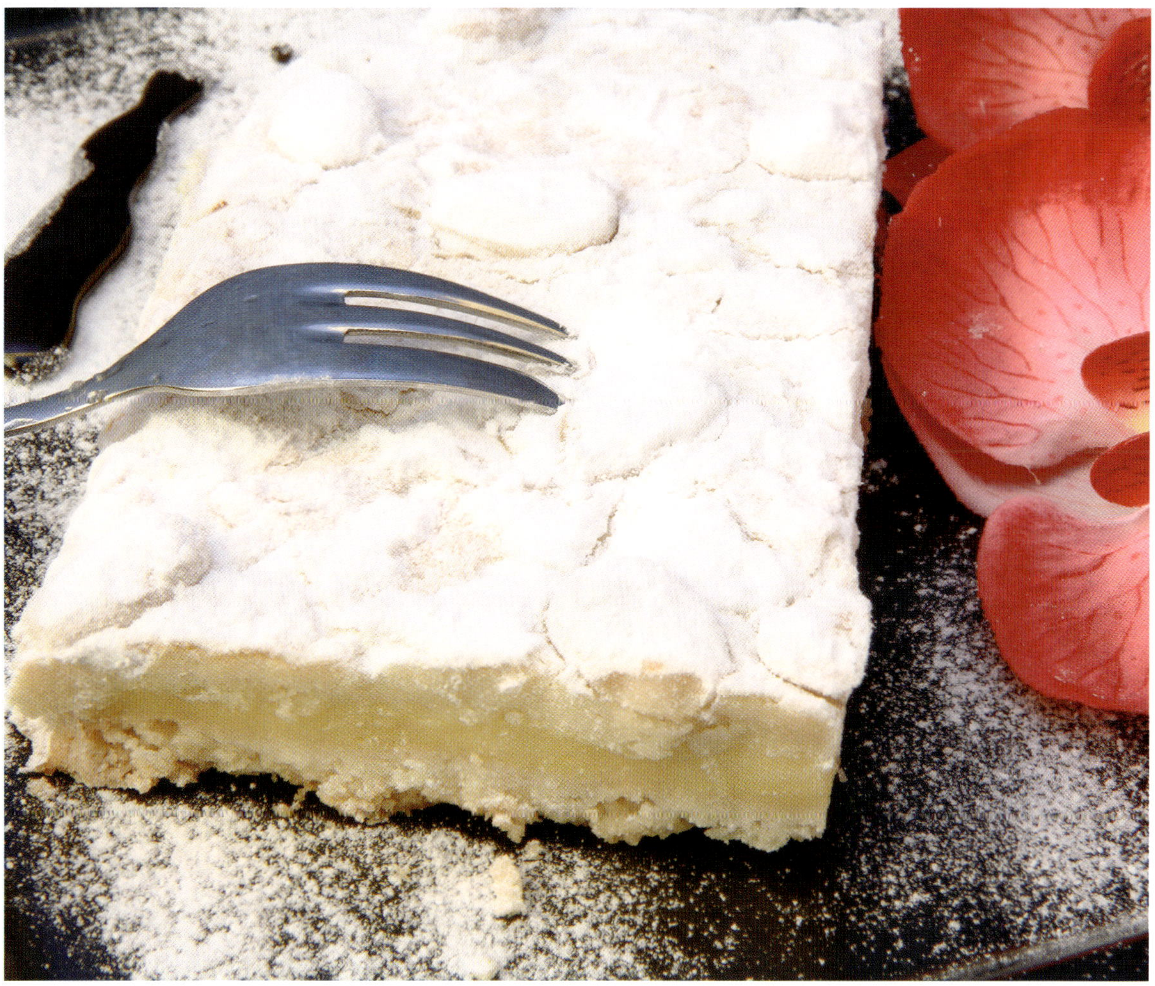